飲低
食酸
法

GET OFF
YOUR ACID

經常累累的病懨懨，可 - 能 - 身 - 體 - 發 - 炎 - 了！
恢復能量、找回平衡的 7 日攻略

達瑞爾・賈府拉 著　　　王念慈————譯

獻給我父親，還有每一個與癌症抗戰的靈魂。

你們的勇氣難以言喻。

我的工作，和這本書，都是為你們而生。

[目錄]

第三部分 低酸飲食餐

CONTENTS

推薦序
美國著名演員暨主持人 凱莉・蕾帕（Kelly Ripa）

　　達瑞爾博士和他打造的飲食計畫簡直是好得讓人不敢置信。我之所以有幸認識達瑞爾博士，是因為有一次我女兒宿營後返家，身體不適，再加上當時我的身體也不知何故出現了一些異狀，晚上常常會因手肘和膝蓋傳來的陣陣疼痛感夜不成眠，所以我們的家庭醫師暨小兒科醫師就把我們轉介給達瑞爾博士。我倆見到達瑞爾博士時的狀況都不是很好。

　　達瑞爾博士建議我們試試他的「低酸飲食法」，於是我抱著姑且一試的心態，與我的女兒一同執行了這項計畫。不過，我有個罩門，就是實在無法為了這項計畫放棄每天早上必喝一杯的醒腦咖啡。達瑞爾博士知道我的這層顧慮後，要我不必為此煩惱，因為這項計畫的效力極為強大，就算整個過程中，僅僅遵守此計畫的八成原則，還是可以看到顯著的成效。

　　達瑞爾博士所言確實不假，執行「低酸飲食法」三天後，我身上的疼痛感就出乎意料的消失了。我的睡眠品質變好了，活力也大幅提升，就連在健身的時候，我都覺得自己比以往更有力量。顯然，「低酸飲食法」真的把我身體的整體狀態帶到了一個更健康的境界。達瑞爾博士告訴我，一般來說，我們身上疼痛和欲振乏力的感覺都是源自發炎，它是身體累積過多酸性物質所導致的結果。當下我驀然發現自己對「酸」的了解有多麼淺薄，而「酸」對我們的整體健康的影響又有多麼深刻。舉例來說，在執行「低酸飲食法」的時候：過去的每一天，雖然我都有定時補充水分，但是我喝進肚裡的「氣泡水」，竟然是位處酸性。

　　無獨有偶，我女兒的狀態在執行了「低酸飲食法」後，也出現了驚人的變化。她原本不適的症狀消失了，活力大大提升，頭髮和皮膚亦變得閃閃發亮。儘管我正值花樣年華的女兒本來就青春無敵，但在執行「低酸飲食法」期間，還是看得出她的氣色變得比先前更為紅潤、透亮。

　　達瑞爾博士這項計畫最讓我欣賞的部分，就是它並非是一個以「控制飲食」為導向的計畫，而是「改變生活方式」為目標的計畫。執行這項計畫，你唯一需要謹記在心的就是「鹼食」（alkaline eating）的原則。知道該吃什麼食物保持身體酸鹼值的平衡，並且從中受益。

　　現在這項原則已經成為我日常生活中的一部分。不論是在我早餐的奶昔裡加入達瑞爾博士的「有機日用蛋白粉」（Organic Daily Protein Powder），或是在中午來上一份達瑞爾博士所設計的酪梨料理，我都知道我吃進的這些食物，在我面對繁忙工作行程和體能訓練時，將提供我所需的能量。我依舊覺得自己的身心保持在很好的狀態，晚餐我還能夠以達瑞爾博士所設計的巧克力慕斯和奇亞籽布丁等美味甜品，為這些辛勞的日子畫上完美的句點，實在是太幸福了！

　　不管你的目標是減重、改善睡眠和休息品質、增進思慮提升活力，這項計畫都可以助你達成目標。本書不僅囊括了大量「鹼」對身體健康重要性的資訊，還能讓你在享受美食之餘，順利得到你想要的成果！

前言
改變我人生的一封簡訊

　　我還記得那一天正是紐約市即將舉辦一年一度盛事——紐約馬拉松的前一週。攝氏二十一度的怡人氣溫，加上萬里無雲的清朗天空，對準備在賽前去中央公園再練跑個最後十六公里的我來說，絕對是個再完美不過的日子。

　　雖然在此之前我也參加過其他場的馬拉松賽事，甚至是鐵人三項競賽，但這場賽事對我別具意義。畢竟紐約市是我的家鄉，而此次不僅是我首次參賽紐約馬拉松，同時我還肩負了為公益募款而跑的任務。另外，我的妻子和六個月大的兒子布雷登屆時也將在我進行賽事時，與我的家人一塊兒在賽道旁為我加油，光想到這一點就讓我心情無比飛揚。

　　電話打來時，我正步履輕盈的跑上第十三公里的路程，渾然不覺在這一瞬間，我和我家人的人生就要掀起滔天巨浪。

　　我感覺到手機從口袋傳來的震動，拿出一看，螢幕顯示我錯過了一通我兄弟打來的電話。當下我雖然打算等跑完全程再回電，但基於我愛搞怪的本性使然，我還是忍不住先在路上自拍了一張準備跨步狂奔的搞笑照片傳給我的兄弟，然後才把手機放回了口袋。

　　我繼續邁開步伐向前跑，但就在短短數秒之內，我又感覺到口袋裡的手機震動了數次。於是，我停下腳步，再次拿出手機，螢幕上顯示我有另一通未接來電，同時還有一條簡短的訊息匯入，寫著「快接電話！！！！緊急狀況！」看到我兄弟留給我的訊息，我的心猛然一沉。儘管他沒跟我說到底是什麼緊急狀況，但我知道一定跟我父親有關。

　　我立刻回電給我兄弟，他跟我說，我父母出了意外。當我父母的車以時速一百一十公里，行駛在高速公路的高乘載車道上（HOV lane）時，我母親忽然發現他們車子的方向一直朝路旁的紐澤西護欄偏去，她轉頭看向我父親，只

見我父親已在駕駛座上失去了意識。他的頭歪斜的靠在車窗玻璃上，腳下仍踩著油門。

看到眼前的狀況，我母親本能的想要讓車子停下。她迅速地彎下腰，想要把我父親的腳從油門上拉開，卻徒勞無功。整台車最終還是撞上了水泥護欄，反作用力先是讓車向後倒退了一段距離，而就在車子又準備二度衝向護欄時，我母親以迅雷不急掩耳的速度拔出了鑰匙孔裡的車鑰匙。奇蹟似地，瞬間熄火失去動力的車子，速緩了下來，順利在二次撞擊前停止不動。此刻我母親再度望向我父親，他看起來毫無生氣。

我永遠都忘不了在事發幾天後，從我母親口中聽到的過程。她原本以為我父親是心肌梗塞或是中風。我不敢想像那一刻她內心有多麼煎熬，因為一開始她覺得他已經走了。我父親整整失去了兩分鐘的意識（這兩分鐘卻彷彿有一輩子那麼久），才又恢復意識，並開始大量出汗，接著便再次昏了過去。救護車抵達時，他已經再度從昏迷中醒了過來，並在數分鐘內恢復清晰的意識。

送抵醫院後，醫師為他做了心電圖和各種心臟的檢查。檢測的結果很快就排除了他心肌梗塞和中風的可能性，而電腦斷層的結果則顯示他的腦部一切正常。爾後醫師得知我父親有解黑便的狀況，而且已經持續了一段時間，便打算安排內視鏡檢查，看看父親的食道和胃有沒有出血的狀況。我在心中默默把這些線索拼湊在一起：內出血、消化道出血……，這意味著我父親的上消化道可能出了些狀況。檢查過後，醫師對我們投下了一枚震撼彈：我父親得了人人聞之喪膽的癌症。

接下來幾天，父親病情的不確定性，讓我內心充滿了恐懼。就算我再怎麼試著把腦中的負面想法逐出，但你知道，現實總是會讓它們陰魂不散。在這種情況下，我當然不可能再心無旁騖的處理我手頭上必須關注的事務，諸如我的病人、兒子和家人。那段日子真是我人生中最漫長的歲月。然而，一如你面對任何挑戰那樣，終有一天你還是會想辦法克服眼前的難關，找到屬於自己的力量，並擬定一份作戰計畫。

我們三兄弟很快就採取了行動。我們連絡了紐約市史隆凱特琳紀念癌症研究中心（Memorial Sloan Kettering Cancer Center），跟其中一位頂尖的腫瘤醫師敲定了碰面的時間，並在上午八點展開了第一次的會談。結束這場會談後，我就直奔第一屆在紐約舉辦的年度全人健康商務博覽會的會場，準備為整場博覽會帶來開場的專題演說。這一天從許多方面來看，都算是我人生中的一個大日子。現在回想起來，它們兩者之間更有密不可分的關聯性。

絕大多數食道癌患者在確診時，都已經非常末期，這是因為食道是一個空腔，所以在食道癌發展初期，很少人會感受到明顯的異狀，患者會就診，往往都是出現吞嚥困難或是無法進食等狀況。可是，當患者出現這些症狀時，不僅表示癌症已經進展到很後面的病程、治療難度更高，同時也意味著癌細胞很可能會轉移到淋巴和身體各處。由此來看，我父母在高速公路上的那場驚魂記，或許可視作是老天對我父親的一個恩惠。

儘管這場意外令人膽顫心驚，但要不是有這場意外，恐怕也無法及早發現我父親罹患食道癌。檢測顯示，父親的癌細胞僅出現在局部食道，且尚未出現轉移或擴散的跡象。在了解父親的病況後，我們全家大大鬆了一口氣。就算這條抗癌的路還是不會太好走，但至少為我們帶來了希望。

在這段難熬的時刻裡，還發生了一件令我們大吃一驚的事。那就是當醫師向我們宣布我父親罹癌的原因時，我們簡直難以置信自己從醫師的口中聽到了什麼，因為他竟然說，我父親罹癌的根本原因是「身體太酸了」！

醫師說出這句話的那一刻，我驚訝地張大嘴巴，診間裡的每一個人更是把目光都聚焦在我身上。當時我身上穿的是我新創公司設計的黑色 T 恤，上頭醒目的英文標語「GET OFF YOUR ACID」言簡意賅地道出了我成立這間公司的品牌理念：「擺脫你身體的酸」。

很多年前，我就已經在紐約市創建了脊骨神經醫學健康中心，從事身體過酸和鹼性飲食的研究。在那個時候，來中心看診的病人中，有一小部分的人整體的身體狀態非常好，他們體態勻稱、活力充沛、皮膚光滑，他們之所以時不

時會來找我們整整筋骨，單純只是希望藉我們之力幫助他們能更長久地保持在最佳狀態。不過，坦白說，絕大多數來我們中心求診的病人，通常都有老是精神不濟（即便是一夜好眠亦是如此）、過重、肌肉和關節疼痛、皮膚狀況不佳、胃食道逆流、消化道方面的問題，甚至是慢性病。

　　我一直認為，有這麼多病人深受這麼多病痛所擾，其中必定是有什麼原因。為了找出這個導致大家病痛纏身的罪魁，我充分發揮了偵探的精神，不斷在我服務的客群中找尋線索，試圖針對這些普遍、常見於我病人身上的主訴去歸納出個答案。皇天不負苦心人，就在我抽絲剝繭的探尋一段時間後，終於在這群身體病痛不斷的病人身上歸結出了一個不容置疑的共同點，那就是他們的體內有太多的酸。

　　話雖如此，可是當時我尚不太清楚這個共同點對健康的整體影響究竟有多大，也不曉得酸竟然就是造成絕大多數病人大小病痛不斷的主因；這個共同點純粹是根據我看診經驗所得到的大數據，歸納出的結果。不過，接下來幾年，隨著我對這方面的研究越來越深入，我慢慢開始從研究的成果中看出了一些端倪，發現了它對健康的影響力，且種種跡象都顯示，它是造成許多健康問題的罪魁禍首。

　　執業十七年，診治了多達十一萬五千名患者之後，今天在酸與健康這個領域，我已經是大家公認的專家，同時也是一名深諳「鹼單生活」好處的健康和養生顧問。我由一個為自己健康奮鬥的平凡人，轉變為一名專業脊骨神經師和生機飲食廚師的歷程，不僅讓我真切了解到健康的真諦，最終，也改變了我的人生。透過這本書，我眼前的任務就是要幫助你面對這些正面臨的健康問題。此刻拿起了這本書的你，倘若有身體疼痛、難以減重、偏頭痛、睡眠障礙、精神不濟、消化道或皮膚方面的問題，抑或是發現自己對糖有無法控制的渴望等疑難雜症，我都希望你明白，在這些問題背後「一定」都有個具體的原因。一般來說，隱藏在這些問題背後的原因就是「酸」，稍後你就會明白我這麼說是什麼意思。我將與你分享一些方法，幫助你判斷自己正受何種形式的酸所擾，

以及如何將自己的飲食轉變成比較鹼性的狀態;如此一來,你就可以在不使用藥物的情況下,成功擺脫特定的健康問題,不再靠那些治標不治本的藥物壓抑身體的不適症狀。

如果你有無法根治、反覆發作且覺得自己一輩子無法擺脫的病痛,我能幫助你;如果你正在進行藥物治療,我能幫助你;如果你無法好好睡覺或精神不濟,我能幫助你。

我的工作就是為每一個人找出可能沒注意到的問題,再為大家揪出扯健康後腿的兇手是誰。我會從三個最常被眾人忽略的面向下手,分別是:壓力、缺乏適當營養和毒素。

我寫這本書是為了讓你知道如何改變生活習慣,而「酸是絕大多數疾病和病痛的根源」即這本書的大前提。此書的強大之處在於,它能循序漸進的帶著你抽絲剝繭,釐清身上的健康問題是由哪類致酸因素所衍生。坦白說,我們每一個人的健康狀態,其實或多或少都會受到這些致酸因素影響。

當然,依據每個人生活習慣和生活環境的差異,有些人的健康狀態受到酸影響的程度會比較低,但基本上,身處現代的生活型態中,我們沒有人能夠徹底躲過酸對健康的危害。

接下來我要在書中與你分享的信息,過去從來沒有人告訴過我,回首過去探索這些信息的過程,我由衷認為自己從中獲益良多。

「鹼」回健康:我的親身見證

雖然本書的開場,是以我父親那場令人驚心動魄又讓我們驚覺他罹患癌症的意外事故拉開序幕,但這個事件並非是促成我成為一名探討「酸與疾病」的專家的原因。事實上,在此之前我就已經投身這個領域並研究多年,而我本身的陳年健康問題正是促使我投入這塊研究領域的起因。

有句俗話說「製鞋匠的孩子沒鞋穿」,因為製鞋匠總是忙著為他的客戶做

鞋，反而無暇為自己的孩子做雙鞋。「水管工家的水龍頭總是在漏水」，也有異曲同工之意。很多時候，我們都太專注在工作上，卻忘了照顧自己。好吧，多年前我就是一位這樣的醫師，我成天忙著照顧其他人的健康，卻把自己的健康搞得一團糟。當時，我整個人的狀態就是一個活生生的矛盾代表。

你身邊有人對糖成癮嗎？如果有，請把他們的狀態再強化一千倍，那就是我以前糖成癮的狀態。小時候，我曾被朋友暱稱為「糖果人」，因為每次要去參加足球或是曲棍球比賽前，我總是會帶著一大袋糖果上車（這點讓我在朋友間非常受歡迎）。那個時候，我每天早上都吃麥穀片，而且每一匙蜂蜜堅果口味的圈圈狀麥穀片上都要淋一大匙的糖漿，沒有一口例外！

吃完早餐後，我會喝一罐可樂，中餐和晚餐也會各喝一罐。這裡我們來說一下氣泡飲料的酸吧！氣泡飲料的酸度是自來水的一萬倍，而且喝進一杯氣泡飲料，你必須要喝大約二十杯水才有辦法中和掉它的酸。

隨著年紀稍長，「無糖不歡」成了我的最佳寫照。此刻我察覺到自己有這方面的問題，並看了《甜蜜黑暗史》（直譯，Sugar Blues）一書，開始試圖革除這個壞習慣。我之所以會看這本書，是因為有人信誓旦旦說，《甜蜜黑暗史》可以幫助每一位嗜糖者擊敗糖癮。不過，對當時的我來說，它顯然發揮不了什麼功用。我兄弟還拍了一張我邊看《甜蜜黑暗史》，邊吃彩色造型麥穀片的相片。即便是今天，我兄弟還是會拿這件事開我玩笑，而我也只能一笑置之。

這個問題一直持續到我成年後都沒什麼改善，直到我和現任太太訂婚後，才終於出現了一絲轉機。我以前習慣把許多分裝成罐的 M&M's 巧克力放置在家裡各處，當然，我的床頭櫃上也放了一罐。有一天早上，我太太告訴我，那天半夜我在睡夢中抓起了一大把巧克力，然後把滿手的巧克力一掌塞進了嘴中（她模仿的樣子很逗趣）。只不過搞笑的是（或說難過的是），我竟然對這件事一點印象也沒有。

這並非是偶發的單一事件，後來又有一次，我在床頭櫃放了一碗裝得滿滿的小熊軟糖，隔天一早起床，我就發現了自己夜裡無意識吃糖的證據。我的上

衣黏了兩粒小熊軟糖，我想它們一定是我在睡夢中吃糖時，掉到衣服上的。

最後，促使我痛下決心的關鍵是我在脊骨神經醫學健康中心發生了一件我一輩子都不可能忘掉的事，因為它是我這輩子最糗的時刻，我很慶幸在場的病人都不曉得我發生了什麼糗事，否則我大概會尷尬到無地自容。遺憾的是，我雖然躲過了在病人面前出糗的尷尬瞬間，卻還是在同事前留下了笑柄。

當時，我約八十六公斤，身上整整超載了十八公斤的體重，是我目前為止最重的時候。以我一百七十五公分的身高來算，身體質量指數（BMI）已經落入了過重的範圍。羅馬不是一天造成的，即使我不太想承認，但身上多餘的重量確實是日積月累慢慢從我身上一點一滴長出來的。荒謬的是，那時候我還做了非常多我們認為「有益健康」的事。比方說，我規律運動，除了參加鐵人三項，平常我也會做皮拉提斯，或者是服用營養補充品等。不過，我所做的這些，卻都不足以消弭我對糖（即「酸」）的渴望。

因此有一天，當我在整脊床前傾身，準備為一位患者調整筋骨時，悲劇就這麼發生了：我的褲子從我的臀部處裂了開來，而且還不是裂一條小縫，而是臀線處幾乎要整條裂開的狀態。縱使是現在，我還是覺得我能夠在患者面前全身而退簡直是個奇蹟，因為在那個情況下，我僅能以面向患者的方式，快步退出診間，回到辦公室。感謝老天，好險平常我辦公室裡有放一條寬鬆的備用長褲。就情緒層面來看，這次的經驗確實為我帶來了不小的衝擊，但也多虧這份令人難堪的經歷，才激起了我想要改變自己的強大動力！

我下定決心，一定要對自己的現狀有所作為。我知道我的糖癮是個麻煩，於是我開始正視糖對身體健康的威脅，並自省為什麼我會如此嗜糖。這就是我邁向更健康人生的旅程起點，這段路讓我突破了對糖／酸成癮的狀態，我在不到六個月的時間甩掉了那十八公斤的累贅體重，整體的活力也大幅提升。

從那一刻起，我身體力行的用將要在本書介紹的概念，「鹼」回身體的健康和活力。我在我的飲食中加入了鹼性蔬果汁和奶昔、健康的油脂和礦物鹽，並規律的執行「鹼性」的運動（沒錯，這是我「鹼」回健康的一大重點，稍後

我會再針對此點詳加說明）。我沒花多少時間就減少了某些東西的攝取量，最後也逐步把它們徹底從我飲食中剔除。飲食的改變，讓我整個人從裡到外煥然一新，不論是我的體重，或是我的呼吸方式都因此有了正向的變化。

今日，我的飲食基本上是奉行 80/20 準則——百分之八十鹼性食物，百分之二十酸性食物，且偏愛高營養密度的食物；在這樣的飲食原則下，我瘦下來的十八公斤體重從未復胖過。現在我四十二歲了，參加超馬賽事依舊是我日常生活中的一部分，但跟我二十幾歲的時候相比，卻覺得現在的狀態更為年輕、精實和活力充沛，這份計畫真的是為我的人生獻上了一份超級大禮！

最重要的是，我並非透過極端飲食達到這個成果，我只是對我的健康許下了承諾，並改變了我的飲食方式。我還記得我第一次喝蔬菜汁的感受：對當時的我來說，它的滋味就跟沼澤水沒兩樣。我之所以會有這樣的感受，並不是蔬菜汁很難喝，而是因為那時候我的味蕾已經習慣了一天要喝三罐汽水的重甜口味，所以一時半刻之間，我的大腦才會無法辨別蔬菜汁這類健康食物的滋味。可是，幾天之後，有趣的事情發生了，我的味覺出現了變化。我開始很渴望喝這些蔬菜汁，因為我的身體需要它們。身體的運作就是如此聰明，它會把它對這些食物的需求，轉換成我對這些食物的渴望。

以漸進的方式慢慢把這些比較好的生活習慣納入生活，並不會讓我感到壓迫。我也沒有因為這樣的改變，覺得自己的權益受到剝奪。老實說，我還覺得嘗試這些新事物相當輕鬆有趣。我的飲食狀態就從酸性食物占百分之八十的 20/80 飲食，一路循序漸進的變為 40/60，然後 50/50，再來 60/40，最後來到 80/20。這並非是一套階段性的飲食，現在它已成為我奉行一生的生活方式。因此，儘管我以「低酸飲食」稱呼它，但它所涵蓋的面向絕不僅限於飲食，而是整個生活方式；它能提供你最好的策略，助你獲得最佳的健康狀態。

展現破釜沉舟的決心

在執行飲食計畫時，你有多少次在減了一些體重、變得比較體面的時候就把正在執行的飲食計畫拋到一邊？嘿，別再重蹈覆轍了，是時候拿出自己背水一戰的決心，為眼前的目標排除萬難了。

我曾聽美國演說家東尼·羅賓斯（Tony Robbins）說過，十六世紀的西班牙人埃爾南·科爾特斯（Hernàn Cortés），在征服古巴和墨西哥時就充分發揮了這樣的精神。當時船一靠岸，科爾特斯就會向全軍隊下令：「把船燒掉！」換句話說，科爾特斯斷了整個軍團的退路，上岸後的全體士兵只有一條路可走，即奮勇殺敵，至死方休。事實上，就某種程度來說，為健康而戰也是同樣的道理，只不過你的戰場是在超市裡和餐盤上。

在執行這套飲食計畫時，我說的「把船燒掉」，指的是剔除一切會引誘你重回不健康生活習慣的食物。請好好檢視你的食品櫃和冰箱，看看裡面放置了哪些食物。在你打算清出體內毒素和擺脫酸性食物之際，你也必須要對廚房裡的食材大掃除，把糖類和穀物驅逐出境。千萬別挑戰自己的意志力，意志力沒有你想像中的堅強。永遠把這句話謹記在心：只要這些東西出現在你家中，終有一天你會把它們吃下肚（同樣的，你的孩子也會忍不住去吃它們！）。

想要「鹼」回健康的第一步，就是要停止你再用酸性食物荼毒身體的舉動。在你決定採取這個行動的同時，我必定會給予你適當的協助，告訴你該如何擺脫那些酸性食物，並且該用哪些健康的點心、食物和飲品取代它們。我保證，這套飲食執行起來不僅輕鬆、有趣、簡便，最重要的是，還兼具美味。

在此我要先跟你澄清一點：我的這套飲食並不會讓你變成一位素食主義者，也不會要求你完全放棄你所喜愛的食物。我希望你可以從我的建議中，找到你自身最適合的執行方式。一旦你成功將鹼性食物變成生活中的一部分，接下來就可以依循書中的「七大攻略」，全方位改變自己的健康。在採取這七大攻略的過程中，我只想要求你一件事，即花七天的時間全力以赴的執行這七項

任務，然後再回頭看看這段日子為你帶來的感受。如果你原本的狀態和我絕大多數的患者一樣，我想，在結束這七天的努力後，你的身體會告訴你這套計畫值不值得奉行一生。我敢說，在這七天之後，你不會想再回到以前的生活方式。第五章的內容將引領你展開這為期七天的計畫，邁向人生的全新篇章！

＊　＊　＊

我從小養成的糖癮，讓我長年飽受耳道感染、偏頭痛和腸躁症（IBS）之苦。為了改善這些病症我看過很多不同的醫生，但始終沒有人可以徹底根治它們。我記得小時候，我父母總會遞給我一顆顆裝在黃、藍膠囊裡的安莫西林（amoxicillin）抗生素。這個舉動對健康其實會造成很可怕的危害，因為長期服用抗生素會摧毀腸道的菌叢，但這並不是我父母的錯，因為他們也只是謹遵醫師給我的醫囑而已。青少年時期，不論我是因為耳道感染、偏頭痛或是長了一堆痘痘去看醫生，醫生都會說這些是非常「正常」的狀況，因為「所有孩子都會有這些問題」。但事實上，根本沒有什麼所謂「正常」的症狀。出現在你身上的每一個症狀，都是身體出狀況對你發出的警訊！這些症狀或許真的很常見，但絕說不上是「正常」。

身體所謂的「正常」感覺是，能量滿點、活力充沛、整個人充滿元氣，至於其他症狀其實都是身體狀態失衡時所表現出的警告徵兆。然而，你有好好傾聽身體的聲音嗎？

如果你有健康方面的問題，我們可以一起揪出其真正的病灶，並對症下藥、採取行動，從源頭去根治它。找我求診的病人常常會跟我說，傳統醫師的作法對他們沒什麼幫助；而找出其他人沒看出的癥結點，正是我的職責所在。在我投入這方面研究的二十年，並服務過成千上萬名患者後，我把我對此的觀察洞見，整合成了一個強大的養生方案，讓你可以輕鬆地把這些原則融入生活中實踐。

或許你已經試過好幾種藥物治療，看過很多不同的醫師，但別擔心，因

為我的工作就是要幫助你踏上真正可以邁向健康的道路。用我的方法幫助你的健康狀態漸入佳境，不僅能夠讓你不再為惱人的溜溜球症候群（yo-yo syndrome）煩心，更能夠讓你「長保」健康！

由於我的方法相當獨特，所以我常常可以從患者身上得到其他醫師無法得到的成果。甚至就連某些和特定病痛纏鬥多年的患者，在採取了我於本書分享的方法後，都成功擺脫了那些病痛。

不過，在我們開始實踐這套計畫前，我會先向你介紹許多相關的詳細資訊，雖然剛開始你可能會覺得它們有些龐雜，但有了這些知識的好處是，你將能更清楚明白自己當下可以為健康採取什麼行動，好讓自己擁有更好的健康狀態。我在此書分享的方法不僅改變了我的人生，也改變了我家人和成千上萬名患者的人生。現在，我想把這份知識完完整整的告訴你，而你唯一要考慮的事，就是決定要不要將它落實在你的生活中。

這本書適合我嗎？

首先請問問你自己以下幾個問題：我的活力狀態如何？即便我吃好睡好，也老是提不起勁、力不從心、精疲力竭、思路渾沌、頭昏眼花嗎？常常在下午三點出現昏昏欲睡的狀況嗎？

如果你的答案是肯定的，那麼這本書就適合你。你很快就會發現，上述的這些症狀都是判定酸性狀態的最基本指標。

我總是對人們沒來由有氣無力和精疲力竭的原因甚感興趣。大家之所以會對這樣的狀態習以為常，有很大一部分的原因跟「熟悉法則」（Law of Familiarity）有關，意即處在一種狀態下一段時間後，你就會開始認為該狀態是「正常」的想法。就跟我們所處的社會一樣，我們每個人都已經對充滿挑戰的環境見怪不怪。這樣酸性的生活狀態導致我們就算一覺醒來，也還是覺得渾身提不起勁。所以為了提神醒腦，一早我們大多會來上一杯咖啡，但此舉反而

會讓我們的身體承受更多的酸。稍晚，當我們覺得腦袋又開始渾沌不清、昏昏欲睡時，我們又會灌下另一杯咖啡，並吃點甜食，讓高漲的血糖為我們帶來短暫的活力。最後等到一天的尾聲終於到來，準備要睡覺時，我們的腦袋卻反倒亢奮到睡不著，必須服用安眠藥才可以順利入睡。上述的種種舉動都是讓我們身體愈來愈酸的原因，並落入惡性循環的縮影。

低酸飲食，迎接神采奕奕的人生

　　你很想要一覺起來就覺得精神百倍，不再賴床嗎？你很想要活力滿滿，不用等第二個鬧鐘響起，就起床展開新的一天嗎？更甚者，你很想要完全不用任何實體鬧鐘的幫忙，身體就能自然隨著初現的晨光而醒，讓你以無限的精力迎接一天的到來嗎？你很想要盡可能地提高工作效率，同時保有在下班後陪伴孩子成長的體力嗎？

　　正如你在本書頭幾頁讀到的，慢性、輕度的酸中毒，或說你體內之所以會累積過量的酸，主要都是起因於壓力和標準美式飲食，它們對健康有極大的殺傷力。研究顯示，美國的十大致命疾病中，有七項的死亡率皆可透過改變飲食顯著降低。

　　世界衛生組織在二〇〇〇年做的世界衛生報告（World Health Report 2000）中比較了世界各成員國的醫療素質，美國的健康照護系統素質在全球名列第三十七。若從各國投注在健康照護上的金錢來排名，美國的排名則剛好落在伊拉克的上一位，不過老實說，這些錢根本不能說是用在健康照護上，而應該說是用在「疾病照護」上。二〇一二年，美國在健康照護上耗費了兩兆六千億美元的經費，到了二〇一八年，耗費在這方面的經費更會成長將近一倍，達到四兆四千億美元的驚人數字。平均下來，相當於每名美國人一年的健康照護費用就高達一萬五千美元。你能想像如果政府每年給你一萬五千美元，並告訴你該如何用這筆經費照顧你的健康，比方說，要你去買有機食品、上健

身房、服用補充劑和定期健康檢查，你的健康狀態會是怎麼樣嗎？我敢打包票，美國人因病就醫的人數一定會大幅降低！

我認為，假如我們把同樣的時間、金錢和力氣，投資在探討健康者生活習慣和舉止的研究上（而不是僅用於治療病人），我們所有人的健康狀態必定都能向上提升。生活中，許多人以為自己做出的選擇有益健康，可是實際上卻不然，因為現在有太多的資訊混淆了我們的耳目，誤導我們做出無益、甚至是有害健康的決定。光是有關健康食品的錯誤觀念就多到不勝枚舉，像是優格、全穀麵包、糙米和乳品等食物就常被我們誤以為是有益健康的食物。為此，我特別單獨寫了一章探討食物的章節，說明有哪些食物不適合我們食用，這當中也包含了那些我們過往認為是健康選項的食物（詳情請見第五章）。

在本書中，我將讓你找回整天不斷電的活力。儘管此刻你可能還對我說的話半信半疑，但這真的是一套能夠助你找回活力的計畫，而且執行起來絕對會比你所想的簡單許多！

提升你的能量，當然不等於要你百分之百做到書中的一切，或是要你放棄享受生活的所有權利！我要告訴你的是取兩者平衡的作法，你只需每天在生活中做一些小事，就可以對你的整體健康發揮最大的效益，此舉也可以延長你的壽命，讓你有更多時間享受人生。不少研究顯示，以人類的基因狀態來看，我們的壽命最多可達一百二十歲，但目前科學家尚未找到保持最佳健康狀態的關鍵。儘管如此，我相信，隨著我們對這方面的研究越來越深入，還有養生的概念越來越普及，終有一天我們會到達那樣的境界。

在你執行我的 80/20 低酸飲食的七日挑戰時，我對你的懇求只有一項，那就是：在這段時間裡，請全心全意的心力實踐它們，然後讓七日後的成果告訴你，你這麼做值不值得。如果你的狀況和我絕大多數的患者相同，在這七天的努力後，你肯定會因為自己的好狀態，不想再回到過去的生活方式。

假如你是個使命必達的急驚風，你可以馬上就把這套飲食和七個生活習慣上的轉變貫徹到你的生活中。假如你喜歡一步一步慢慢來，那也很棒，你可以

用一週改變一個生活習慣的速度，穩紮穩打的將新習慣落實在生活中，一週一週把這些生活習慣上的轉變化為你的日常。你可以按照我建議的順序進行這項計畫，也可以依你自身的狀態，安排執行這項計畫的最佳優先順序。不管你是採取哪一種方式執行這項計畫，都請你永遠記住一點：長久的改變是需要時間的。因此，只要你的目標是「追求更好，而非完美的健康」，那麼在這條路上，你一定可以如願以償！

　　請你記住，即便我可以告訴你該怎麼做，但要如何將這些資訊轉化為實際的行動，決定權還是在你自己的手中。同時，你還要明白一點：你所做出的選擇，最終都會決定你在健康、活力和人生上的表現。你的父母或祖父母患有什麼疾病，或是英年早逝，並不表示你也會如此。如今表觀遺傳學有個令人振奮的消息指出，即使你跟你家人有一樣的致病基因，但這個基因的表現與否，其實還是可以透過你自己的生活習慣來控制。知道把哪些對的食物吃進身體，以及更重要的，知道「不要」把哪些食物放進嘴裡，將會讓你的人生有完全不同的面貌。開始永遠不嫌晚，因為人體的自癒能力總是令人驚嘆。

　　我希望你在這條追求最佳健康狀態的旅途上，能保持樂在其中、持之以恆的態度，所以別擔心我會要求你必須戒斷所有你愛吃的食物，因為這種方式不可能長久。我將與你分享的這些簡單方法，都是最後助我成功擊退重度糖癮，並擁有今日健康體魄的錦囊妙計。我這麼說是想灌輸你一個觀念，即：改變是可能的，而且沒有想像中的那麼艱難。

　　每次說到改變健康的態度，我總會將「循序漸進，不焦躁進取」奉為最高指導原則。過去多年來，我之所以一直想要戒糖卻無法成功，就是因為不曉得單靠意志力戒斷糖癮，根本非長久之計。你必須先慢慢讓自己進入健康的狀態，為身體一點一滴加入它真正所需的養分，之後你的整體狀態必定會漸入佳境，進而支持你持續在這條路上向前走。只要你一直朝著對的方向前進，有一天，你一定會抵達你的目標，甚至超越你的目標。

第一部分

[是什麼溶蝕了
你的健康?]

在今天做一些你未來會滿懷感激的事情。

——美國演員 西恩·派屈克·佛朗尼

第1章 何謂酸中毒？

　　想一想酸性的化學物質有什麼特性？以強酸的硫酸為例，它具有強烈的腐蝕性，若碰到肌膚，很快就會把皮膚燒穿。在眾酸之中，硫酸對人體的危害和威脅就是如此強大。就算你只是在眼睛裡滴入極少量的硫酸，眼睛都會因此產生嚴重的灼傷，並面臨失明的危機。

　　你知道動物性蛋白質和小麥裡其實都具有含硫胺基酸，而且這些胺基酸在體內會代謝成硫酸嗎？倘若硫酸可以對皮膚和眼睛造成如此嚴重的危害，請想想萬一體內有大量的酸，那些過量的酸又會對你體內的消化系統或是心血管系統造成怎麼樣的影響。許多人的體內都乘載著太多的酸、發炎反應和氧化作用，它們每一個都會從我們身體內部慢慢溶蝕、腐朽我們的健康。

　　我們得到的絕大多數疾病就是由這些累積在體內的毒素造成的，這種狀況又可稱之為酸中毒（acidosis）。如果你有精神不濟、肌肉疼痛、胃食道逆流、發炎，或是消化、免疫或皮膚方面的問題；抑或是，如果你一直有減不下最後幾磅多餘體重的困擾，你一定要多加留意我接下來說的話，因為我們發現造成這些慢性病的根源，就是「我們體內過多的酸」，而這些酸則是源自我們在飲食、思想和行為上的錯誤決定。生活中有許多因素都會讓身體面臨這類的傷害，例如攝取糖類、過量的動物性蛋白質、人工甜味劑、基因改造食品和酒精，還有壓力過大以及暴露在化學物質和殺蟲劑之中等等。

　　接下來我將一一說明，為什麼你做了那些你認為「對的事情」不見得對你的健康有益，並且告訴你一套簡單卻真正有益健康的生活方式，讓健康更上一層樓。

酸鹼值（pH）

　　雖然許多人在一些環境議題上都聽過 pH 這個代表酸鹼值的英文單字，例如游泳池的酸鹼值，但絕大多數的人對它之於我們身體的意義卻了解甚少。pH 這個單字的全名是「potential of hydrogen」，意即一個物質或是溶液裡潛藏的氫離子濃度，而使用者則可依其數值判定該物質的酸鹼度強弱。人類血液酸鹼度的平衡是所有醫用生理教科書中，公認對人體最重要的生化平衡指標之一。一如世界最具代表性的《醫用生理學書》（直譯：Guyton's Textbook of Medical Physiology）所說，「氫離子濃度的調節是保持體內平衡的最關鍵因素」。

　　pH 值量表是由 0 到 14 的數值組成，量表兩端的 0 代表純酸（會把金屬燒穿一個洞），14 則代表純鹼（以萊姆為例，它的酸鹼值就落在 12.3，因此我們常會拿它來中和過酸的土壤），至於位處量表中央的 7 即代表中性。pH 值高於 7 的物質，屬性偏鹼，吸收氫離子的能力比較大；反之，pH 值小於 7 的物質，屬性偏酸，吸收氫離子的能力就比較小。我們體內在呈弱鹼性時，運作的最好，當越來越多毒素和酸累積在人體時，我們的健康就會出狀況。

　　事實上，大自然裡的萬物都需要保持在一個適當的 pH 值，才有辦法正常運作。譬如，海洋的 pH 值必須維持在 8.2，但大氣層裡日益增多的酸性二氧化碳氣體卻讓它的 pH 值降至 8.1。因此，諸如澳洲大堡礁等海域裡的珊瑚礁，皆紛紛因酸化的海水以前所未見的速度死去。除了海洋，土壤同樣面臨酸化的窘境。由於現代農業採不自然的方法栽種作物，像是噴灑農藥和改造作物的基因等，致使我們食物裡所蘊含的礦物質、營養素和鹼度（alkalinity）都受到了

破壞。同樣地，施用化學肥料和酸雨的盛行也改變了土壤的結構，讓它的 pH 值越來越酸。一旦土壤的 pH 值沒有落在 6 到 7 之間，生長在上面的植物就會死亡。研究人員認為人體的狀況就跟這些處於不適當 pH 值環境中的生物一樣：我們體內的毒素和酸越來越多，就會讓得到慢性病的風險急遽上升。這說明了 pH 值對我們的健康有多麼舉足輕重的影響，但有多少醫生跟你說過這些？

pH 值是以對數尺度（logarithmic scal'e）表達，它的數值之間都是呈非線性的指數關係。pH 值 6 的物質（例如氣泡水），雖然從數值上來看只跟代表中性的 pH 值 7 差了 1.0，但實際上它的酸度卻是 pH 值 7 的十倍；pH 值 5 的物質（例如黑咖啡）比 pH 值 6 酸十倍，卻比 pH 值 7 酸一百倍；至於 pH 值 4 的物質（例如汽水）它的酸度並非是 pH 值 7 的三倍，而是一千倍！

我們身體的 pH 值非常重要，因為它掌控了我們身體進行生化反應的速度，舉凡體內酵素活動的速度，和電流傳遞的速度皆和 pH 值息息相關。不過，最終決定體內 pH 值狀態的根本，還是取決於你在生活習慣上的選擇。

我們身體的各部位都需要在特定的 pH 值下才能正常運作。例如，胃的 pH 值必須位在 1 到 3 之間，皮膚必須在 5.5 左右，大腸要在 8，唾液要在 6.5 到 7.4 之間，胰臟分泌的化學物質則應該在 7.5 到 8.8 之間。這些數值並非完全不會變動，因為在現代飲食和生活方式的影響下，它們的 pH 值大多會變得比較酸，這個現象意味著人體內建的酸鹼平衡系統必須更努力的將它們維持在理想的 pH 值狀態。

pH 值量表

強酸					中性（7）					強鹼				
0	1	2	3	4	5	6	7	8	9	10	11	12	13	14

你可以用人體保持體溫恆溫的概念，去想像你身體保持 pH 值平衡所付出

的努力。假如你剛好位處冰山上，為了讓你的體溫維持在攝氏三十七度，你的身體勢必得更努力的運作，對吧？你的身體會開始打冷顫，消耗大量的能量來產熱，同時你的血液也會由四肢快速流向內臟。人體的這些反應是為了什麼？當然是為了讓你活下去！可是，最終在這樣的狀態下，你的身體還是沒辦法長時間靠這些生理反應維持你的體溫，所以如果要活下去，你必須要離開冰山。同樣的道理也適用在人體的 pH 值上。

你想想，假如你測量一座水池的 pH 值時，發現它的 pH 值沒有落在最佳區間，你需要做的事就是在池水裡加入一些化學物質，讓它的 pH 值回到比較平衡的狀態，否則，在 pH 值失衡的狀態下，這座水池就會變成一池充滿細菌的污水池。同樣地，過酸的體內環境就是疾病的溫床。如果你想要消滅自己體內所有的壞東西，就必須讓它的 pH 值回歸平衡。

再舉另外一個例子：一池發臭的死水會招來什麼？蚊子。你可以噴灑殺蟲劑殺掉所有的蚊子，但如果這池死水的狀況一直沒有改善，蚊子還是會找上門來。清理池塘，為它注入乾淨的活水，蚊子自然就不會再出現。你的身體也是如此。如果你想要恢復你的健康，就必須清除體內累積多年的毒素，並給予身體過去一直缺乏的營養素。就這麼簡單。

體內酸性狀態是如何形成？

身處現代社會，我們暴露在毒素下的機會越來越高，這些毒素可能從我們的飲食、代謝、環境、接觸的化學物質或壓力而來，然後進駐我們的細胞、毒害我們的身體。雖然我們不可能完全不暴露在這些毒素之下，但是你可以盡可能地降低這類機會。除此之外，我們還缺乏諸如營養素、水、礦物質和氧氣等重要的維生物質。唯有我們展開行動，才能讓自己的酸性狀態有所改善，「鹼」回健康。要達成這個目標，我們需要同時並進兩件事：一為替身體補充必需的營養素。換句話說，就是我們必須一邊為身體去蕪存菁，一邊為它增添養分。

言之有理，對吧？

囤積酸性物質的五大因素

導致體內累積過多酸的因素，可分為五大類，而以下這五類，又有哪幾類正在溶蝕你的健康？

■ 飲食

許多人的飲食主要是由酸性食物組成。在這裡，我所說的「酸性食物」是指：吃進體內，經人體代謝，會產生有害酸鹽（acid salt）的食物。吃進這些食物後，人體必須努力將它們代謝出的有害物質盡快排出體外，才可避免身體受到傷害。事實上，標準美式飲食有百分之八十的食物都屬於酸性，但有益我們身體的飲食應該是鹼性食物要占百分之八十才對。吃進如糖、穀類、乳品、動物性蛋白質、可樂、氣泡水、大量茶飲和咖啡等食物時，它們都會在你體內代謝成有害健康的酸性物質。

比方說，吃糖會產生乳酸（且若要說所有糖中，對身體毒害最大的糖為哪一種，大概就是果糖，因為它經人體代謝後會產生尿酸，這種酸會導致痛風和腎臟問題，甚至是第二型糖尿病）；攝取穀類（尤其是小麥）會產生硫酸；茶和咖啡含有大量的單寧酸；不健康的油脂會產生醋酸和乳酸；可樂含有大量的磷酸；氣泡水（它是我認為最出人意料的酸性食物）會產生碳酸；吃牛排會產生硫酸、磷酸和硝酸等，而有害健康的酸必須立刻由腎臟排出。

上述的各種酸類，對身體都具有莫大的毒性，並會降低體內的 pH 值。通常，這些毒素都會被儲存在脂肪細胞中，因此脂肪細胞扮演的角色，就像是保護人體不受這些有毒物質傷害的緩衝劑。不過，這只是暫時性的，若毒素一直長期處於體內，它們還是會慢慢溶蝕細胞，造成組織的損傷。為了避免這種情況發生，身體必須將它們盡快排除體外，對身體造成更大的傷害。

▪ 代謝

你的身體在進行日常生活中的代謝時，本來就會產酸。也就是說，儘管你的身體呈鹼性，但是它在運作時卻會不斷產生酸性物質。因此你身體排出這些酸性物質的效率有多好，就決定了你的身體有多健康。身體的廢物可以轉化為尿酸，從腎臟排出；健身的時候，身體會產生乳酸；呼吸的時候，身體會排出碳酸。其實，為了中和體內這些日常代謝產生的酸，人體本來就內建了一套精密的酸鹼緩衝系統。我們生活中大量吃進的酸性食物、壓力以及來自代謝和環境中的各種毒素，同樣會不斷消耗我們體內這套酸鹼緩衝系統的額度，一旦儲存在體內的礦物質不足以中和這些酸性物質，身體就會累積酸性物質。

▪ 環境

我們的環境深受毒害。不只是大自然，就連我們的家庭環境和使用的產品也不例外。我們身處在一個充滿電磁場的環境（EMF），因為許多電器裝置、線路和微波都會輻射電磁波。除了從人造用品散射出來的有害物質，大自然中也潛藏著大量你想像不到的毒素。以飲用水為例，你大概知道，我們的水裡基本上都含有一些化學物質，但你知道，這些化學物質竟然還包含了微量的藥物，如百憂解（Prozac）和避孕藥嗎？沒錯，它們真的出現在我們的飲用水系統中，而且研究人員推測它們是來自服用者排出的尿液！

大家都知道塑膠水瓶裡的雙酚A（BPAs）是具有致癌性的危險物質，但這不表示自來水就比較安全。一項為期三年，由美國環境工作小組（Environmental Working Group，EWG）執行的研究顯示，在他們檢測了兩千萬筆的自來水水質檢測的樣本後，發現自來水中含有高達三百一十六種的已知汙染物。

接著來看我們呼吸的空氣。氧氣是我們身體最重要的養分，但在我們吸氣的同時，再將它們排出體內的主力，但是現在我們環境中受到汙染的空氣已不再足以支持身體有效地執行這些任務。

倘若你以為家裡的空氣會比外面的空氣乾淨？恐怕你得好好釐清這個想法了。我們的生活至少有三分之一的時間待在家中，但根據美國環境保護局（Environmental Protection Agency，EPA）的研究指出，室內空氣的毒素含量通常會比戶外受到汙染的空氣高七十倍之多。平均每個住家裡都含有約五百到一千種的化學物質，這當中有許多化學物質都是人體無法察覺的，因為我們看不到、聞不到也嚐不到它們。

傢俱、床墊和地毯裡添加的阻燃劑，塗在櫥櫃表面的亮光漆和浴簾等，皆含有聚氯乙烯（polyvinylchloride，PVC）這種由多種有毒化學物質組成的成分，而這些從各種居家用品散發出的有毒化學物質，同樣也會累積在我們的體內，對身體造成危害。

■ 化學製品

再來，我們必須看到身體在消化和吸收某些化學物質時，對健康產生的危害，這類化學物質通常是我們自願食用或使用的。對人體的天然防禦系統而言，抗生素是最危險的敵人，其次則是香菸、酒精、藥物和禁藥。另外，我們生活中使用的許多個人用品，亦暗藏許多有害物質。以許多人習慣天天使用的止汗劑為例，其所含的鋁成分，很可能因為使用位置鄰近乳房組織，而增加使用者罹患乳癌的風險，尤其是女性。

儘管這樣的事實很驚人，但是我們確實身處一個毒物環伺的世界。這正是為什麼我們需要謹慎看待生活中的每一個選擇，並且花費更多精力來對抗各種潛伏在環境中的酸性物質的原因。不只是食物，就連你的居家和個人用品都應該選用有機的，因為這攸關你的健康，是一項你絕對不會後悔的超值投資！

■ 壓力

我將一再強調這一點：我們在生活上面臨的心理和情緒壓力，其影響力遠比飲食還大。現代高壓的生活型態，常會誘發我們體內的「戰鬥或逃跑反應」（fight-or-flight response），使腎上腺素釋放皮質醇（cortisol）。雖然在史前

時代時，這樣的生理反應確實有助我們躲避劍齒虎的捕獵，但對現在處於高壓狀態下，坐在辦公桌前、講著電話的現代人而言，這樣的反應反而會對身體造成大災難，因為我們並沒有真的需要靠皮質醇來逃離危險保全性命，長期分泌皮質醇，只會對身體的防禦系統造成損害。

你的腸道：健康的根基

由於這些酸性物質會全面削弱人體的各項機能，我們體內的微生物相亦難逃一劫，也就是說，這些主要位在我們腸道內的菌相生態，必會受到一定程度的破壞。共生在我們腸道內的細菌到底有多少呢？它們的數量是我們全身細胞總量的十倍之多。看管你腸道的守衛是絨毛，它們是在腸道內側緊密排列的細小、指狀凸出物，能將腸道內有益身體的物質吸收到體內，並將有害的物質隔絕在外。小腸內部這層由腸壁細胞構成的緊密連結（tight junction），避免身體因此受到損害。

當你吃進食物時，你腸道的絨毛還可以幫助身體吸收食物中的營養素，因為它們為腸道增加了相當於一個網球場（七千二百平方呎）的吸收面積，並將這些營養素運送到血液中，供人體使用。

對腸道有基本的認知後，現在我們切入正題。一般來說，腸道菌相裡，應有百分之八十五由「好菌」組成，「壞菌」的比例則不該超過百分之十五。在腸道的菌相保持在這個健康的比例狀態時，腸道的運作會受到這些微生物的良好調控；腸道的黏膜（腸道的內層，包括絨毛的部分）就會被不好的細菌、黏液、酵母菌和真菌占據，讓絨毛無法正常執行它們份內的工作。

隨著這些有害健康的微生物在腸道裡的數量越來越龐大，它們會觸發腸道釋放一種名為解連蛋白（zonulin）的蛋白質。連解蛋白的含量因壓力和酸性飲食而上升時，腸道內層的緊密連結就會開始崩解。

這些有害健康的微生物和麩質（gluten，稍後我會再詳加說明），是誘發

連解蛋白敞開腸壁緊密連結大門的兩大因素。腸道裡的毒素、過敏原、酵母菌和沒消化的食物碎片就會趁隙溢漏到血液中,導致所謂的「腸漏症」(leaky gut syndrome)。全美大約有百分之八十的人都有腸漏症的問題。

想要化解這一連串負面的連鎖效應,用對的食物來支持腸道絨毛的健康是我們的首要任務,因為它們是人體防禦系統的主要戰力。

腸道的健康全取決於你吃進體內的東西。以常出現在我們飲食中的麩質為例,它是一種存在於穀類的蛋白質,自然也就無法再堅守自己的屏障功能,僅能任由腸道裡的酸性物質從腸壁上的孔洞溢漏至血流中。

抗生素對腸道造成的危害甚至更勝麩質。如果我把麩質類比成會在腸道上造成坑洞的子彈,那抗生素對腸道的殺傷力大概就像是炸彈的等級,它會重挫腸道菌相的平衡。當然,在某些情況下,抗生素確實可以救人一命,但有些醫師卻把它們當糖果一般,濫開給患者服用。因此,使用抗生素的時機點很重要,非必要時,千萬不可任意服用。

一旦血液中充滿了大量的毒素,身體又無法及時清除它們,這些毒素就會滲透到周邊的組織中。換而言之,若要讓你的血液一直維持在呈現弱鹼性的 pH 值 7.4,你的身體勢必得被迫將血液中過量的酸和毒素傾倒至你的組織裡(不論是傾倒至結締組織,或是腎臟、攝護腺、腦部、肺臟和肌肉等部位的組織,這些毒素通常都是累積在其中最衰弱的細胞之中)。直至你的身體有足夠的能量把這些酸性物質和毒素徹底清除前,它們都會潛藏在你的組織中,持續對組織造成傷害(欲了解更多有關血液 pH 值的資訊,請見第二章)。

一切疾病皆始於腸道。

——西方醫學之父 希波克拉底(Hippocrates)

那麼組織中含有酸性物質會發生什麼事呢？它會導致身體處於一種慢性、輕度的酸中毒狀態。在酸性物質和毒素停留在你組織中的當下，它們就會開始由內而外的溶蝕你的健康。就像我們在烹調食物時，習慣用酸性液體來分解、軟化肉質一樣，同樣的事情也會在你體內發生，肌肉、結締組織和器官都會被這些累積在組織中的酸性物質慢慢分解掉！即便我們再怎麼注意自己的健康，長年累月下來，體內仍難免會累積一些毒素，讓身體處於慢性的輕度酸中毒狀態，對健康造成莫大的隱形危害。我想，在這個充滿毒物的世界，每個人都期望可以健康的老去，但若你要達到這個目標，排毒和擺脫酸性物質就是你的首要任務，唯有將它們貫徹於日常生活中，才能助你「鹼」回最佳健康狀態。

每個人都蒙受慢性輕度酸中毒之苦

許多症狀的核心問題皆是慢性輕度酸中毒。儘管很多人都想用有益健康的方式生活，可是社會上卻充斥著太多錯誤的資訊，讓人常誤把酸性食物或會提累積酸性物質風險的舉動當作是健康安全的生活選項。好比說，我們會吃像康普茶（kombucha）或優酪乳之類的發酵食品，殊不知，這些食品中其實含有大量的酵母菌、糖、酒精、碳酸和乳酸等促酸性物質物質，而且還很可能會受到黴菌毒素（mycotoxin）的汙染。

我們運動，卻可能不太清楚高強度體能活動後產生的大量乳酸，對身體的弊遠大於利。不少人服用高血壓或是膽固醇之類的藥物，卻鮮少有人知道這些藥物會增加我們身體的酸度。透過改變我們的生活習慣，將體內的酸性物質含量降到最低，我們才能從根源一步步擺脫慢性輕度酸中毒的狀態，並親眼見證自己越來越健康的過程。

萬一你一直無法排除生活中酸性物質，就會不斷積累在你體內，甚至進一步發展成更嚴重的情況。以下是酸中毒導致人體生病的五大階段：

腸道菌在人體扮演的角色

許多醫界人士把腸道菌視為是一種「器官」，並認為它與大腦和血液組成了人體最重要的一套生理系統。

事實上，大衛・博瑪特（David Perlmutter）醫師在他的著作《無麩質飲食，讓你不生病！》（Grain Brain）一書中就曾說過：「驚人的是，你體內足足有百分之九十九的遺傳物質儲存在腸道菌中！腸道菌還肩負支持和滋養人體各生理機能正常運作的重任，就連大腦的運作也和其息息相關。有些人甚至會把腸道菌稱之為『維持大腦正常運作的守護者』」。對疾病的抵抗力、日常情緒和器官的整體健康狀態有著密不可分的關係。

把人體喻為一棵大樹，是另一種思考消化系統在人體中擔任何種角色的方法。你的腸道和腸道菌，就相當於大樹的根，是你擁有健康身體的根基。我們都知道，樹的根部若受到傷害，它所承受的壓力就會反映在樹的生長狀態上，人體亦然。如果我們體內的腸道菌相失衡，消化系統處於發炎或酸性狀態，人體就會出現病痛。因此千萬記住，想要讓大樹結出健康的果實——強壯的器官和無病無痛的身體，請務必要保有強健的根基。

1. 感到疲憊、精神變差

覺得老是提不起勁、渾身懶洋洋？你應該好好檢視你體內的狀況，因為疲憊感和虛弱感是身體向你發出的第一道警訊。在身體出現重大症狀前，你的消化道通常就會因為酸性食物和毒素，出現像是便祕或腹瀉的狀況。假如身體無法徹底清除這些壞東西，它們就會持續在體內作亂，損害腸胃的內壁，讓毒素

滲入你的血液和組織之中。

　　在這個情況發生的同時，你腸道吸收營養素的能力也下降了，所以即便你飲食中還是有些許鹼性食物，但受限於腸道吸收營養素的能力下降，體內會一直處於一種「營養素入不敷出，但毒素卻不斷堆積」的窘境；再加上身體在排除體內慢性輕度酸中毒的狀態時，會耗費大量能量，這些因素都會讓人感到精疲力盡，成為身體對你發出的第一道酸中毒警訊！

2. 出現食物敏感症，對食物產生過敏或不耐的狀況

　　雖然有時我們會忽視掉酸中毒的第一道警訊，症狀較為顯著的食物敏感症（food sensitivity），同樣可以提醒我們，體內的環境有所異狀。

　　有什麼食物是讓你非吃不可、欲罷不能的嗎？老是覺得疲倦、脹氣和精疲力盡嗎？這些或許都是你對食物不耐的跡象。我們認為非吃不可的食物，往往都是身體無福消受的食物；它會讓我們瘦不下來、疲憊不堪，甚至情緒低落。

　　食物敏感症主要分為食物過敏（food allergy）和食物不耐（food intolerance）兩大類，而它們兩者的發生率皆比絕大多數人的認知高出許多。目前至少有數百萬名的成年人和孩童正因酸性食物深受其害，消化不良、皮膚不好、頭痛、嗜睡、情緒低落和變胖等。大部分的人都想不到這些症狀可能是他們吃了一輩子的食物所造成，他們只會以為：「一定是我身體哪裡出了狀況。」況且，身體對食物的過敏或不耐反應時有延遲的現象，譬如，你吃進麩質的那一天，身體說不定毫無異狀，直至隔天你才會出現脹氣和疲倦的症狀。

誘發身體出現過敏或不耐症狀的常見食物有

◆ 小麥（麩質）	◆ 大豆	◆ 人工甜味劑
◆ 乳製品	◆ 糖	◆ 咖啡因

　　理想狀態下，你的飲食應該徹底移除這些食物，因為它們全都是高酸性且容易引發食物敏感症的食物。不過，假如你想要確認自己對哪一項食物特別敏感，你可以一次食用一項上述清單裡的食物，仔細觀察自己在食用該項食物的二十四小時內身體有哪些變化。有出現任何不正常的症狀，就表示你必須把這項食物從飲食中剔除。一旦你把這些會使你產生食物敏感症症狀的食物通通排除，馬上就會發現自己的能量和健康以驚人的速度提升。

食物不耐的症狀

- ◆ 長痘痘／皮膚出狀況
- ◆ 焦慮
- ◆ 脹氣
- ◆ 代謝緩慢
- ◆ 情緒低落
- ◆ 頭痛
- ◆ 嗜睡
- ◆ 變胖
- ◆ 消化問題（腹瀉、便祕、痙攣）
- ◆ 嘴饞
- ◆ 暴飲暴食

3. 身體處於發炎狀態

　　我必須遺憾的說，大部分來到這個階段的人，都是因為忽略了身體在前兩個階段發出的警訊。

　　到了這個階段，人體已經處於酸性物質超載的狀態下一段時間，所以一些慢性的病痛也會在你身上一一浮現。要忽視這些慢性病痛的症狀恐怕不太容易，因為它們大多非常有感，會讓人相當不舒服；最常見的就是胃食道逆流或

關節、消化道等部位出現發炎的狀況（克隆氏症〔Crohn's disease〕、腸躁症〔IBS〕、憩室炎和乳糜瀉等皆為消化道發炎疾病）。你感受到的這些疼痛，就像是身體在跟你大喊「救命」，而且如果你放著它們不管，往往只會讓它們的情況越變越糟。

在這個階段，採取「鹼化運動」（alkalinzing exercise）非常重要。我最喜歡的淋巴循環運動是彈跳床運動（rebounding，欲知詳情請見第八章），因為它不僅可以舒緩關節和背部的壓力，還是最能有效幫助組織排出酸性物質、改善發炎狀況的方法。

4. 組織硬化或潰瘍

如果你仍沒有好好處理先前身體發出的各項警訊，接下來，累積在體內的酸性物質就會對身體造成更可怕的傷害。組織會以兩種方式呈現酸對它們的傷害，至於以哪一種方式呈現則取決於組織的種類。有些組織會硬化，呈現皮革狀的外觀，例如肝臟和動脈；有些組織則會出現潰瘍，因為生長在它們表面的微妙共生菌相已經被破壞殆盡，無法再提供它們屏障，例如胃、十二指腸和食道等消化器官。

或許你會覺得潰瘍也不是什麼大不了的事。畢竟，它們很常見，對吧？許多醫師更指出，壓力、攝取過多誘發食物敏感症的食物，以及使用抗發炎藥物皆是導致潰瘍的主因。尤其那些不用處方箋，就可以在藥局裡買到的非類固醇抗發炎藥物（NSAIDs，例如 Advil、Aleve 和布洛酚〔ibuprofen〕等消炎止痛藥），最容易造成消化道的潰瘍。如果你在便利商店就可以買到這些藥物，你可能會想：「它們對人體一定很安全。」然而，美國的第十五大死因，正是非類固醇抗發炎藥物。

很多人在頭痛或宿醉的時候，都會毫不猶豫的吞下這些藥物，卻完全不曉得它們實際上會對身體造成多大的負面影響。等到消化道出現潰瘍的時候，就表示這些藥物對人體的傷害已經持續了一段時間，而消化道潰瘍的症狀包括：

- 腹痛或有灼燒感，尤其是在餐後
- 噁心或嘔吐，且嘔吐物中可能帶血
- 黑便（上消化道的出血，經消化所造成）
- 食慾下降
- 體重因不明原因減輕

最後，如果你仍沒有全面性的去改善這些狀況（不單是治療潰瘍的症狀，還要從根本去解決導致體內過酸的原因），傷害就會持續在體內進行，進展到慢性輕度酸中毒的第五個階段。

5. 出現退化性疾病

萬一體內的組織不斷惡化，你的生活習慣又沒有任何改變，便會衍生出許多重大的退化性疾病。單就消化道來看，就可能發展出如胃癌、胰臟癌、肝癌、大腸癌或食道癌等重大疾病。發生在我父親身上的食道癌，體現了酸中毒五部曲中的最後一個階段。在此之前我父親雖然有胃食道逆流的狀況，但他從未提起（至少我完全不曉得他有這方面的問題），於是他的食道在胃酸不斷地侵蝕下開始發炎，沒多久就出現潰瘍和硬結。他先前以時速破百公里的車速行駛在高速公路上時，之所以會突然在駕駛座上昏了過去，就是出血性潰瘍闖的禍。後來進一步的檢查，才確診罹患了癌症，來到了所謂酸中毒的第五階段。

很多癌症的肇因都可以回溯到同一個源頭。請容我再次把時間點拉回我們一家人，在紐約市史隆凱特琳紀念癌症研究中心的那一天，當時醫師說我父親罹癌的根本原因是「身體太酸了」。現在，就讓我們一起來好好剖析這個診斷背後的來龍去脈。老實說，酸中毒的頭兩個階段——精神變差和食物敏感症，很容易被忽視。畢竟有誰不曾有過這些感受？所以儘管這些狀況很常見，但發現時，我們大多會以為自己只是當天的狀態不太好，不會想到這可能是體內累積了過多的酸，身體對我們發出的警訊。現在既然你已經知道了酸中毒的五大病程，就別再輕忽精神變差所隱含的危機，因為說不定這就是體內過酸、身體

對你發出的第一道警訊。許多經歷過食物敏感症症狀的人，都沒有意識到這些不適感都是他們攝取大量酸性食物所造成的後果。

發炎反應是酸中毒的一個重要徵兆，我們可以透過抽血，檢測體內高敏感度 C- 反應蛋白（HS-CRP）和 omega-3 脂肪酸的含量，藉以評判身體是否處於發炎狀態。有關這些檢測，稍後的篇章我會再詳加介紹。對身體而言，急性的發炎反應是件好事，它是身體自癒的必然反應，可以為受傷或病變的部位帶來血液和養分；但慢性的發炎反應可就是可怕的夢魘了。就我父親的情況來看，反覆逆流至他食道的胃酸，長期刺激著他的食道，造成了他食道一直處在慢性發炎的狀態。

由於慢性的發炎反應會不斷破壞我父親的食道組織，再加上他始終沒有去處理胃食道逆流的問題，所以後來胃酸便漸漸溶蝕了他的胃和食道，甚至導致出現內出血的情形，因為當時血紅素數值非常低。緊接在潰瘍之後發生的就是硬化──食道內壁受到胃酸損害的部位會變硬。此舉會造成組織病變，最終走至酸中毒的第五階段：癌症。

每當我想起我父親這個血淋淋的例子時，都會忍不住打個冷顫。但與此同時，我父親的故事也讓我對自己的使命有更具體的概念：要盡可能讓每一個人都清楚知曉酸中毒對身體的危害，以及告訴大家該怎麼「擺脫酸性物質」！如果你正受胃食道逆流之苦，不論它的病情是輕是重，都請你遵照我在本書概述的原則審慎處理，並盡快與你的醫師諮詢相關對策。

80/20 的理想低酸飲食比例

飲食是你健康的起點。想要擁有健康的身體，你每天的飲食至少要有百分之八十是由鹼性食物組成，酸性食物則不得超過百分之二十，這個比例是避免疾病找上門的第一步。

有哪些食物是酸性，又有哪些食物是鹼性，我們會在第五章和第六章的部

分詳細討論。如果你已經有健康方面的問題，我建議在你健康狀態穩定前，都採取百分之百的鹼性飲食。舉例來說，癌症患者絕對不該飲酒，甚至就連中度的酸性水果也不能碰，因為它們兩者都會壯大癌症、讓癌細胞生生不息。事實上，「所有」的糖類和穀類都應該從你的飲食剔除，因為它們是最會在體內產酸的食物。

不過，倘若你的健康狀態良好，每週一次，在晚餐的時候喝杯葡萄酒倒是無傷大雅，前提是，你必須把這杯葡萄酒計入你每日可食酸性食物的百分比，且不得讓酸性食物的比例超出每日飲食的百分之二十。絕大多數美國人面臨的問題是，他們的飲食比例是顛倒的。因為過去我就曾深受其害，而且當時我飲食中有百分之九十都是由酸性食物組成！

好消息是，只要你把改變飲食的重心放在「在飲食中加入好的食物」上，而非只是執著在把壞的食物剔除，將你的飲食轉變成鹼性食物占八成的狀態並沒有想像中的困難。你除了可以透過飲食改變體內的營養狀態，亦可以透過調整飲水量和其他稍後章節將學到的方式，來「鹼回健康」或是達到更棒、更平衡的健康狀態。總之，當你對 pH 值的了解越多，就越能掌控自己的健康。

＊ ＊ ＊

在我們正式進入正題前，你必須先了解自己最近的健康或體內狀態為何。以下這份簡短的測驗可用 1 到 100 的積分幫助你了解自己正處於何種狀態，作為你在採取任何策略的衡量基準。

隨堂測驗：你的身體是否累積過多酸性物質？

若你想在線上進行這項測驗，請至 www.getoffyouracid.com/how-acidic-are-you-quiz。

做一下這份簡單的測驗，你就可以得到一個基本的參考值，並了解自己的生活方式是偏向酸性還是鹼性。請記得在你選擇的選項旁邊，填寫上選項字母對應的分數。

A=1 分	B=2 分
C=4 分	D=5 分

1. 你喝咖啡嗎？

_____ A. 是，而且我都把它當水喝！

_____ B. 我早上一定要喝一杯咖啡才能清醒。

_____ C. 喝咖啡是會讓我產生罪惡感的小確幸，所以我只會偶爾喝，而且只喝去咖啡因咖啡。

_____ D. 我不喝咖啡。

2. 你每週運動幾次？

_____ A. 哈哈哈，運動！拿遙控器轉台算嗎？

_____ B. 我每週都會去上一次健身課，但運動量並沒有達到我應該做到的標準。

_____ C. 我一週會運動兩到三次，去健身房或到外頭跑跑步。

_____ D. 我每天都會運動，且型式不拘。

3. 你在家開伙的狀況為何？

_____ A. 微波披薩是我唯一會做的料理。

_____ B. 我一週會在家開伙幾次，但我也滿常外食的。

_____ C. 我幾乎都自己煮，且盡可能使用未經加工的食材。

_____ D. 我都自己煮，且選用有機的全食物作為食材。

4. 你喝葡萄酒、啤酒和烈酒的頻率為何？

_____ A. 我每晚都會喝一杯（或兩、三杯）葡萄酒，或幾罐啤酒。暢快無比！

_____ B. 每週都會喝個幾晚，放鬆一下。

_____ C. 在罕見的特殊場合上才會喝一杯。

_____ D. 我不喝任何酒精飲料。

5. 你大多數時候處於何種壓力狀態？

_____ A. 不管在工作、通勤，甚至是在家裡的時候，我都覺得壓力超大。

_____ B. 上班時會處在高壓狀態，但下班後整個人通常就會放鬆下來。

_____ C. 我有時會覺得壓力很大，但並非常態。

_____ D. 很少會處於緊繃狀態，因為我都盡可能順其自然。

6. 你攝取多少含有麩質的食物（義大利麵和麵包）

_____ A. 含有麩質的食物是我的最愛。

_____ B. 我每天都會吃含有麩質的食物，但我會盡量限制攝取的份量。

_____ C. 除了以全穀物製成的麵包外，其他含有麩質的食物我都盡可能不碰。

_____ D. 我完全不吃含有麩質的食物。

7. 你晚上的睡眠品質如何？

_____ A. 我從沒有一就寢就睡著過，我總是在床上翻來覆去，難以入眠，起床時只覺得精疲力盡。

_____ B. 我想要好好睡一覺，但起床後我通常還是覺得很累。

_____ C. 有時候我不太容易入睡，但入睡後都有得到充分的休息。

_____ D. 每晚都睡得很好，起床後覺得自己神清氣爽、活力充沛。

8. 你每天喝多少水？

_____ A. 幾乎沒有，因為我都喝汽水、咖啡、運動飲料或果汁。

_____ B. 不少，但可能不太滿足我個人所需。

_____ C. 一天八杯，就跟醫師建議的一樣。

_____ D. 我試著每天喝足符合公式的水量：每日水量（盎司）＝體重（磅）/2

9. 你是嗜糖的螞蟻人嗎？

_____ A. 甜食是我的死穴！我無法拒絕它。

_____ B. 我盡量只在特殊場合吃甜食。

_____ C. 我吃很多水果，但不太吃其他甜食。

_____ D. 我很少吃甜食，如果吃了，我也會搭配綠色蔬菜和健康的油脂（如椰子油）平衡它對身體的影響。

10. 你有多常深呼吸？

_____ A. 只有在我恐慌的時候。

_____ B. 很少，只有在我提醒自己要記得呼吸的時候才會。

_____ C. 大概一天一到兩次。

_____ D. 我一天都會刻意深呼吸好幾次，感到緊迫的時候也會。

11. 你最常從哪類食物獲取蛋白質？

_____ A. 紅肉。

_____ B. 有機雞肉。

_____ C. 野生的有機漁獲。

_____ D. 大麻籽和奇亞籽、豌豆蛋白、鷹嘴豆……等。

12. 你食用含有人工甜味劑食物的頻率為何？

_____ A. 我不能一天不喝健怡可樂（或其他添加人工甜味劑的食物和飲料）。

_____ B. 我吃很多添加人工甜味劑的食物，來避免攝取糖類。

_____ C. 我會避免食用添加人工甜味劑的食物，只有在吃口香糖或是喉糖時會偶爾吃到一些。

_____ D. 我從不食用含有人工甜味劑的食物。

13. 你吃很多加工食品嗎？

_____ A. 這不是採買食物的唯一選擇嗎？

_____ B. 我會買新鮮的水果和蔬菜，但出於方便，我還是會食用不少加工食品。

_____ C. 我大部分都在住家附近的商家選購天然、有機的食材。

_____ D. 我只買有機、未經加工的全食物。

14. 你打掃家裡時，會使用什麼清潔產品？

_____ A. 正在特價或店裡最便宜的清潔產品。

_____ B. 知名廠商出品和標榜天然的清潔產品。

_____ C. 大多是用醋、洗碗皂和我祖母那個年代用的清潔產品。

_____ D. 只選用有機的清潔產品和精油。

15. 你外食的時候，通吃會吃些什麼？

_____ A. 漢堡和薯條。

_____ B. 海鮮義大利麵佐蔬菜。

_____ C. 覆滿佐料、可當主餐的沙拉。

_____ D. 簡單的蔬菜沙拉或是全素的開胃菜。

16. 你最後一次飲用蔬果奶昔或蔬果汁是在什麼時候？

_____ A. 蔬果奶昔是什麼玩意兒？

_____ B. 上個月。

_____ C. 上星期。

_____ D. 今天─我差不多每天都會喝一杯。

17. 你每天食用或飲用多少乳製品？

_____ A. 只要含有乳酪、牛奶、奶油或鮮奶油的食物，我都來者不拒。

_____ B. 我通常每天都會吃一些優格或乳酪。

_____ C. 我幾乎不碰乳製品，但有時候我會用取自草飼牛的有機奶油做菜。

_____ D. 我完全不碰乳製品。

18. 你整天不離手的飲品是？

_____ A. 汽水或果汁。

_____ B. 氣泡水或蘇打水。

_____ C. 綠茶。

_____ D. 檸檬水。

19. 你吃堅果和堅果醬嗎？

_____ A. 不吃，我只吃肉和乳酪補充蛋白質。

_____ B. 吃，我熱愛花生醬。

_____ C. 烤焙杏仁果和腰果是我的最愛。

_____ D. 我喜歡未經加工的杏仁果，並且會在家自製杏仁醬。

20. 你大多數時候覺得自己的精神狀態如何？

_____ A. 抱歉，我睡著了，你剛剛問了什麼？

_____ B. 大多時候我都覺得自己的精神狀態比我預料中的還差。

_____ C. 一般來說，我都活力充沛，但有時候我會覺得很累，即便睡眠充足也不例外。

_____ D. 我精力旺盛，沒有什麼精神不好的問題。

_____ 總分

測驗結果大公開

75-100 分：你是一流的「鹼單生活」實踐者

恭喜！你的生活方式完全符合低酸生活的原則，因為你不僅已經掌握了 80/20 的飲食原則（鹼性食物佔 80%，酸性食物佔 20%）、規律運動，在壓力管理和睡眠方面也都表現得很出色。

你一定覺得神清氣爽，請繼續保持這些好習慣吧！

50-74 分：你是菜鳥級的「鹼單生活」實踐者

你正走在對的道路上！雖然還有進步的空間，但至少你對鹼性生活已有基本的概念，並且努力將它時時實踐在每一天的生活中。

請提醒自己飲用大量純淨的鹼性水，不要喝其他的飲品；餐餐都要攝取蔬菜和健康的油脂；減少糖的攝取量，就算是取自天然食材的糖也要避免取用；多飲用蔬果奶昔；還有多運動。

25-49 分：你是試圖擺脫酸性物質的酸性中毒者

你體內累積了過多的酸，所以才會老是覺得力不從心。儘管你有試著做出一些有益健康的選擇，但可能還是難以抗拒酸性食物的誘惑，如：糖、穀類、人工甜味劑、加工食品、肉類或乳品。

破除對這些食物的迷戀，選用含糖量比較少的產品吧！不用多久你就會感受到身體的狀態變好，對酸性食物的渴望也會降低。

乳品或含糖食品為目標，開始改變自己的生活習慣，看看這個小小的改變會為你帶來多麼顯著的正面影響。還有，請務必要詳閱第八章。

0-24 分：你是極度沉淪於酸性生活型態的酸性中毒者

你的生活方式極度酸性，尤其是飲食方面。除此之外，酸中毒的副作用已逐一在你身上顯現，諸如精神不濟、全身痠痛、發炎和健康問題等。

　　即刻就開始執行我的「低酸飲食法」，建立健康好習慣。好好看看我在本書提供的食譜，它們不僅美味、製作也很簡便，你可以選用營養豐富的全食物在家做這些料理，讓它們來啟動你的「鹼單生活」。

　　等你的活力開始因飲食變得比較好，就可以再把運動納入你的日常。運動能夠幫助你清除累積在體內的酸，使你的健康狀態更上一層樓。欲知詳情，請見第八章。

＊ ＊ ＊

　　現在你已經做完了測驗，知道自己正處於何種狀態，步上了讓自己做出正面轉變的道路。即便你是到我的診間諮詢，初次見面我也會問你跟這份測驗同樣的問題，並請你做一下唾液和尿液的 pH 值檢測。我深信，只要你開始追蹤自身的健康狀態，就會更了解自己的身體，進而更有方向和動力去改變自己的舉止和人生。

第2章　檢測酸鹼值的方法

　　人體若要活著並保持在健康的狀態，必須要將某些生理狀態保持在一定的水準。譬如，我們的體溫必須維持在攝氏三十七度左右，理想的血壓應落在120/80毫米汞銀柱，血糖和膽固醇等含量也需要處於特定的健康範圍內。一般來說，你去做健康檢查的時候，醫師都會監控這些指標。然而，其實你還必須知道另一項你可能沒有留意到的數值，而且我認為這項數值或許是人體所有指標中最重要的一項——即你血液的 pH 值，它應該保持在 7.4 這個數值。

　　因為只要血液的 pH 值偏離了 7.4 這個數值超過 0.1，你就會沒命。很多時候，我們雖然出現了 pH 值不平衡的明顯症狀，可是絕大多數人卻沒意識到 pH 值是擁有良好健康的關鍵（我喜歡說 pH 值帶有「完美健康」的意涵，因為完美健康一詞的英文「perfect health」，其字首字母的縮寫恰好就是 pH 二字）！如果你深受精神不濟，以及頭痛、消化問題、關節痛、胃食道逆流和體重減不下來之苦，pH 值就是你需要多多了解的數值。

　　雖說人體各部位都擁有其最理想的 pH 值，但我們最常關注的就屬血液和身體組織的 pH 值（組織的 pH 值可透過唾液和尿液檢測）。其中，又以血液的 pH 值最為重要。假如其中任何一個部位的 pH 數值偏離了健康範圍，你就會出現一些常見的病痛，這是身體在用它的方式告訴你：「我變酸了！」

身體的兩大類 pH 值

血液的 pH 值

血液的 pH 值受到人體相當嚴密的調控，它的數值只能落在 7.35 到 7.45 之間，故理想的血液 pH 值為 7.4。你的身體會竭盡所能的讓它的數值保持穩定，因為萬一它偏離這個數值，你就活不下去。看到這裡，你可會問：「假如我血液的 pH 值永遠都會自動保持在 7.4 的狀態，我又何必吃鹼性飲食呢？」

食用或飲用鹼性食物的目的不是為了提升你血液的 pH 值，許多人都會錯意了。攝取鹼性食物之所以重要，是因為它能避免身體「被迫」動用體內的資源去調節你體內 pH 值的機會。事實上，你的身體會不計一切代價的將血液的 pH 值保持在 7.4，在正常的情況下這對人體是件好事，但在某些情況下這個機制反而會導致身體衍生出其他的問題。

舉例來說，倘若你的飲食缺乏對抗酸性物質的礦物質，你的身體就想辦法從其他的管道獲取它們。沒錯，為了確保血液的 pH 值保持在 7.4，你的身體將會靠著「挖東牆，補西牆」來達到目的。換句話說，如果你的飲食含有大量會在體內代謝出酸性物質的食物，你的身體就會被迫奪取骨頭中的鈣和肌肉中的鎂來緩衝酸性食物對血液 pH 值的衝擊，以保全你的性命。鈣和鎂是「中和酸的緩衝劑」，能在數秒鐘內「抹去」毒素在血液中的威脅性，以保證你血液的 pH 值維持在這個健康的數值。

長期以這種「挖東牆，補西牆」的方式調節血液的 pH 值，會讓身體非常吃不消，久而久之，我們整體的健康狀態就會受到影響，衍生出慢性的退化性疾病。況且，假如你的身體必須日以繼夜的拼命平衡你血液的 pH 值，你的能量也會同步被消磨掉。

因此，如果我們多攝取一些鹼性的食物，就能支持身體機能的運作，並提升這個機制的效率，讓我們的身體不再每天為了處理這些毒素累得筋疲力盡。

另一方面，如果你飲食中有八成的食物都是由富含礦物質、維生素和纖維素的深綠色蔬菜和健康油脂組成，你的身體就可以從中獲取它在調節血液 pH 值時，所需要的養分。

組織的 pH 值，反映在唾液和尿液的 pH 值上

與血液的 pH 值不同，唾液和尿液的 pH 值大多不會保持在一個固定的數值上。它們的數值會根據你過去二十四小時的生活方式波動，飲食、心理和活動狀態都會對它們的數值產生影響，所以藉由檢測它們的 pH 值，就可以直接反映出你體內的組織目前有多酸。這意味著你確實握有影響組織 pH 值的能力，你可以透過留意它們的波動，並採取行動改善你的整體健康狀態。這也是為什麼檢測和調控 pH 值這件事如此重要，因為：它可以給你一個即時、正確的窗口，讓你一窺身體在那個時間點下的健康和活力狀態。

唾液的 pH 值可以觀察你體內對抗酸性物質的礦物質存量，尿液的 pH 值則是可以觀察你排出體外的酸性物質含量。當唾液和尿液的 pH 值都在最佳的範圍內，你體內的酵素和消化液就可以運作的更好；在這種狀態下，你的身體就可以適當地分解肚子裡的食物，並吸收、利用所有的營養素。不過，萬一尿液和唾液的 pH 值下降了，你的消化吸收能力也會隨之下降；此時身體無法正確地分解和吸收食物，你的能量狀態亦會大打折扣。營養不良會導致疲憊感纏身，而就如你已經知道的，這正是酸中毒五部曲中的第一階段。

■ 唾液的 pH 值

唾液的 pH 值非常重要，它與血液的 pH 值有很密切的相關性。這是因為你身體在「挖東牆，補西牆」平衡血液 pH 值時，唾液是它竊取礦物質的第一個對象。如果你不斷攝取會在體內形成大量酸性物質的食物，你的身體必會竭盡所能的確保體內有足夠的礦物質去中和那些酸，即便這表示它必須要從身體的其他部位奪取礦物質，它也在所不惜！唾液就是它第一個下手的目標。唾液

含有碳酸氫鈉（小蘇打），它是一種鹼性緩衝液，可以中和你嘴裡的酸性物質。（所以很多款牙膏裡才都會添加小蘇打這個成分。）

假如你的身體（尤其是血液的部分）處於過酸的狀態，檢測唾液的 pH 值可以讓你得到一個及時的指標，或說警訊。一旦唾液的 pH 值偏離正常範圍，就表示血液呈酸性，身體正在把唾液裡的礦物質拉去中和體內的酸度。

唾液的 pH 值一般應該落在 6.5 到 7.4 之間，以進行初步的消化步驟。平均來說，理想的唾液 pH 值則應該落在 6.4 到 6.8 之間（輕度葷食者的數值會接近 6.4，健康素食者的數值則會接近 6.8，甚至更高）。

你在進食時，唾液的 pH 值會上升到 7.2 到 7.4 之間，因為你的身體要在這個 pH 值的範圍內，才能讓消化澱粉的澱粉酶（amylase）充分發揮作用。假如你檢測「進食唾液 pH 值」（檢測的時間點為你用餐前，對滿桌佳餚垂涎的時候），它的數值低於 7.2，就意味你身體正缺乏必需的礦物質和酵素來正確地消化食物。如果酵素在你嘴巴裡都發揮不了作用，你幾乎可以百分之百肯定胰臟和膽囊等位於消化道更下方的器官，其分泌的酵素也無法發揮什麼消化作用。這就是為什麼在所有有 pH 值檢測中，「進食唾液 pH 值」的檢測會佔有最重要地位的原因。

基本上，只要你唾液的 pH 值低於 6.5，就表示你體內處於極酸的狀態，且缺乏緩衝酸性物質的必需礦物質。是時候該「鹼」回你的健康了。唾液的 pH 值「絕對不可以」低於 6.1；當唾液的 pH 值來到 5.5 的時候（尿液的 pH 值則是 4.5），就象徵慢性疾病已要悄悄找上門，同時這也是身體徹底耗盡體內礦物質存量的明顯徵兆。以癌症患者為例，他們每一位的唾液 pH 值檢測結果幾乎都呈強酸性。

可惜，唾液的礦物質存量並不多，如果你攝取的飲食會在體內形成大量酸性物質，唾液裡的礦物質很快就會被消耗殆盡。

下一步，身體就會想盡辦法從其他地方取得礦物質，尿液和軟組織也逃不過它的徵召。鎂是中和體內酸性物質的主要礦物質，它大部分儲存在你全身上

下的肌肉裡。我們體內的鎂慢慢被酸耗盡後，肌肉中的酵素就會無法運作，導致肌肉出現痙攣、抽搐和疼痛的症狀。當體內缺鎂時（高達八成的美國人都缺鎂），你的身體就會轉而向體內儲存最多鹼性礦物質的部位——骨頭，索取礦物質。事實上，不論你是因為飲食或情緒壓力導致體內變酸，鎂永遠是第一個被身體徵召的礦物質，其次才是鉀和鈣。

吃「標準美式飲食」（含有大量糖、穀類、乳品、肉類、咖啡因和人工甜味劑）二十年，你骨頭裡會有將近一半的礦物質被身體奪去中和體內的酸性物質。這也難怪藥商能夠靠著販售治療骨質疏鬆的藥物，賺進數百萬美元起跳的大把鈔票。

■ 尿液的 pH 值

尿液的正常 pH 值範圍跟血液和唾液不同，因為尿液是透過你腎臟排出的廢物。也就是說，檢測尿液的 pH 值時，你常常都會看到它的酸度比較高，尤其是早上。因為雖然晚上你處於睡眠狀態，但你的身體還是會持續將你組織中的毒素和酸性物質過濾出來，所以你起床後檢測你排出第一次尿液的 pH 值，通常會發現它的數值是一天中最酸。

你初次從酸性飲食轉換到鹼性飲食的時候，剛開始可能會發現你的尿液 pH 值檢測結果都非常酸。你一定會想：「等等，不對呀，我現在吃的是鹼性飲食耶！是哪裡出了狀況？」別擔心，你尿液的 pH 值會出現這樣的狀況，是因為你的新飲食正在幫助身體清除累積在體內的酸性物質，過幾天或是幾週後，你就會感受到那些毒素離開你的身體了。我的患者在執行低酸飲食後，大多都會經歷這樣的轉變，我已經數不清自己親眼見證過多少次了。有大量的酸從你的體內排出，就表示「低酸飲食法」對你發揮了功效！某一天，你發現自己只有剛起床的尿液比較酸時，就代表你體內累積的毒素都排光了。屆時，你就會通體舒暢！

尿液的pH值應該「永遠」處在酸性的狀態，理想數值介於5.5到7.0之間。尿液的 pH 值反映了身體含水的狀態，以及腎上腺和腎臟的運作狀態，唯有它

們保持在正常的水平時，身體才能經由它們排除消化油脂、碳水化合物和蛋白質所產生的代謝性酸，攝取高鹼性食物的重要性就在於此。尿液的 pH 值直接反映了你的飲食，假如你吃了一些肉和穀類，之後你尿液的 pH 值就會變得比較酸，因為身體要清除那些酸。同樣的，假如你吃了一份由深綠色蔬菜和些許酪梨組成的沙拉，之後你尿液的 pH 值就會接近理想範圍的上限。一如唾液的 pH 值有個理想的範圍 6.4 到 6.8，尿液的 pH 值則永遠不該低於 5.5，因為低於這個數值就表示你有非常嚴重的消化問題，並可能患有慢性疾病。

檢測 pH 值的方法

　　我們有最棒的工具，它能讓我們自行檢測 pH 值，並即時了解體內的酸度概況。每天追蹤 pH 值並不需要花大錢，而且它非常簡便，只需要十五秒就可以得到結果！所有你需要準備的就是一盒 pH 值試紙，和一份紀錄你每天進展的紀錄表。

最重要的三項 pH 值檢測法

　　現在你知道了這些數值代表的意義，pH 值檢測就可以成為幫助你客觀測量和追蹤你身體進展的得力助手。

　　不管在什麼時候，pH 值都可以反映出你的飲食、活動、心理和壓力狀態。我之所以會一再強調這點，是因為它很重要：壓力對身體的影響力遠大於飲食百萬倍。

　　我建議你每天都在固定的時間檢測 pH 值，這很容易達成，你只需要在起床的時候，檢測你排出的第一份尿液就好。檢測尿液 pH 值的時間點，最好訂在早上剛起床的時候；檢測唾液 pH 值的時間點，你則可以訂在上午十一點、下午兩點或你的用餐時間附近。以下是三項最簡便的 pH 值檢測法。

■ 餐前進食唾液 pH 值檢測法

這項檢測法或許是所有 pH 值檢測法中，意義最重大的。進行這項檢測的時機點應在準備用餐，且口腔正因眼前的食物分泌唾液時。這項檢測的數值可以判斷體內是否有充足的鹼性礦物質，供給在必要之時中和體內的酸性物質。

進食唾液 pH 值的理想範圍介於 7.2 到 7.4 之間。放心，只要你的檢測結果有落在這個弱鹼的區間，你體內就有足夠的鹼性礦物質存量；這表示你口中含有必需酵素和礦物質，能正確地發揮緩衝酸性物質和幫助分解消化食物的功能。同時，這也表示，你後續的消化系統同樣能發揮這些功能。相對的，如果情況反轉，就意味著你後續消化系統的功能也出了狀況。一旦你的進食唾液 pH 值低於 7.2，就代表你體內的 pH 值有長期過酸的問題。當數值介於 6.0 到 6.5 之間，表示身體呈弱酸；但低於 6.0，就表示身體的酸度極高，已經達到慢性輕度酸中毒的狀態，且體內缺乏中和酸性物質的礦物質。

這項檢測的數值意義重大，因為 7.2 到 7.4 的 pH 值區間是澱粉酶的最佳工作環境。萬一進食唾液的 pH 值低於這個範圍，你很可能就會出現消化不良，甚至衍生出一大堆相關的病痛。

因此，假使你的進食唾液 pH 值低於這個範圍，我希望你能落實以下這三件事：

1. 每天至少監控一次這項數值。
2. 每口食物至少咀嚼二十五下，且咀嚼期間請放下手中的餐具。此舉能讓食物更容易被消化，提升你的消化能力。我甚至建議你，在喝蔬果奶昔時也要記得充分咀嚼口中的食物！
3. 嚴格執行我在第八章介紹的「七大攻略」，累積你體內的鹼性礦物質存量。

檢測步驟：檢測前，先吞嚥唾液兩次，再把試紙直接放在你積聚在唇間的唾液上檢測；或者你也可以把唾液吐在湯匙裡，再拿試紙檢測（比較理想的做法）。試紙沾取唾液後，請在十五秒內讀取結果。

理想結果區間：7.2 到 7.4。

　　數值低於 7.0 表示你處於慢性輕度酸中毒的狀態，有缺乏鹼性礦物質的狀況（鎂、鈣、鉀和碳酸氫鈉），需要立刻展開「鹼」回健康的行動。

■ 餐間唾液 pH 值檢測法

　　餐間唾液 pH 值的檢測，至少要飯後兩小時才可進行，所以理想的時間點大概是在上午十一點和下午兩點。

檢測步驟： 檢測前，先吞嚥唾液兩次，再把試紙直接放在你積聚在唇間的唾液上檢測；或者你也可以把唾液吐在湯匙裡，再拿試紙檢測（比較理想的做法）。試紙沾取唾液後，請在十五秒內讀取結果。

理想結果區間：6.5 到 7.4。

略酸：6.0 到 6.5。

極酸：4.5 到 6.0。

　　數值低於 6.5 表示你處於慢性輕度酸中毒的狀態，有缺乏鹼性礦物質的狀況（鎂、鈣、鉀和碳酸氫鈉），需要立刻展開「鹼」回健康的行動。

■ 餐間尿液 pH 值檢測法

　　餐間尿液 pH 值的檢測，至少要飯後兩小時才可進行，所以理想的時間點大概是在上午十一點和下午兩點。

檢測步驟： 將尿液尿入杯中，然後再以 pH 值試紙沾取尿液（比較理想的做法），即可將試紙取出靜待結果；或者你也可以直接尿在試紙的中段。試紙沾取尿液後，請在十五秒內讀取結果。

理想結果區間：6.0 到 7.0。

略酸：5.5 到 6.0。

極酸：4.5 到 5.5。

　　正常的尿液 pH 值範圍，永遠都應該比唾液 pH 值的檢測結果酸，因為它

是腎臟盡忠職守、排出體內酸性物質（來自飲食和代謝）的指標。

數值低於 6.0 表示你處於慢性輕度酸中毒的狀態，有缺乏鹼性礦物質的狀況（鎂、鈣、鉀和碳酸氫鈉），需要立刻展開「鹼」回健康的行動。

監控 pH 值一個月

檢測 pH 值是一門學問，為了避免主觀性條件影響數值的可信度，你應該採例行性的方式反覆檢測自己的各項 pH 值，且最好每日都在相同的時間點進行。紀錄這些數值大約四週後，你就可以從中得到一份趨勢。單次的 pH 值檢測結果並不具有什麼特別重大的意義，你一定要花一段時間收集到一定數量的數據後，才可以從它們身上看出你身體整體狀態的變化。

孩童的 pH 值檢測

絕大多數孩童的身體都呈鹼性，而他們的唾液 pH 值則會落在 7.0 到 7.5 之間。如果他們唾液的 pH 值持續低於這個範圍，你就必須仔細檢視自己給他們吃、喝了哪些食物。他們有攝取常見的酸性食物（如：柳橙汁、乳品、貝果、麵包、披薩、餅乾、洋芋片和汽水等）嗎？請每天在起床的時候和飯後至少兩小時後替他們檢測 pH 值的狀態。切記，請給孩子他們「需要」的食物，而非他們「想要」的食物！

檢測步驟：檢測前，請讓你的孩子先吞嚥唾液兩次，再把試紙直接放進他嘴裡沾取唾液檢測；或者你也可以讓他把唾液吐在湯匙裡，再拿試紙檢測。

* 孩童的晨間唾液 pH 值檢測的理想結果區間：7.0 到 7.5。

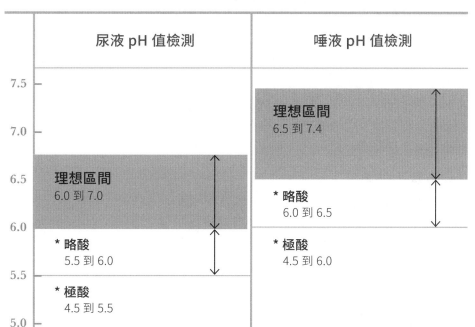

理想的尿液和唾液 pH 值該介於哪裡？

* 表示你的身體處於「慢性輕度酸中毒」的狀態，有缺乏鹼性礦物質的狀況，需要立刻透過以下動作展開「鹼」回健康的行動。

- 攝取深綠色蔬菜和健康油脂

- 補充含有大量葉綠素的脫水蔬菜粉

- 補充含有甘胺酸鎂（Magnesium Glycinate）、檸檬酸鈣（Calcium Citrate）、碳酸氫鉀（Potassium Bicarbonate）和碳酸氫鈉（Sodium Bicarbonate）的綜合礦物質粉。

　　反覆檢測你自己的唾液和尿液 pH 值一段時間後，你會發現自己越來越了解自己的身體狀態。這種靠監測生理條件，了解自己體內狀況，並進一步調整自己狀態的現象屬於一種生物反饋（biofeedback）治療。請留意這些數值，注意自己的身體在特定的 pH 值檢測值下，會有哪些感受。問問自己，你的能量狀態怎樣？你的消化好嗎？心情和睡眠狀態又如何？這些都可以幫助你判斷你的唾液和尿液 pH 值有沒有在理想的範圍內。

　　除此之外，持續的監測 pH 值可以給你絕佳的動力。所謂「你審視之處，即你重視之處」，一旦你開始檢測你的 pH 值，你就會對你身體的奧秘有全新的認識！

第3章　人體內建的酸鹼緩衝系統

有個好消息要告訴你：你體內其實內建了一套強大的酸鹼緩衝系統，能夠同心協力調控血液的 pH 值，抵禦酸性物質對人體的傷害。構成這套精密系統的成員有：腎臟、肺臟、肝臟、腎上腺、皮膚、膽固醇還有脂肪（你沒看錯，它確實也是其中一員）；它們的一切功能都是為了處理人體日常產生的酸性物質所精心設計。然而，現在我們生活中來自飲食、代謝、化學製品、環境和壓力的酸實在太多了，身體根本無力招架這樣日益增加的酸性轟炸。

酸鹼緩衝系統裡的緩衝液（buffer），是指加入酸性或鹼性物質時，pH 值不會因此改變的溶液。人體的緩衝液通常和以下四項重要的礦物鹽有關，即：鈣、鎂、磷或鈉。這些鹼性緩衝液可以保持體內 pH 值的平衡，讓它處於理想的範圍內；沒有它們，我們就會因為體內過酸而死。

由此可知，如果你吃了一份會在體內產生大量酸性物質的食物，你體內的酸鹼平衡系統就必須火力全開地幫你把那些酸中和掉。但透過採取比較鹼性的生活方式，你的酸鹼平衡系統就可以更有效率的運作，不必這麼吃力地處理體內的酸。

舉例來說，當你體內因為壓力產生大量酸性物質，身體就會盡其所能地消耗儲存在各部位的鹼性礦物質，像是骨頭裡的鈣、肌肉和關節裡的鎂，還有你口中的碳酸氫鹽等，只求讓你血液的 pH 值維持在理想的範圍內。這就是人體

內建的「制衡系統」，目的是為了確保你身體最重要的部分盡可能保持在健康的狀態。不過隨著時間的推移，不良的飲食和生活習慣都會對你的身體造成負擔。酸性飲食會導致骨質疏鬆、關節和肌肉疼痛，還有牙齒和牙齦功能衰退等現象，而這全都是身體為了中和你血液中的酸，保持pH值平衡所付出的代價。

人體各方面的酸鹼緩衝系統

血液

血液的緩衝系統是身體維持pH值平衡的第一道防線，它們的角色最為重要，因為它們可以在幾秒鐘之內發揮功效。「碳酸氫鹽」（bicarbonate）則是你體內最強大的鹼性物質，只要你吃越多鹼性食物，你的身體就可以製造越多碳酸氫鹽。碳酸氫鹽是碳酸氫根和其他如鈣、鎂、鉀或鈉等鹼性礦物質構成，若碳酸氫根沒跟這些礦物質結合，就無法發揮中和與排除體內酸性物質的功用。

馬克．史克斯博士在其著作《小蘇打大療效》（Sodium Bicarbonate）裡，就強調了血液中必須要時時刻刻含有大量碳酸氫鹽的重要性。史克斯博士寫到：「即便是健康人，他們體內的碳酸氫鹽含量都會在四十五歲時開始明顯下降。……碳酸氫鹽的流失，會妨礙血液清除體內酸性物質的效率。若再加上體內缺乏礦物質，就會引發許多因酸造成的退化性疾病，例如胃食道逆流、腎結石、糖尿病、高血壓、骨質疏鬆、心臟病、癌症和痛風等。」

礦物質是保持pH值平衡的關鍵。這就是為什麼我說攝取深綠色蔬菜等鹼性食物相當重要的原因，因為它們含有豐富的礦物質和纖維素，且含糖量很低。飲水的部分在第八章我會有更具體的介紹，但現在你要先知道的是：飲用富含礦物質的鹼性水，其最重要的功能在於，它可以增加血液中碳酸氫鹽的含量。因為體內碳酸氫鹽的含量會隨我們年齡的增長自然減少，降低你對抗酸性

物質的防禦力。

血液中另一項重要的酸鹼緩衝系統是蛋白質緩衝系統（protein buffer system），即：血液中的紅血球和胺基酸會吸收你血液中多餘的酸（H+，氫離子）。蛋白質緩衝系統是你體內規模最大且能力最強的酸鹼緩衝系統，體內大約有百分之七十五的緩衝工作都是由它執行，肩負將血液 pH 值微調至健康數值 7.4 的重任。

肺臟

除了你吃喝的酸性食物外，光是要讓你活著這件事，也會讓身體不斷生成代謝性酸。以車子為例，在汽油提供車子動力之際，燃燒後的汽油會產生一氧化碳這類廢物，而我們的身體也是如此。我們體內的鹼性緩衝系統，正是為了對付這些身體代謝過程中產生的酸性副產物而生。

氧氣是身體最重要的燃料。相對於車子運行時會產生一氧化碳，身體在運轉時產生的酸性廢物則是碳酸。碳酸可以透過血液中的礦物鹽和碳酸氫鹽中和掉，也可以透過肺臟轉換成二氧化碳氣體，呼出體外。事實上，你體內有高達百分之七十的酸是由肺臟排出的！

體內的酸變多時，肺臟的酸鹼緩衝系統就會開始改變你的呼吸方式。它會增加你的呼吸速率，讓你的呼吸變得更急更淺，試圖趕快把酸從你體內排出。雖然血液在緩衝體內的酸時，只需短短數秒鐘，但肺臟就要比較久了，大約要一到三分鐘才可以改變體內的 pH 值狀態。

注意自己呼吸速度的快慢之所以如此重要，就是這個原因。你是用屬於淺呼吸的胸式呼吸法呼吸，還是深呼吸的腹式呼吸法呼吸？每分鐘呼吸五到六次的呼吸速率可能表示你的健康狀態很棒，但若是每分鐘呼吸達二十四次以上，就表示你的身體可能處於非常酸的狀態。換句話說，你的呼吸速率越快，你身體就越努力把體內過多的二氧化碳呼出，以免血液因二氧化碳變得更酸。

腎臟

　　腎臟是負責處理血液和肺臟無法中和或排出的酸。比起血液數秒鐘內和肺臟數分鐘內即可改變體內 pH 值的高效率，腎臟要改變體內的 pH 值則需要數小時或數天（不過，在危急狀態下，它們還是有能力在數分鐘內改變體內的 pH 值）才可以幫助血液維持在 pH 值 7.4 的理想值。在此，我又要再強調一次，尿液 pH 值在判定體內酸性狀態時，之所以如此有參考價值，正是這個原因。尿液 pH 值可以更直接地反映腎臟功能，且它的酸度往往都會比唾液酸，因為它是一項了解你腎臟有多努力排除你體內毒素的指標。

飲食

　　這個酸鹼緩衝系統是你比較能直接操控的部分，這就是攝取鹼性食物如此重要的原因。鹼性食物不僅富含能中和酸的礦物質，它們還會釋放碳酸氫鹽到小腸裡，讓小腸腔保持在鹼性的狀態，並擁有健康的菌相。小腸腔的理想 pH 值應落在 7.5 到 8.4 之間，因為在鹼性的環境下，它吸收營養素的效率會更好。

低密度脂蛋白（LDL 膽固醇）

　　LDL 膽固醇增加，表示你有身體過酸的問題。低密度脂蛋白（Low Density Lipoproteins，LDL，即所謂壞的膽固醇）和脂肪，會與你血液、淋巴腺和細胞外液裡的酸以及毒素結合。就用魚缸來打個比方，如果你的身體是魚缸，細胞是裡頭的魚兒，那麼 LDL 膽固醇扮演的角色就相當於幫助魚缸保持清潔的水質淨化劑，可以讓細胞存活在比較沒有毒素的環境。畢竟，唯有在體液環境健康的情況下，你的細胞才有辦法活得健康，而就是因為這樣，LDL 膽固醇和油脂對人體才這麼重要。攝取麵包、義大利麵和汽水等精製碳水化合物，會增加體內 LDL 膽固醇的含量，因為它們要跟這些食物產生的酸結合，減少酸對身體產生的傷害。雖然，LDL 膽固醇常被認為是導致心臟病

的主因，但事實上，LDL 膽固醇並不是造成心臟病的「始作俑者」，它只不過是在案發現場無故被人扣上大帽子的「代罪羔羊」。我們需要了解它對人體的重要性，並明白它實際上對人體的益處。

許多醫師都會開史他汀類藥物（statin）降低患者過高的 LDL 膽固醇，但這種做法，其實會讓史他汀類藥物阻礙了這套為了保全你性命，內建的自我防禦機制運作。酸具有腐蝕性，可以直接在體內燒溶出一個洞，讓你的血管和器官出現潰爛的狀況。LDL 就有助於避免這樣的狀況發生，它能把膽固醇送到你體內，沒有 LDL 你就無法做到這件事。組織內的毒素和自由基增加時，LDL 的數量就會增加，它們會帶著膽固醇去這些有毒素的部位，作為該部位的主要抗氧化劑和抗酸緩衝劑。因此，假如你的 LDL 數值升高了，請留意這項警訊，因為這背後隱藏著一個嚴重的問題：你體內太酸了。你還需要測量這些 LDL 分子的顆粒大小，這是一項很重要的指標，稍後我們會再詳談這部分。

LDL 膽固醇就像是對酸有強烈吸引力的磁鐵，一旦它們和酸結合，理想狀態下，主要會用下列四種管道將酸排出體外，分別為：排尿、呼吸、排汗和排便。換句話說，你會把它們尿出體外、呼出體外、流出體外，還有拉出體外。然而，如果你的這些管道都負荷過重，無法順利將這些與毒素結合的 LDL 膽固醇和油脂排出體外，你的身體就會轉而把它們傾倒在組織裡（堆積在器官周邊或是累積在腹部、臀部和腿部，形成所謂的內臟脂肪或皮下脂肪）。正因為如此，我們才會說肥胖是一種體內過酸造成的問題。

酸鹼緩衝系統是人體的救命符

你體內的酸鹼緩衝系統對身體極為重要，它們存在的目的就是為了盡可能讓血液的 pH 值維持在 7.4。這些酸鹼緩衝系統每天就在你體內，默默清除你日常活動中產生的酸。不過隨著現代人身處的環境有越來越多的毒素，和面臨越來越大的壓力，我們體內的鹼性礦物質被消耗的速度也越來越快。

一如你稍早所讀到的，麩質、糖和抗生素都是摧毀你腸道菌相的殺手，這

會讓毒素乘隙越過小腸壁的防守，溢漏到血流中。接下來，這就會變成一個供需平衡的問題。一旦血流中的酸太多，體內又沒有足夠的緩衝能力中和它們，你的身體就會被迫把這些酸丟到組織裡存放，靜待身體行有餘力時，再來移除它們。就短期來看，此舉可以透過保持你血液 pH 值的穩定性救你一命；但就長期來看，那些存放在你組織內的酸，很可能會從內而外的溶蝕你的健康。

之後，淋巴系統就會接管後續的排酸工作，它是人體另一個非常重要的排毒系統。你的身體會盡其所能的中和體內過多的酸，無論是什麼形式，淋巴系統的功能就像是吸塵器，能夠把留存在組織的酸吸出，並將它們重新送回血流中，（希望能）消除它們對身體的傷害。看到這裡你有看出癥結所在嗎？如果你沒有改變生活方式，酸還是會不斷湧入體內，造成無限輪迴的惡性循環。

疾病就是在這種情況下油然而生。每一天，我的診間裡為患者做活血細胞檢測（Live Blood Cell testing）時，都會看到這種案例。活血細胞檢測是一種可以讓人即時了解患者血液狀況的檢驗方式，它的數據讓我能夠更詳細的去審視血液的「質量」，畢竟，細胞所處的內在環境才是身體是否健康的關鍵。倘若毒素和酸性物質因腸漏症的關係溢漏到血流中，這些蛛絲馬跡在顯微鏡放大倍率達二萬五千倍的視野下，皆無所遁形。

強化腸道健康三部曲：除草、播種和滋養

我要請問你一個問題。如果一株植物開始凋萎，你會想用什麼辦法幫助它？肯定是澆水吧！那麼你為什麼不會想對它投藥或進行手術呢？你知道，這就是絕大多數西醫對「凋萎」者做的事！

這是一個有趣的比喻，卻暗藏著幾分真理。我們需要停止這種靠開藥來對付每一種疾病或病症的做法，著手去處理這些病痛背後的真正成因。給予那株開始凋萎的植物水、陽光和富含養分的土壤，假如它凋萎的情況還不是太嚴重，在這樣的條件下，它自己就會慢慢自癒、重現生氣。我們的身體也一樣。

移除體內的毒素，並給予身體它所缺乏的養分，只要身體受損的情況不要太嚴重，我們的身體同樣也會慢慢自癒。人體本來就是一個有自癒能力的個體，給予它必需的養分（另外，更重要的是，不要再給它無用的東西），然後靜觀其變，讓它發揮它與生俱來的能力──自癒！健康就是如此簡單！我非常感謝現代醫學的進步，因為它保全了我雙親的性命。但，醫學應該是用在危機照護（crisis care），而非健康照護（health care）。西方醫學之父希波克拉底（Hippocrates）就寫道：「一切疾病皆始於腸道。」現在我要在後面再加上一句：「所有的『健康』也始於腸道。」

我們腸道裡住了一百兆個細菌。其中，小腸裡的益菌會產生化學物質，幫助我們利用來自食物的能量和營養素。只不過，多數人並沒有平衡的腸道環境；他們的腸道處於酸性、發炎的狀態，並充滿黏液，因而讓腸道乃至整體的健康受到了損害。

很多狀況都很可能破壞腸道的健康，例如服用抗生素，或某些免疫抑制的藥物（如強體松〔prednisone〕）；吃糖、穀類、乳品和肉等食物；或是長期處於高壓狀態。不過，你可千萬別就此認輸，因為「除草、播種和滋養」三部曲，可以助你重新恢復腸道的健康。

自癒腸道健康的過程跟園藝很像。你需要為土壤施肥，種入對的種子，然後替它澆水、滋養它；如果幸運的話，只消數月的時間，你就可以獲得一片欣欣向榮的花園。以下是這三部曲的大原則：

1. 除草：停止有害健康的一切行為；排除你消化系統和血液中的毒素。
2. 播種：用益生質（prebiotic）和益生菌（probiotic）為你的消化道帶來好菌。
3. 滋養：謹守 80/20 的低酸飲食原則，攝取富含礦物質和葉綠素的深綠色蔬菜以及有益健康的油脂。

這三條簡短的摘要，可以讓你一目了然「重建腸道健康」的基本原則，接下來我們就一起來深入介紹這三步驟的細節，助你「鹼」回更平衡的健康狀態。

除草

你不可能在有毒的土壤上播種。何況，用受損的腸道不斷消化有害健康的食物，就跟用扭傷腳踝的腿一直走路沒有兩樣。在你沒有停止用食物毒害自己前，你的身體是不可能開始自癒的。在這個階段，你要做的就是將占據花圃的所有壞東西移除，讓美麗、健康的植物有生長的空間。把這個道理套用在你身上，即：你必須開始剔除飲食中的所有有害健康的食物，舉凡糖、穀類、白色的澱粉類食物（如白麵粉、白馬鈴薯、白米飯等）、乳品、精製鹽和人工甜味劑（請見第五章）等皆為黑名單的一員。在你剷除體內病原體之際，也請別忘了同時提升自己的免疫防禦能力。

這段過程的時間長短因人而異，取決於你體內的毒素多寡。一般來說，這個階段最長可能需耗時一個月，不過如果你有採用我的「低酸飲食法」或「兩日排毒挑戰」（2-Day Detox Challenge，詳情請見 www.getoffyouracid.com）來啟動排毒過程，就可以大幅縮短時間。當然，假如你有嚴格執行我在第八章介紹的「擺脫酸性物質的七大攻略」，你度過這段「除草期」的時間也會比較快。

播種

現在你已經整好了地，該是時候把所有有益土地的種子種入你的花園，讓你的花園展現生機了。換句話說，此時你要給予身體它所需要的礦物質、營養素和大量鹼性水。這個階段還跟腸道好菌的復甦，以及小腸腸壁內襯的修復狀況息息相關，是開始服用益生菌補充劑的好時機。

益生菌的英文 probiotic，在希臘語裡即有「益生」（for life）之意。益生菌涵蓋許多有益健康，且原本就會出現在消化道裡的活菌。不過，要注意的是，並非所有的益生菌產品都一樣，因為它們裡頭含有的菌種或菌株都不相同。因此，我建議你，每三十天就換一種益生菌補充劑服用，且選擇需要冷藏的產品

為佳，因為這類產品裡的益生菌活性會比較好（欲瞭解更多有關益生菌和其他補充劑的資訊，請見第八章）。

　　如果你想要的話，這個階段也是攝取發酵食物的適當時機。發酵食物富含好菌、維生素和抗氧化劑，最佳的來源則有泡菜、德式酸菜、韓式泡菜和醃菜。雖說食用發酵食物的好處多多，但在食用前還是有一些需要特別留意的地方。好比說，假如你有癌症或念珠菌（酵母菌的一種）感染之類的健康問題，請你避免食用任何發酵食物。對已經受到酵母菌感染的身體而言，補充酵母菌，無疑就跟在火上澆油一樣。另外，如果你打算攝取發酵食物，請你務必避開這些食物：優格、營養酵母粉、康普茶和優酪乳（更多有關這些食物的細節請見第五章）。

　　強化腸道健康的「播種期」可以持續幾週到幾個月；這個階段，我主要都靠優質的益生菌補充劑補充體內的好菌，發酵食物則吃得比較少（但我有時還是會享用一些醃菜和韓式泡菜）。服用優質的益生菌補充劑，可以讓我明確知道自己每天至少會吃進三百億個菌落數（colony forming units，CFUs），而就如同我先前所說的，我每個月都會換一款益生菌補充劑，以確保我有給我的腸道多樣的好菌菌種。

滋養

　　透過採取有益健康、鹼性的生活方式，你已經走在一條可以持之以恆、讓你身體處於平衡狀態的道路上；而走在這條路上賦予你的滿滿能量，更是你健康狀態提升的最佳指標。在這個最後階段，你要做的就是用大量具有淨化力的食物，滋養和支持排毒器官的運作，例如沙拉、鹼性蔬果汁和奶昔、天然湯品、巴西里和香菜等香草、草本茶（如蒲公英茶、七葉膽茶等）和我最愛的「排毒茶」（詳細食譜請見第 230 頁）。

　　強化腸道健康就是這麼簡單。千萬別把這趟旅程視為一場剝奪你享受人生權利的酷刑，而要把它看作是一場循序漸進、引領你將生活中有害健康的選項

導向更好方向的修行。在執行這些步驟時，你依然可以感到心滿意足、享用美味的食物，並且拋開那些要你對熱量和油脂斤斤計較的警告。只要你耐住性子繼續看下去，我會把一切你所需要知道的事情都告訴你。

第4章　「酸」是萬病根源

　　你或許會很訝異，很多病痛（小至常見的不適感，大至急性或慢性疾病）竟然都跟「酸」脫不了關係。這些跟「酸」或多或少有關聯性的病痛，輕則為老是長痘痘、肌肉抽筋或變胖等；重則為心臟病、癌症、阿茲海默症或骨質疏鬆症等疾病纏身。

　　我對我同事，同為脊骨神經師和健康顧問的詹姆士‧切斯納特（James Chestnut）博士所打的比方深有同感。詹姆士在他的著作《守護健康典範》（直譯，The Wellness Prevention Paradigm）裡談慢性疾病時，將慢性疾病喻為「背包裡的石塊」來說明它們對健康的影響；在此，我則會用「背包裡的石塊」這個概念來解釋 pH 值不平衡和慢性輕度酸中毒對人體的影響。

　　請你想像自己在游泳池裡誕生，雙臂戴著浮圈（讓你浮在水面上），並揹著一個背包。假設戴在你雙臂的浮圈以非常緩慢的速度溢漏裡頭的空氣，大約一百二十年後裡頭的空氣就會漏盡（人類遺傳基因上的潛力壽命）。在這個類比中，任何會導致你中毒或營養素缺乏的任何酸──不論是來自飲食、代謝、化學製品、環境或情緒，都會化為裝在你後背包裡的石塊。

　　隨著背包裡的石塊日益增加，你的身體沉入水面的比例就會越大，為了讓自己不被沉重的石塊拖入水面下，你就必須花更多力氣擺動雙臂才能讓自己浮在水面上。此舉會對臂上浮圈的壓力造成什麼影響？它會讓浮圈受到的壓力變

大。此舉會對浮圈漏氣的速度造成什麼影響？它會讓浮圈漏氣的速度變快。此舉會對老化的過程造成什麼影響？它會加速老化過程的進展。簡單來說，你身體的各個部位都會承受更大的壓力；而身體為了對抗這些壓力，則會一直處於「代償的狀態」，耗盡你的能力。

現在，我們來看看這些石塊的大小，它們的大小反映了它所代表的壓力值。它們當中可能有些只有鵝卵石那般大，有些則如岩塊那麼大；當然，這些石塊中，也一定有幾顆是我們不得不放進背包裡的。事實上，這是個充滿毒素的世界，在你出生之際，說不定你背包裡就已經裝了幾顆小小的碎石。不過，現在我們要討論的重點是，當這些石塊落入你的背包時，你是否有什麼方法可以協助你的身體排除它們？如此一來，你就不必那麼費力的讓自己浮在水面。

請記住，你的健康狀態完全操之在己。

有些人可能不會靠大力揮動雙臂讓身體浮出水面，而是會靠腿部輕輕地踩水，保持身體的浮力。如果你可以靠這樣的方式浮在水面上，就表示你的健康狀況不差，「擺脫酸性物質的七大攻略」能夠以你現有的基礎，有效將你的健康狀態提升到另一個境界。

有些人則可能因為背包的負重過重，身體快速沉入水面；對處於這種狀況的人來說，就必須刻不容緩的為身體展開鹼化和排毒的行動。在本書中，我將告訴你扭轉沉船命運的攻略，助你重返健康之途，擁抱活力充沛的人生。

在看完這段實際的類比，不少人都會明白自己的能量為何會被耗盡。因為他們背包裡裝的石塊數量，已超出他們的能力負荷，進而加速了他們老化的速度。你覺得自己比實際年齡蒼老嗎？我已經數不清有多少患者，在我診間跟我說，他們覺得自己好像活在一個九十五歲的軀殼裡，但他們的實際年齡才不過三十歲！

端粒的長短可以預測你的壽命

二〇〇八年，《科學新聞》（Science & News）刊登了一篇文章，該文敘述了杜克大學（Duke University）的研究人員對紐西蘭人做的一份長期研究，揭開了為何有些人老的比其他人快的原因。他們發現這件事跟一種叫端粒（telomeres）的東西有關。

端粒就在我們的細胞內，是細胞染色體末端的 DNA 蛋白帽，具有維持染色體穩定性和保護 DNA 不受傷害的功能。每次我們的細胞因細胞週期再生時，端粒的長度就會自然而然地逐次變短，但等到它短到一定的長度，細胞便不能夠再繼續分裂，而該細胞也常常會開始出現功能異常的狀況。

這項研究總共招募了九百五十四名健康的受試者。這些受試者在參與研究之際，實際年齡都為三十八歲，但若將他們的健康程度個別與該年齡的平均健康狀態進行比較，他們在生理年齡上的差異性卻非常大。該研究就發現這群同齡受試者的生理年齡，最年輕的只有二十八歲，最老的卻有六十一歲。

換句話說，有些三十八歲受試者的健康狀態比同齡者老了二十幾歲，有些受試者的狀態卻比同齡者年輕！這項研究採用了十八項不同的老化指標，其中最為顯著的指標就是端粒的長度。他們發現端粒的長度在此佔有非常重要的地位！端粒長度較長者，其壽命較長；反之，端粒較短者，其就很有可能老得比較快，且容易得到慢性疾病。

那麼端粒的長度比較短代表了什麼呢？代表你背包裡裝了大量的石塊！換而言之，就是你體內累積著大量的酸和毒素。

好消息是，雖然體內的毒性會縮短端粒的長度，但若你採取了有益健康的正面行動，端粒同樣有機會變長。以二〇〇九年刊登在《美國臨床營養期刊》（American Journal of Clinical Nutrition）上的一項研究為例，每天服用綜合維生素長達五年以上的女性，其端粒的長度變長了百分之三（與未服用者相比）；如果還同時服用抗氧化劑，端粒長度變長的比例還可以提升到百分之八。

另一方面，加州大學舊金山分校（University of California–San Francisco，UCSF）的研究則顯示，飲用汽水會抑制端粒的長度，甚至還會減少受試者的預期壽命！

人體是真的有機會自癒的。透過我們選擇的生活方式，我們有能力主導自己的健康狀態。以國家的層面來說，如果我們可以投注更多精力去研究那一小群真的身強體健、擁有滿滿活力的人，探討他們是透過什麼樣的實際作為去維持健康，我想，世界上需要看病的人就會減少很多。

美國的人民從來沒有這麼體弱多病過，而且現在我們還將出現史上第一遭的現象：我們孩子的餘命或壽命將比他們的父母還短。慢性退化疾病的發生率正快速攀升，成了現代人生活中的一種常態。二○一五年，十一月四日，一篇登載在《舊金山紀事報》（San Francisco Chronicle）的文章指出，未來十年，進入八十五歲大關的人將有半數會罹患阿茲海默症這種最常見的失智症。在此同時，還會有許多人死於癌症和心臟病，而且他們甚至都不到八十五歲！在這所有的退化性疾病之間有著什麼樣的共通點？那就是「慢性輕度酸中毒」，它會導致身體產生毒性、缺乏症、氧化和發炎反應。

酸性狀態導致的重大疾病（依死因排名排序）

1. 心臟病	3. 阿茲海默症
2. 癌症	4. 第二型糖尿病

酸性狀態導致的常見疾病

1. 胃食道逆流	4. 骨質疏鬆症	7. 注意力不專注／過動症
2. 精神不濟	5. 睡眠問題	
3. 肥胖／過重	6. 皮膚問題	

我們是怎麼生病的

　　我一直以來都認為我們不會平白無故地染上感冒；我們會感冒，都是跟我們的飲食和思想有關。假如我們長期吃進了不營養的食物，給予身體過重的負荷，或是以各種方式讓身心處於高壓的狀態，我們免疫系統的防禦能力就會因此被削弱，讓身體處於一個容易被病原菌侵犯的狀態。

　　為什麼每到一月的時候，就會有很多人掛病號？年底的節慶繁多，從萬聖節到新年期間，各種節慶活動輪番上陣，要一直到一月份所有活動才會結束，讓大家回歸正常的生活軌道。然而，在歡慶節日的這段期間，很多人都因此承受了龐大的壓力、累得精疲力盡，更因為攝取了大量的酸性食物，讓身體累積了可觀的毒素。

　　畢竟我們都呼吸著同一個空間的空氣，為什麼卻沒有「每一個人」都得到流感？為什麼辦公室裡有人身強體健，但坐他們隔壁桌的同事卻中了流感的標？有些人每年都成功抵擋了這些疾病的攻勢，卻有些人年年都深受這些病症所擾。就像我，我整天都跟生病的人為伍，但二十多年來我都沒有感冒或得到流感。在身體處於最佳狀態時，人體內建的防禦系統可有效的對抗任何可能對身體造成傷害的病菌。不過如果你狠操你的身體，削弱它的防禦力，那可就是另一回事了。

　　單有細菌並不會讓我們生病，事實上，我們全身上下都充滿細菌。還記得我們前面說的腸道菌嗎？在我們身體裡的總細菌量，是我們全身細胞總量的十倍！我們需要細菌，因為沒有它們我們就無法活著。

　　生病不是只有致病菌的問題，你體內的防禦力也是一大關鍵。想要讓自己變得身強體健，請好好清掃你的體內環境，讓自己的免疫系統變得堅不可摧。

心臟病

你知道心臟病最常見的症狀是什麼嗎？死亡！這聽起來很殘酷，但有些疾病就是這樣無聲無息、毫無警訊，讓你連對抗它們的機會都沒有。今日，平均每九十秒鐘，就有一個人會心臟病發作，兩個人會心肌梗塞，還有一個人會死於心血管疾病。

心臟病是美國人的主要死因，而現在越來越多人身上都戴著這顆不定時炸彈。下列三項心血管疾病的風險因素中，有百分之四十七的成年人都至少符合一項，分別是：沒控管的高血壓、沒控管的高 LDL 膽固醇（所謂的「壞」膽固醇）或吸菸。

為什麼心臟病會變成美國人的頭號殺手？這顯然不是因為降膽固醇的藥（如史他汀類藥物）吃得不夠多，因為現在醫師開立這些藥物的頻率正以前所未見的速率成長。然而，全美的心臟病個案數卻仍不減反增。

對膽固醇的天大迷思

一九七〇年代以來，膽固醇就一直被歸咎為造成心臟病流行的主因之一。這是因為絕大多數的醫師都發現，若有下列狀況者，其得到心臟病的風險較高：

• 血液中的總膽固醇含量較高

• LDL 膽固醇（「壞」膽固醇）的含量較高

• HDL 膽固醇（「好」膽固醇）的含量較低

因此，製藥業打造了一個價值數十億美元的「降膽固醇藥物帝國」，旨在移除體內多餘的膽固醇。根據粗估，全美大約有百分之二十五年過四十者，以及百分之五十年過七十者，都有在服用降膽固醇的史他汀類藥物。遺憾的是，這些藥物不僅掩蓋了真正的問題，還讓許多人在不知道它們副作用（我比較喜歡說「不受歡迎」的效果）的情況下，不負責任地把這些藥丸吞下肚。

　　史他汀類藥物之所以對身體具有很大的危險性，其中一項主要原因就是它們會干擾你身體合成輔酶 Q10（簡稱 CoQ10）的能力。CoQ10 是一種和維生素很相似的物質，你身體的每一顆細胞裡都可以找到它的蹤跡。你的身體製造 CoQ10，而你的細胞則利用它生成三磷酸腺苷（ATP）這種能量物質，供給身體在細胞生長和維護細胞功能時所需的能量。CoQ10 還可以作為強大的抗氧化劑，保護你身體免受有害分子的氧化傷害。在你服用史他汀類藥物之際，你身體（尤其是你心臟）的 ATP 生成量就減少了，從而增加了你得到鬱血性心衰竭（congestive heart failure）的風險。

　　史他汀類藥物也會干擾你身體將維生素 K1（你的身體可以從攝取綠葉蔬菜獲得）轉化成維生素 K2 的能力，維生素 K2 在人體吸收鈣質後的鈣質沉積作用中，扮演極關鍵的角色。維生素 K2 可以避免鈣質沉積到體內錯誤的位置，例如關節或動脈，若鈣質沉積在這兩處，就會增加關節炎和動脈粥狀硬化的發生率。

　　另外，史他汀類藥物會大舉耗損體內的鎂含量，前面我們說過，鎂是我們體內最重要的鹼性和抗酸礦物之一。綜觀上述的種種，你就會發現，史他汀類藥物並不能解決造成心血管疾病的真正原因，反而還會讓我們的病況每況愈下，徒厚藥商的荷包！

　　這個觀念才是你對高膽固醇該有的認知：高膽固醇並非是心臟病的「肇因」，就算過去有再多醫師灌輸你這個觀念，但高膽固醇其實就只是一項心臟病的「症狀」。事實上，你需要膽固醇，而且沒有它就活不下去，因為它是你細胞和大腦裡最重要的成分。當你體內的膽固醇生成量上升時，就表示你的身體正在針對你因慢性輕度酸中毒產生的影響做出修復反應，避免你的生命因酸受到威脅。沒錯，看到這裡你就會明白：所有形式的心臟病都是由體內過酸所衍生出的問題！

造成心臟病的幕後真兇

血液的慢性酸化會造成動脈壁變性和潰瘍，長久下來，動脈壁便會產生發炎這種自癒反應。不僅如此，你的身體還會在動脈壁受損處沉積纖維蛋白、膠原蛋白和磷脂質，藉此修復酸對管壁造成的傷害。酸具有腐蝕性，而你的身體，特別是你的肝臟，為了讓你的動脈不會因為體內過多的酸而受損，才會以產生膽固醇作為一種自我防禦機制。誠如你所了解的，膽固醇的生成量上升，就表示你的身體正試圖展開自救。

一旦你的血管因酸受損，身體除了會在膽固醇方面有所反應外，也會引發一連串發炎反應。發炎反應會導致斑塊的形成，其樣貌有點類似血管壁傷口上結了一塊痂。最終，這類發炎性斑塊的聚積就會成了酸對人體危害中，最具殺傷力的危險份子。這類斑塊有可能會破裂，進而把其所含的所有毒性發炎物質傾倒到血流和全身循環中。

就現實層面來看，膽固醇並沒有所謂的好與壞，唯一可以肯定的一點是：膽固醇是身體不可或缺的一部分。人體大約有百分之二十五的膽固醇來自你的飲食，其餘百分之七十五則是由你的肝臟製造，主要是用來對付體內的毒素和酸。研究已經顯示，降低膽固醇的含量並不會讓你變得比較健康。實際上，研究的跡證還指出，降低膽固醇反而會提升你的死亡風險！另外，飽和脂肪也不是造成心血管問題的兇手。

二○一六年，《英國醫學期刊》（British Medical Journal）刊登了一篇探討降膽固醇飲食的研究，該研究把飲食中的飽和脂肪以亞麻油酸（linoleic acid，為有害健康的 omega-6 脂肪酸，取自玉米油和玉米油製人造奶油）取代。結果顯示，總膽固醇的含量每降低三十個百分點，其死亡率就增加百分之二十二。

目前已有研究證明，椰子油等飽和脂肪可以提升 HDL 膽固醇的含量，而 HDL 膽固醇含量的提升連帶也會增加總膽固醇的數值；根據多方研究結果的佐證，我們現在了解到這其實是一件「好事」，因為總膽固醇含量較高

者，可能會比較長壽，且比較不容易罹癌。一篇發表在《國際流行病學期刊》（International Journal of Epidemiology）的研究，在統整了參與研究的四萬七千名受試者數據後，做出了這樣的結論：「死亡率最高的族群為膽固醇最低者（低於 160 毫克〔mg〕／分升〔dL〕）；死亡率最低的族群則為膽固醇介於 200 到 259 mg/dL 者。」

有益健康的飽和脂肪也會增加「大顆粒 LDL 膽固醇」的數量，這種 LDL 膽固醇是完全無害的，不會導致心臟病。「小顆粒的緻密 LDL 膽固醇」才是你應該要多加留意的部分，因為它很容易氧化，並且對血管壁有高度的穿透力，可能導致斑塊堆積和動脈粥狀硬化。

以下兩項因素才是造成心臟病的真正兇手：

1. 胰島素含量高漲

體內的胰島素含量會因飲食含有有害健康的酸性食物提升。當然，如果你把燃糖（碳水化合物）當作主要的能量來源，你的胰島素含量自然會一直處於高點，並且引發發炎反應。切記，含有大量糖類和穀類，且缺乏健康油脂和深綠色蔬菜的飲食，就是造就這項因素的基本條件。

2. omega-6 脂肪酸在飲食中的比例太高

飲食中含過多的 omega-6 脂肪酸，是造成冠心症、全身性發炎，甚至是失智症等大腦疾病的主要風險因素。有一項極為重要的數值一定要讓你知道，那就是 omega-6/omega-3 的比值，這項數值我們很好測得（很快我們就會詳談這部分）。理想狀態下，這些脂肪酸在體內的比值應為 1：1，最高則不得超過 4：1。可是，許多研究顯示，一般美國人飲食中的 omega-6/omega-3 比值多是呈 19：1（甚至常常出現 25：1，以及 50：1 之類的狀況），也就是說，多數美國人的飲食中都富含了大量的促發炎 omega-6 脂肪酸。請注意，假如你要開始以服用魚油和減少飲食中的 omega-6 脂肪酸來改變兩者在你體內的比值，你大概要持續長達四個月的時間才能看到效果。

飲食解方

有許多強而有力的證據證實，富含蔬菜和低糖水果的飲食能夠降低心臟病和中風的風險。到目前為止，在這方面規模最大且試驗時間最長的研究是哈佛公衛學院所做的「護士健康研究」（Nurses' Health Study）和「健康專業人員追蹤研究」（Health Professionals Follow-up Study），他們的研究項目都有將這個項目納為研究的一部分；將近有十一萬名的男女參與這兩項研究，研究人員則持續追蹤了他們的健康和飲食習慣長達十四年。實驗終了，研究人員發現，每日的平均蔬果攝取量較高者，其得到心血管疾病的風險較低。另外，與那些蔬果攝取量落在最低組者（每天的蔬果攝取量低於一份半）相比，每天平均攝取八份以上蔬果者，其心臟病發作或中風的機率降低了百分之三十。

其他的研究則顯示，攝取富含深綠色蔬菜（如捲葉羽衣甘藍、菠菜、牛皮菜、水田芥、甜菜葉和芥菜）、十字花科植物（如青花菜、白花椰菜、高麗菜、球芽甘藍和青江菜）和柑橘類水果（如檸檬、萊姆和葡萄柚）的飲食，能預防百分之八十的心臟病、中風和第二型糖尿病！

可以救你一命的七項心臟病檢測指標！

這些血液檢測可以指出你是否正處於心血管疾病的風險中：

1. 自動化垂直概況分析檢測 (Vertical Auto Profile Test，VAP Test)

前面我們已經知道，LDL 本身並非是一項心臟病指標，它的顆粒大小才是。VAP 檢測就是著眼於 LDL 顆粒大小的檢查，其數據是比較具參考意義的風險因素。簡單來說，你只要記得：顆粒較大者是有益健康，顆粒較小者則是有害健康。另外，這項檢測還能讓受試者更了解自己罹患代謝症候群的可能性；代謝症候群裡涵蓋的那些因素，亦會顯著增加個體罹患糖尿病或心血管疾病的風險。

　　我在二○一五年的七月展開了低酸飲食計畫。當時，我的膽固醇高達 284 mg/dL；三酸甘油酯和 LDL 數值也瀕臨超標的危險值。更糟的是，我還有糖尿病。為了控制這些病症，我每三個月就要回診，而醫師每次都會跟我說：「你需要好好控制飲食。」可是他們也就只跟我說了這句話，並沒有給我任何進一步的建議，告訴我該在飲食上做些什麼。我非常渴望重拾健康，但對此卻毫無頭緒，在那個時候，這種茫然無措的感受對我造成了莫大的壓力。於是我開始自力救濟，搜尋可能對我有用的方法，然後我找到了低酸飲食計畫。

　　「低酸飲食」計畫改變了我的人生！現在我已經徹底擺脫了所有用來控制膽固醇和糖尿病的藥物。這份飲食計畫的食譜不僅非常美味，也很有飽足感。最棒的是，我的嗜甜症狀完全不見了！這真是份令人讚嘆的強大食譜，我實在無法單靠文字言喻它的美好！謝謝你！

──萊斯利‧J

2. 高敏感度 C- 反應蛋白（HS-CRP）

這是動脈發炎的主要指標。以下是 CRP 血液檢測結果所對應的心臟病風險值：

（單位：毫克〔mg〕/ 公升〔L〕）

低於 1 mg/L = 低度風險

1-3 mg/L = 中度風險

超過 3 mg/L = 高度風險

3. 同半胱胺酸（Homocysteine）

　　這是一種在血液中發現的胺基酸，可作為判定發炎和心臟病的指標，絕大

部分是因為吃太多肉類而得。肉類屬於酸性食物，攝取時需適量。同半胱胺酸在血液中的濃度超過 8 微莫耳（μmol）／公升（L）時，就被視為過高；理想值應落在 6 μmol/L 之下。

4. 糖化血色素（A1C）

一般來說，這項血液檢測都是用於糖尿病，是反映 LDL 膽固醇受糖氧化狀況的主要指標。如果這項檢測的數值過高，就表示你吃進太多含有大量簡單型碳水化合物的酸性食物了，且此刻你的身體主要是以葡萄糖作為產能的燃料，而非脂肪（詳情請見第七章）。理想上，糖化血色素的數值應該低於五。

5. 總膽固醇

總膽固醇的最佳數值是介於 200 到 240 mg/dL 之間。今日許多醫師在一看到病人的總膽固醇數值高於 200 時，就會迅速地開立史他汀這類降膽固醇藥物。然而，《營養與飲食學世界評論期刊》（World Review of Nutrition and Dietetics）在〈從膽固醇假說和 omega-6/omega-3 平衡的觀點探討預防冠心症的成效〉（Prevention of Coronary Heart Disease From the Cholesterol Hypothesis to O6／O3 Balance）的研究報告中表示：「絕大多數人沒有道理要降低總膽固醇的數值，因為高總膽固醇其實與長壽有關。」

6. 三酸甘油酯

這項數值應該低於 100 mg/dL。

7. Omega-6/omega-3 脂肪酸的比值

這項數值對人體的重要性，大概僅次於血液的 pH 值，有些科學家甚至把這項比值封了個「新膽固醇」的稱號，因為在評估全身性發炎狀態時，它是最具準確度的指標。過度攝取含有 omega-6 脂肪酸的食物（如大豆、玉米、肉和蛋等），且飲食中缺乏含有 omega-3 脂肪酸的食物（如魚）會導致細胞內兩者的比值嚴重失衡，進而引發發炎反應。omega-6/omega-3 比值又稱 AA/

EPA 比值，理想狀態下，其比值應為 1：1，最高則不得超過 4：1；但一般美國人飲食中的促發炎 omega-6 脂肪酸含量都是 omega-3 的十九倍以上。

產生癌症的主因是，體內正常細胞的氧氣呼吸被糖發酵取代了。

——奧托·瓦爾堡（Otto Warburg）醫師，
一九三一年諾貝爾醫學獎得主

癌症

　　癌症不是你一夕之間會得到的疾病；就跟許多疾病一樣，它是長時間日積月累所造成。換個角度想，我們會得到癌症，都是跟我們的飲食和思想有關，因為錯誤的飲食和思考方式會在我們體內累積大量的化學和情緒壓力！

　　一九七一年，尼克森總統和美國國會正式對癌症宣戰，並向美國國民保證，會為大眾找出治癒癌症的方法。然而，時值二〇一七年，過了近半世紀之後，癌症的盛行率仍不斷成長。事實上，癌症已經成了美國現在其中二十一州州民的頭號殺手，取代了原先的心臟病。光是二〇一七年，就有一百六十萬筆新確診的癌症個案（相當於每三分鐘就有一人確診），還有將近六十萬名美國人死於癌症。這樣算起來，癌症的致死率大概有百分之三十六這麼高。就統計學來說，終其一生，男性約每兩人就有一人會得到癌症，女性則是每三人就有一人。換句話說，美國人得到癌症的機率大概是百分之四十，但這不表示你就會是其中一人。你今天所做出的選擇，不僅會提升你的能量狀態，更可以大大降低你的罹癌風險。

　　典型的西方飲食是癌症的溫床，因為酸性飲食創造了一個適合疾病表現和茁壯的環境。事實上，德州大學做的一項研究指出，百分之九十五的癌症都是

因飲食和毒素累積所致，而它們兩者都會造成細胞得到的氧氣量變少。

研究顯示，癌細胞會在無氧的環境下旺盛生長，而絕大多數癌症（僅少數例外）和健康問題則會在酸性環境下發生。當體內細胞面臨含氧量下降時，其獲取能量的方式會從原本的有氧呼吸，轉變成比較原始的無氧呼吸，靠發酵糖來獲取能量。但，你知道這種無氧的產能方式會產生什麼廢物嗎？乳酸！

所以不僅是我們生活中的酸會在體內創造一個適合癌症生長的環境，癌細胞在體內扎根後，亦會生成更多的酸，讓體內的環境更不平衡，引發一連串的惡性循環。

好消息是，如果有百分之九十五的癌症都是源自生活習慣方面的因素，那就表示我們一開始就可以從這方面下手，設法預防它們找上門來！

癌症與毒素

癌症是一種因細胞長期處於毒性狀態，所表露出的粒線體代謝疾病。以下五點是這些毒素的主要來源：

- 飲食（糖、穀類、人工甜味劑、乳品和加工食品）
- 代謝（乳酸、碳酸和尿酸）
- 化學製品（抗生素、抽菸和酒精）
- 環境（水汙染、空氣汙染和電磁波汙染）
- 壓力

誰最容易產生毒性？每個人。根據調查，每一個人、每天會暴露在 167 種化學製品下，而接觸的來源主要是個人清潔用品。甚至我們的孩子也處於風險之中；事實上，年過一歲的孩子，其主要死因即為癌症。如此年幼的孩子身上怎麼會出現癌症？美國環境工作小組在二〇〇五年發表的一份研究，或許可以為我們帶來一絲線索。

這項研究揭露了一個驚人的事實：二〇〇四年在美國出生的一批嬰兒，其臍帶裡竟化驗出高達 287 種化學物質。這些被偵測到的化學物質中，已知會導致人體或動物罹癌的有 180 種，會毒害大腦和神經系統的有 217 種（如汞和多氯聯苯等），在動物實驗中會造成天生畸形和發育異常的則有 208 種。過去從沒有研究探討過，於產前或產後暴露在這一大堆致癌物以及具有發育毒性和神經毒性的物質之下，究竟對人體有什麼樣的危險性。

我們身處在一個充滿毒物的世界，隨著細胞累積了越來越多的毒素，體內最重要的養分——氧氣，也會漸漸匱乏。

以健康的身體來說，細胞是靠氧氣燃燒葡萄糖產生能量，即大家所熟知的 ATP。這個產生 ATP 的過程叫做有氧呼吸（aerobic respiration），在粒線體內進行。粒線體就像是你細胞的發電廠，是維持你生命力不可或缺的一部分。

當你攝取以植物為主的鹼性飲食，承受最小的壓力，暴露在最少的毒物中，規律運動，還有好好呼吸，就是在不斷為你的細胞充氧，並讓血液和組織的 pH 值保持在一個健康、平衡的狀態。有了健康的 pH 值，紅血球血紅素的攜氧能力就高，可以把更多的氧氣帶入你體內，為你注入生氣。你的免疫系統會以最佳的狀態運作，把體內每一顆兇猛的癌細胞抓起來，再以細胞凋亡（apoptosis）的方式摧毀它們（一般人每天大概都會產生一萬顆的癌細胞，但免疫系統永遠都會盡忠職守的不讓它們坐大）。

同樣，當你攝取含有大量加工食品、糖、穀類、omega-6 脂肪酸、酒精、汽水、乳品和肉類的促發炎飲食，並承受龐大的心理和情緒壓力，血液的 pH 值就會變酸。屆時，你紅血球攜氧的能力就會下降。為了維持血液 pH 值的平衡，或避免出現失衡的狀況，你的身體會把這些酸從血液傾倒到身體的組織裡，以確保血液的 pH 值保持在 7.4 的弱鹼狀態。

隨著體內的酸越積越多，你的細胞和組織也會跟著開始腐壞（造成癌症）和鏽蝕（造成心臟病）。這當中不少細胞都會因為毒性死亡，但也有部分細胞會找到其他活下去的方法。

一九三一年，奧托·瓦爾堡贏得了諾貝爾醫學獎的殊榮，因為他發現細胞在毒性狀態下代謝的方式，揭開了造成癌症的真正機制。在他的研究中，他發現了下述情況：假如一顆細胞被剝奪了百分之三十五的氧量達四十八小時，它就「有可能」癌化；然而，假如一顆細胞被剝奪了百分之六十的氧量，它就「一定會」癌化。

癌症跟糖之間的連結

你或許聽過「癌症愛吃糖」這句話。但，你知道這句話的緣由嗎？因為癌細胞仰賴糖作為它們的主要能量來源，而且它們必須要有糖才能活命！

一旦細胞失去了氧氣，改以發酵糖產生能量，體內就會產生更多的乳酸。接著，乳酸會將自己推進鄰近的細胞，緩慢的毒害這些細胞，並減少它們的氧量。如果這件事發生在你身上，就會助長癌細胞的壯大和轉移。

健康的細胞若利用氧氣產生能量，每一顆葡萄糖分子就可以產生高達三十六個 ATP 分子；但若細胞是用無氧呼吸產生能量，同樣的一顆葡萄糖分子它們卻只能產生兩個 ATP 分子！也就是說，健康細胞和癌細胞產生能量的能力，相差了十八倍之多；因此，倘若癌細胞想要產生跟健康細胞一樣多的能量，就必須代謝十八倍的葡萄糖。這就是為什麼癌細胞這麼愛糖的原因，因為它需要有大量的糖才可以保持競爭力和生存。

這一點你一定要記住：糖不是你的朋友，糖是癌細胞的朋友。所有的糖到你體內都會成為極酸的物質。不論你是否有癌症，你都應該對糖避之唯恐不及。與此同時，你應該要增加健康油脂和礦物質的攝取量，礦物質可以中和高強度無氧運動和癌細胞所產生的乳酸。如果你不想辦法把體內的酸中和掉，你的身體為了擺脫它們，就必須一直努力工作，消耗自身的礦物質存量！此舉會耗盡身體的能量，並導致更多的疾病和症狀。

抗癌，從排毒開始

醫生宣判我父親罹癌的那一天，我的心彷彿缺了一塊。但我的家人必須保持積極正面的態度，我們需要立刻為我父親採取行動。如果你或你摯愛的親友得到癌症，請務必保持積極正面的態度！所有的自癒能力都始於你的意念，意念對你健康的強大影響力超乎你的想像。接受正確的知識，並下定決心即刻起身抗戰，用實際的行動為你的身體排毒、「鹼」回健康。

你擁有自癒的力量。得到癌症不代表就被判了死刑，它也可以成為你邁向更好人生的契機。只不過你必須堅信你會康復，因為世界上最強大的特效藥就是「信念」！

這股令人難以置信的力量同樣會支持你的身體繼續為你工作一輩子。事實上，你的身體可以在一百二十天的時間內，將身體裡全部的細胞都徹底更新一遍。這就是身體的奧妙之處。當然，天底下沒有所謂完全一模一樣的狀況，就算它們表面看起來再怎麼相似。我們每一個人都有不同的遺傳基因，獨一無二的病史，還有不同的生理、心理和情緒壓力。可是重點是，你的身體擁有這個神奇的自癒力量，能夠把你的健康狀態導回正道，即便是在最艱困的狀態下。

試著花個一百二十天，盡可能給你的身體最棒環境：攝取乾淨、以植物為主的鹼性飲食，剔除所有含有酒精、糖、麩質和咖啡因的食物，同時適度運動和盡量減少壓力。

我父親被診斷出罹癌後，我做的第一件事就是觀看《癌症真相》（The Truth About Cancer），它是一部由 Ty · 柏林格（Ty Bollinger）授權製作的癌症系列紀錄片，相當具有教育意義。柏林格走訪了世界各地，造訪了超過一百三十名的醫師，與他們討論那些由他們治療，並獲得驚人成果的各種癌症病人，最特別的是，不論這些患者的病情輕重，他們所接受的療法都不是美國現行最常見的三大抗癌方法，即：毒殺癌細胞（化療）、燒掉癌細胞（放療）或切除癌細胞（手術）。

柏林格與這些醫師的訪談，揭露了癌症是如何在充滿毒性又缺氧的環境下

生成，讓我們知道自己必須怎樣盡己所能的去預防它。

　　排毒必須成為一種生活習慣，因為它是我們必須天天做的事。你知道增加你的蔬菜攝取量，可以降低你百分之六十到七十的罹癌風險嗎？攝取有益健康的鹼性食物、富含 omega-3 脂肪酸的油脂、以及降低對促發炎 omega-6 脂肪酸的攝取量，不但可以改變你罹癌的風險，還可以連帶改變你得到心臟病的機率和整體的壽命。

　　在稍後的章節，我們會更深入的討論排毒的方法，包括呼吸運動、活絡淋巴循環（lymphatic drainage）和攝取葉綠素等，這些都可以打造更健康的細胞，並將你血液和組織中的毒素清除。

阿茲海默症

　　阿茲海默症目前已是美國人的第三大死因，僅次於心臟病和癌症。它是一種失智症，這項可怕的疾病不只會讓你眼睜睜的看著朋友或摯愛受苦，更會縮短他們的壽命；加上它是只會日益嚴重且不可逆的腦部疾病，所以患者的記憶和思考能力將隨病程漸漸受損。現在學界認為，大腦裡有沉積 β - 類澱粉蛋白（beta-amyloid protein）和斑塊，是阿茲海默症最重要的特徵之一。

　　確診患有阿茲海默症後，一般患者的平均餘命是八到十年。以七十歲的人來說，患有阿茲海默症者，約有百分之六十一的機會會在八十歲以前死亡；反觀沒有阿茲海默症者，其於八十歲前死亡的機率則只有百分之三十一—前者死亡率是後者的兩倍之多。

　　可惜，現今還沒有治癒阿茲海默症的方法。因此，你只能從它還未發生前就展開預防行動。導致阿茲海默症的因素眾多，但主要都跟糖化（glycation）和發炎（inflammation）這兩個過程有關，以下分別介紹：

糖化

　　減少碳水化合物的攝取量是預防這項可怕疾病的第一要務。研究已經發現，糖和穀類的攝取量，與得到失智症的風險有相關性。當你處於胰島素阻抗（insulin resistance）的狀態，且不斷把這些酸性的碳水化合物灌入體內，你罹患失智症的風險將大增四倍。

　　再者，糖和穀類會促使你的身體走向以葡萄糖為主要產能燃料的代謝模式，進而導致你更渴望攝取更多的糖。當你的血液中有越多的葡萄糖到處遊蕩，它們就越可能以「糖化」這個危險的步驟，把自己黏附在體內的蛋白質上；而「糖化」的蛋白質則會破壞腦部的血腦障壁（blood-brain barrier）結構，導致失智症發生。

發炎

　　蘇諾·派（Sunil Pai）醫師在他的著作《發炎國度》（直譯：An Inflammation Nation）裡寫道，阿茲海默症相當是一種大腦慢性發炎的狀態。由於發炎反應是你身體修復傷口的機制，所以你最好避免讓頭部受到任何創傷。一旦發炎反應發生在你精巧的大腦組織裡，大腦功能就會受損，有時候這些損傷甚至還無法修復。請記住，發炎就是由酸中毒引起的一連串過程。

　　同半胱胺酸是判斷體內發炎狀態的一個直接性指標，它的數值過高（高於 14μ mol/L）也跟增加阿茲海默症的風險有關。如果你是個肉食主義者，肉類是導致體內同半胱胺酸含量上升的一大因素，所以請你在肉類的攝取上要有所節制，攝取頻率不要超過每週兩次。倘若你有嚴格執行我在本書所設計的「擺脫酸性物質的七大攻略」，你不只會擁有一副 pH 值狀態平衡的健康身體，你還會避開許多、甚至是全部可能會增加你得到阿茲海默症等失智症機率的誘因。

預防是最重要的事：降低阿茲海默症的十大步驟

有句俗話說：「預防勝於治療。」在治療或預防阿茲海默症時，則可聚焦在以下十點具體事項上。

1. 禁絕所有糖類和穀類

剔除你飲食中的所有含糖和穀類食物，包括含糖量達中、高度的水果也必須避免食用。

2. 保持平衡的 omega-6/omega-3 脂肪酸比值

大腦大約有百分之六十都是脂肪，而脂肪，尤其是你大腦裡的脂肪，永遠都在激烈的競爭酵素。過高的 omega-6/omega-3 脂肪酸比值會增加你大腦發炎的風險，這就是為什麼「提升 omega-3 脂肪酸，並降低促發炎 omega-6 脂肪酸」這件事這麼重要的原因（服用優質的魚油補充劑有助於提升體內 omega-3 脂肪酸的含量）。理想狀態下，兩者的比值最好呈 1：1，最高則不得超過 4：1。

塔夫茲大學（Tufts University）的研究人員在「弗雷明漢心臟研究」（Framingham Heart study）中，共招募了九百位健康男女，探討血液中的 DHA（一種 omega-3 脂肪酸）含量與失智症和／或阿茲海默症之間的關係。在這個長達九年的實驗開始之際，這群受試者的平均年齡為七十六歲。研究結束時，研究人員發現，血液中 DHA 含量最高者，其得到失智症的風險比其他人低了百分之四十七。

3. 服用抗氧化劑

抗氧化劑包括薑黃（turmeric）、維生素 C、維生素 E、穀胱甘肽（glutathione）、α- 硫辛酸（alpha lipoic acid）和氫分子等。

4. 讓椰子油成為你料理中的常客！

用椰子油入菜，每天攝取一到兩湯匙。《阿茲海默症期刊》（Journal of Alzheimer's）執行了一項體外（in vitro）研究，探討直接對經過 β- 類澱粉胜肽（它是一種胺基酸，在阿茲海默症患者大腦裡發現的類澱粉斑塊，主要是由它構成）處理過的皮質神經元補充椰子油，會對皮質神經元產生什麼樣的影響。結果發現，每天為神經元補充椰子油不僅有助它們的存活率，更可改善神經元上的神經變性缺損狀況。

5. 服用維生素 D 補充劑

血液中充足的維生素 D 含量應高於 50 奈克〔ng〕/ 毫升〔mL〕。請盡量每天曬二十分鐘的太陽，且曬到太陽的肌膚面積要達全身面積的百分之四十。避免使用有毒的防曬乳，因為適度的曬太陽對我們擁有健康的身體和維生素 D 含量非常重要。

6. 每日執行排毒活動

理想狀態下，請每天至少做一項我在第八章中，列出的其中一項排毒活動（第 228 頁）。

7. 每天運動

研究顯示，每天運動可以大幅降低百分之五十罹患阿茲海默症的風險。

8. 燃脂，別燃糖！

胰島素敏感性（insulin sensitivity）是阿茲海默症的風險因素之一。在第七章，你將學到如何重設你身體代謝模式的方法，讓你從燃糖人變成燃脂人！

9. 降低銅在血液中的含量

研究發現，阿茲海默症患者血液中的游離銅離子含量偏高。絕對不要服用銅的補充劑，並注意你的用水，因為有我們體內有百分之八十的銅都來自供水管路。

10.試著為你的大腦紓壓

對你大腦裡處理記憶的海馬迴（hippocampus）而言，壓力就像是毒藥一樣。壓力也會活化荷爾蒙皮質醇，它會造成大腦細胞失能和萎縮。請參照我在第九章提供的方法為自己減壓。

第二型糖尿病

第二型糖尿病原本算是一種相對罕見的疾病，但曾幾何時它的盛行率卻已經飆升到一個令人驚懼的境界。有超過兩千五百萬名美國人被確診罹患糖尿病，另外還有八千萬名美國人處於瀕臨糖尿病的糖尿病前期（prediabetes）狀態。如果這股趨勢一直持續下去，沒有任何停止的跡象，到了二○五○年，美國每三名成年人就會有一人患有糖尿病。

第二型糖尿病是一種慢性病，它會影響身體處理葡萄糖的能力。胰臟會分泌一種叫做胰島素（insulin）的荷爾蒙，這種荷爾蒙的任務就是把葡萄糖從血液帶入細胞，讓葡萄糖可以轉變成脂肪儲存在細胞裡，以備日後不時之需。不過，當你常常吃進大量的糖、碳水化合物和穀類，讓血液中的胰島素含量一直處於高漲的狀態，日積月累之後，身體製造或是利用胰島素的效率就會變差（此現象稱之為「胰島素阻抗」）。這個狀況會導致碳水化合物的代謝走樣，讓大量的葡萄糖出現在血液和尿液中，把你的健康置於風險之中。

過去五十年來，糖尿病的發生率已經驚人的成長了七倍，而我們不能老是把這一切歸咎於基因。過去五十年來，我們的基因並沒有發生變化，但我們生活中的酸度和毒性卻有！現代人對糖和穀類的攝取量，正值有史以來的最高點。事實上，美國人平均每年會吃進高達一百七十磅的糖，這龐大的攝取量也是造成血糖值居高不下的原因。

胰臟和肝臟是人體保持酸鹼平衡最重要的兩個器官，因為它們能製造可以中和小腸和血液內酸性物質的鹽類。長時間處於慢性輕度的酸中毒狀態，除了

會增加身體的毒性，還會讓這些器官疲於奔命，使你得到糖尿病的可能性變得更高。糖尿病也會導致體內酸性廢物的數量大增；腎衰竭、截肢和失明等糖尿病常見的併發症，有很大一部分就是這個原因造成。同時，糖尿病也是造成心臟病和中風的主因。

美國人的蛋白質攝取量平均都比他們實際的蛋白質需求量高出三到五倍，而在代謝的時候，多餘的蛋白質將會被轉化成葡萄糖。假如你打算吃動物性蛋白質，我建議你以每週兩次為原則，並確認它是來自有機的草飼動物。如果肉品上沒有標註它是出自有機的草飼動物，那麼你幾乎就可以確定這項肉品是出自穀飼動物；攝取穀飼肉會間接增加的不只是你體內的胰島素含量，還會直接增加體內有害健康的 omega-6 脂肪酸含量，讓身體產生巨大的發炎潛能。

尿酸也是果糖代謝的產物。因此，你需要把任何含有高果糖玉米糖漿（high fructose corn syrup）的食物都從飲食中剔除，這種糖最常在汽水裡看到。新哈佛大學公共衛生學院（New Harvard School of Public Health，HSPH）的研究指出，全球有十三萬三千名糖尿病死亡案例是跟飲用含糖飲料有關！

酵母菌（通常是攝取大量糖、果糖和蛋白質所產生）也會釋放黴菌毒素（mycotoxins），導致體內產生尿酸廢物。我在健康中心為病人做活血檢查時，

如果你打算吃任何含糖量達中、高度的水果，請搭配健康的油脂一塊兒食用。舉例來說，加些天然的杏仁醬或椰子醬在蘋果片上，不僅嚐起來美味，也可以降低體內對糖代謝的速度（喝奶昔的時候也要謹記這一點！）。雖然這樣你可能會因為水果發酵出現輕微腸道菌相失衡的狀況，但比起讓胰島素飆升，這個選擇好多了。

常會發現尿酸的結晶。尿酸也跟心血管和腎臟問題有關，包括心臟病和腎結石。除了尿酸，還有一點很重要，那就是含糖量達中、高度的酸性水果也必須限量食用，例如香蕉和莓果，它們含有果糖。糖就是糖，不管它們是以什麼形式存在。果糖會直接移動到肝臟，在那裡做兩件有害健康的事：

1. 肝臟會不顧一切地放下正在做的工作代謝果糖，因此造成毒素堆積。

2. 果糖會間接刺激胰島素的含量，把糖直接轉換成脂肪（而且還是最糟糕的內臟脂肪）。肝臟馬上就會把果糖轉化成果糖 -1- 磷酸（fructose-1-phosphate，F1P），而此舉會產生尿酸。幾乎所有的果糖 -1- 磷酸都會轉變 VLDL、三酸甘油酯和游離脂肪酸。這些游離脂肪酸會造成肌肉和肝臟對胰島素阻抗，而它們對胰島素阻抗又會增加胰臟龐大的壓力，因為它必須打出更多的胰島素才有辦法應付高漲的血糖，讓血糖進入細胞，供細胞使用。這就是攝取果糖可能導致第二型糖尿病的過程，不論是任何形式的果糖都一樣，包括水果。

第二型糖尿病是一個因酸而生的問題。要預防它，你需要遠離糖、穀類、過量蛋白質和澱粉類碳水化合物。如果你是個嗜糖、有酵母菌問題、肥胖、處於糖尿病前期或患有糖尿病的人，這些食物都必須從你的飲食移除，並以高鹼性的食物取代。你將會在第六章看到有哪些高鹼性食物。

胃食道逆流

胃食道逆流又稱消化性潰瘍（peptic ulcer disease）。每兩個美國人中，就有一人深受胃食道逆流之苦。你能相信竟然有半數的人經常承受胸口燒灼的感覺嗎？更令人無法接受的是，大眾對此疾病的肇因和治療有很大誤解，即便是醫師也不例外。

絕大多數人都認為是胃裡有太多酸才導致胃酸逆流。這個假設很好理解，因為胃酸確實往上竄到了食道，從病名的字面上你就可以感受到那個畫面。不

過，事實恰恰相反，胃食道逆流其實是胃裡的胃酸「太少」所致。現在，我就要開始說明，因為往往我都告訴你酸是不好的。通常，我說的都是血液和組織的酸化，這是不好的，但此刻我要說的胃酸是我們本來就該製造的，它在正常的消化過程中扮演著不可或缺的角色。

隨著我們年紀越來越長，我們身體的能力一般來說都會由強轉弱、由快轉慢；至於說到我們的胃，年紀大時，它產生的胃酸量則通常會變少。但誠如稍早所說，大家對於「缺乏充足的胃酸」這件事常有誤解，進而可能對我們的整體健康造成重大的傷害。

再加上當代絕大多數人都以酸性的生活型態過日子，更讓這件事雪上加霜。一旦不良的飲食選擇（如速食、加工食品和糖）讓體內的 pH 值失衡，胃細胞製造的胃泌素（gastrin）就會變少，而胃泌素的主要功用就是刺激胃酸生成。這會引發一連串的連鎖反應。因為胃酸分泌量變少，食物就無法充分分解和消化；食物無法充分消化，血液就無法獲得足夠的必需維生素（特別是維生素 B 群）、礦物質和胺基酸。

接下來，食物往前推移到小腸繼續消化，但由於先前胃部沒有適當地分解它，所以在它來到小腸後，它同樣無法在此處得到適當地分解和消化，故血液對維生素和礦物質的匱乏情況就會變得更為嚴重。另外，此時你會比較容易受到感染，因為胃酸還具有殺死消化系統裡外來細菌的功能；胃酸減少，也意味著它無法再為你殺死所有被你吃進的細菌，自然你得到疾病的風險就升高了。

因此，你腸道裡由數兆顆細菌建構而成的重要菌相，其優勢菌群就會從益菌轉變成有害健康的壞菌。這些壞菌在腸道過度繁衍時會產生氣體，逐步增加了小腸和胃部承受的壓力，最後導致胃部的內容物（包括胃酸、酵素和細菌）一股腦兒的全衝向了食道。這股燒灼感就是你在胃酸逆流時感受到的症狀，所以胃食道逆流又俗稱「火燒心」。

下食道括約肌（lower esophageal sphincter，LES）是造成胃食道逆流的明確因素，因為有此困擾者，其下食道括約肌不是受到刺激，就是無法正確執

行功能。下食道括約肌是一條分隔食道和胃的肌肉瓣,透過它的開闔,食物才可以從食道進入胃部消化。下食道括約肌在不對的時機點放鬆時,就會發生胃食道逆流,讓你的胃酸逆流到食道裡。

　　另一項造成胃食道逆流的複雜因素是橫膈膜疝氣(hiatal hernia),它是一種胃的頂部脫離橫膈膜的掌控,擠入上方胸腔的狀況。這種狀況最終會削弱下食道括約肌的瓣膜功能,讓胃酸很容易逆流至食道。

為什麼現行的「應對方式」發揮不了作用

　　治療胃食道逆流的傳統療法就是給予病患一類稱之為質子幫浦抑制劑(proton pump inhibitors,PPIs)的藥物,例如 Prevacid、Zantac 或 Prilosec。這是常見的處置方式,我的意思是這種做法真的十分普及。每年都有數億名美國人服用這些藥物,讓這類藥物成了一個價值數十億美元的產業。問題是,質子幫浦抑制劑不僅無法改善胃食道逆流的狀況,甚至還會加重它根本問題的嚴重性,讓服用者衍生許多新的健康問題。

常見的胃食道逆流症狀有:

- ◆ 上腹部燒灼感,即「火燒心」
- ◆ 聲音沙啞
- ◆ 有食物卡在喉頭的感覺
- ◆ 喉嚨緊繃
- ◆ 不停打嗝

- ◆ 哮喘
- ◆ 氣喘
- ◆ 牙齒問題
- ◆ 口臭

　　這些藥物充其量只能治療胃食道逆流的症狀，除此之外，它們只不過會把你推入一個胃部運作失衡的惡性循環罷了。質子幫浦抑制劑會徹底抑制胃生成胃酸，讓你在這個過程中短暫地感到比較舒服。但，到頭來，抑制胃酸的生成量卻會是你對健康所做的最糟的一件事。

　　我們老的時候，胃分泌胃酸的量通常會減少，而非增加；一般來說，這個胃酸減少的時間點往往會發生在女性四十五歲的時候，男性則為三十歲。在我們消化吸收的過程中，胃酸是至關重要的一員，所以讓你原有的胃酸數量受到任何耗損是我們最不想做的事，但這正是質子幫浦抑制劑所做的事。你每吞入一顆這樣的藥丸，它就會把你胃裡產生胃酸的能力降到最低，時效約達二十四小時。

　　另一類常用於治療胃食道逆流的藥物為組織胺阻斷劑（H2 blockers），如 Tagamet、Zantac 和 Pepcid AC，這類藥物對消化系統有非常不好的副作用（噁心、腹瀉、便祕，甚至是火燒心等）；同時也會干擾某些荷爾蒙的代謝，如雌二醇（estradiol）和睪固酮（testosterone）。

　　隨著年齡的增長，每天服用這些藥丸很可能會讓你暴露在諸多健康問題的風險之中，輕則消化不良，重則會增加幽門螺旋桿菌（H Pylori）感染、胃食道逆流、潰瘍甚至是癌症的風險。在本書的第 33 到 39 頁，我們討論過酸中毒的五階段。那時候我們說過，酸中毒的部分徵兆或許看起來不太起眼，但若我們就此放任它們在體內發展，之後它們就會很自然地繼續往酸中毒的後續病程推演下去，而「火燒心」就是此過程的完美範例；這也正是發生在我父親身上的狀況。

　　因此我在此懇求你，假如你有任何胃食道逆流的症狀，請別小看它對健康的影響，因為你的身體正藉此告訴你它出了狀況。相信我，我說這些並不是為了嚇唬你；我說這些是因為我關心你，不希望看到你重蹈我父親的覆轍。請趁這個病症還沒有坐大前，好好展開行動、徹底根治它。

　　話說回來，如果你現在就正在服用質子幫浦抑制劑治療胃食道逆流，那麼

你又該怎麼做呢？首先，我請你絕對不要一夕之間馬上停止服用它們，因為如果你這麼做，你會出現嚴重的戒斷症狀，讓你的胃突然生成大量胃酸。相反的，你應該在醫師的建議下，用幾週的時間循序漸進地減少質子幫浦抑制劑的劑量。

秉持我改變飲食奉行的態度「著眼在加入好的部分，而非需要拿掉的部分」，以此遵循我在第八章介紹的「擺脫酸性物質的七大攻略」，你就可以在這個問題對健康造成重大傷害之前，就先終止它，把健康導回正軌。等到你解決了真正導致胃食道逆流的肇因，將自己的身體推向更健康、平衡的狀態，你就可以開始和你的醫師一起討論和執行停藥的過程。

自從四年多前我被確診患有重度胃食道逆流後，我就覺得自己將會一輩子離不開質子幫浦抑制劑。我起初會去看醫生，是因為我發現自己「常態」的火燒心症狀，其燒灼感竟然從胸腔擴及到我的背部了，所以我趕緊去醫院求診。我也常常會有胃酸竄到喉頭的狀況。那種感覺相當折磨人，因為它，我從來沒有一天好日子可過。醫師替我做了一個內視鏡檢查，他們發現我的消化道有一些正在癒合的小潰瘍，除此之外他們沒有發現什麼可以解釋我每天覺得糟糕透頂的原因。

由於他們沒辦法給我任何答案，於是我開始自力救濟。我上網搜尋和閱讀了大量的資訊，後來我找到了達瑞爾博士的「低酸飲食」計畫。它是我踏上重返健康人生之路的起點，而現在我已經我停止服用質子幫浦抑制劑一年左右了！我只想告訴大家，這套計畫真的對健康大有幫助。我的人生因它而改變，感謝它讓我重返有生活品質的人生。我從這份計畫裡得到的知識實在是無價之寶。

——凱利・O

檢測自己是否胃酸過低

　　事實上，大約有九成年過四十者，去看醫師時會發現自己有胃酸過低的問題。想知道胃酸過低是否為導致你胃食道逆流的原因嗎？試試這個簡單的測驗。取一湯匙加了少許水的檸檬汁或蘋果醋，在餐前喝掉它。如果這個動作舒緩了你在餐間或餐後的症狀，你就應該去做進一步的檢查，看看自己的胃酸狀態為何。因為這表示你可能有胃酸不足的狀況，且這或許就是導致你胃食道逆流的原因。經過檢查確認你確實有胃酸過低的問題後，請依照以下的六個步驟增加胃酸的生成量，並緩解胃酸逆流的腐蝕性對你造成的任何發炎或燒灼感。

* **排除高酸食物**。咖啡因和酒精為引發胃食道逆流症狀的兩大原因，而它們同時也是屬於高酸食物。

* **增加你身體自然產生胃酸的能力**。由於胃食道逆流通常是胃酸太少的關係，所以請促進你的身體製造足夠的胃酸。藉由飲用一大杯加了一湯匙天然、未經過濾蘋果醋的水，能夠輕鬆助你提升胃酸的分泌量；而且蘋果醋裡的醋酸還有幫助小腸腸道對抗細菌和其他外來物的功效。先從每天一茶匙蘋果醋的量開始，如果有必要的話，再增加到一湯匙蘋果醋比八盎司（約226 公克）的水。除此之外，優質健康的鹼性海鹽則可以提供身體在製造胃酸（即鹽酸，HCL）時，所需要的氯和其他礦物質。

* **服用優質的粉狀鹼性礦物質補充劑**。選擇這類補充劑時有一個重點，就是它必須是要泡成液狀服用的產品，如此一來它才可以直接對食道或胃部受到刺激的組織發揮作用。

* **服用益生菌補充劑**。因為造成胃食道逆流的部分原因跟你腸道的菌相失衡有關，所以請服用優質的益生菌調整腸道菌相的平衡。

* **補充消化酵素**。這些消化酵素可以協助我們分解食物，彌補我們因為年長、胃酸分泌量減少，無法充分分解食物的問題。先試試這些酵素，一段時間之後，你可以再依個人的需求，將酵素搭配鹽酸甜菜鹼（betaine HCL）一起服用。

• **補充氫分子。**（請見第 214 頁。）

精神不濟

如果我要你用 0 到 10 的數值表達你現在的能量狀態，0 表示你覺得自己累到「抬不起一根手指頭」，10 則表示你覺得自己有如裝了勁量電池的兔子一般，能量滿點，老實說，你的精神狀態落在哪裡？沒錯，現在開始，我們要坦誠面對自己，你準備好了嗎？

你的健康其實就是一個字的體現：能量！你將聽到我談到很多有關能量的事情，因為你的能量增加時，你的健康狀態就會提升；反之亦然。當你的能量狀態處於高點，你生活中的每件事都會變得更美好。可惜，現實是：絕大多數的人一年到頭都處於精神不濟的狀態，即便是一夜好眠也是如此。

你是這種人嗎？一早起床的第一件事，就是直奔廚房，泡一杯咖啡？咖啡是一種藥，所以才會有這麼多人沒有它就無法展開新的一天。他們已經中了咖啡因的毒，或者依賴咖啡裡的糖分來對抗精神不濟的窘境，但是他們這樣做根本無濟於事，反倒只會讓自己的身體變得更酸，落入一個無限輪迴的惡性循環而已。

累積在體內的酸，會吸乾你身上的所有活力

失去活力是健康正出現更重大隱憂的徵兆。就像空調的濾網漸漸被灰塵堵住一樣，如果此刻你還想要讓室內維持相同的溫度，空調就必須耗費更多能量、更努力運轉才可以達到目的。有時候，空調還可能努力過了頭，一不小心燒斷了保險絲，而你的身體也是如此。

當你處於高壓狀態，並攝取充滿糖、穀類、咖啡因、酒精、能量飲和氣泡水的酸性飲食時，你就正在迫使你的身體火力全開的中和體內所有的酸，一如

我們剛剛所說的空調那樣。

　　壓力和酸性食物是能量吸血鬼！如果你「現在」還不改變自己的生活習慣，終究必須為此付出代價。你永遠可以為你的空調買一個新的濾網，但你卻沒辦法替自己買一副新的身體。好好照顧你現在所擁有的身體，我跟你保證它將會守護你一輩子。一旦你身強體健又採取鹼性飲食，你的身體就會照著它該運行的方式運作。屆時，你肯定會整天活力充沛，明顯感受到你的能量危機解除了！

　　這告訴你一個驚人的事情，即：你的身體具有很強的恢復力，所以當你「鹼化」你的生活，你的能量很快就會回來了。在你「擺脫你的酸性物質」之際，你就可以重新獲得你從十幾二十歲後就沒有再體會過的豐沛能量，那種感受和它帶給你人生的全新境界可謂極其珍貴。

　　倘若你是長期處於酸中毒狀態的人，身體開始自癒的頭幾天，你可能會有幾天特別疲憊。請適時傾聽你身體的聲音，了解它要你做些什麼。此時請你多花點時間休息，並持續飲用大量的水，讓它不斷稀釋體內排出的毒素濃度！體內的含水量非常重要，只要稍有不足，就可以讓你的活力變差好幾天。最後，我要再次提醒你，在你執行這套排毒計畫時（請見第八章），請千萬記得時時給予身體它所需要的協助，如此一來排毒的過程才可順利進行。

> 如果把身體喻為引擎，那麼食物就是燃料。食物給了身體運作所需要的能量，但假使我們一直搞不清楚自己灌入體內的燃料品質和數量是否恰當，我們就是正在加速自己被送往報廢場的時機。
>
> ──紐約時報暢銷作家 克里斯‧卡爾（Kris Carr），
> 摘自紀錄片《渴望改變》（直譯：Hungry For Change）

肥胖

英國醫學期刊《柳葉刀》（The Lancet）登載的一篇研究報告指出，肥胖現在已經成為一個比飢餓更嚴重的全球性健康危機。

自從一九六〇到七〇年代，全球時局變得相對安定後，美國成年人的肥胖盛行率在一九八〇和九〇年代，就開始以每十年成長約百分之五十的速度不斷攀升。時值今日，美國的肥胖發生率已經位居全球之冠，有百分之六十四的成年人皆處於過重或肥胖的狀態。

所謂「過重」是指一個人的體重比他們的身高、年齡和性別對應的正常體重重，而他們的身體質量指數（body mass index，BMI）落在 25 到 29.9 之間。至於「肥胖」（obesity），基本上是一種身上囤積過多脂肪的疾病，這類患者的 BMI 數值都超過 30。研究已經顯示，肥胖對壽命有很龐大的負面影響，因為根據估算，重度肥胖者的壽命通常會減少五到二十年左右。

雪上加霜的是，我們現在發現，孩童的肥胖人數也正在用相同的速度成長，即便我們投入了大量的金錢想要對抗這個問題，但卻仍未見成效。二〇一二年，我們投注了四百億美元在對抗肥胖上。然而，美國還是有三分之一的孩童過重。我們的孩子現在正吃著充滿酸性食物的飲食：糖果、加工食品、披薩、洋芋片和汽水。事實上，美國人攝取的「蔬菜」裡，有四分之一都是薯條。長期身處在充滿穀類和加工食品的環境中，孩童的糖攝取量不斷往上竄升，目前更來到了有史以來的最高點。

美國心臟協會（American Heart Association）建議，每天精製糖的攝取量不要超過 9.5 茶匙，但美國孩童平均每天卻會吃進多達 32 茶匙的糖。更糟糕的是，這些糖大部分還是來自在體內最容易產生酸性物質、對健康危害最大的高果糖玉米糖漿——它是一種常添加在汽水和烘焙食品裡的甜味劑。實際上，光是汽水、甜點和果汁裡的糖分，就占了孩童糖總攝取量的一半。一項研究發現，美國俄克拉荷馬州的學齡兒童，平均每天都會喝進四罐十二盎司（340

公克）大小的汽水，這實在是太嚇人了！

除了汽水和烘焙食品外，許多食品也含有高果糖玉米糖漿。譬如，用大量糖漿醃漬的水果罐頭（如桃子和李子）和調味料（如番茄醬、果醬、糖漿、烤肉醬和沙拉醬等），大多都有添加這種甜味劑。許多商業化大量製造的麵包、餐包、麵包捲和貝果也都有添加高果糖玉米糖漿。此外，這種甜味劑還可能潛伏在某些早餐麥穀片、脆餅、馬芬蛋糕、燕麥棒、果汁和義大利麵醬裡。

研究發現，高果糖玉米糖漿對人體造成的成癮狀況跟海洛因和古柯鹼類似，而這一點則跟體重增加和肥胖的流行有關。接下來，我就要告訴你，為什麼果糖比其他形式的糖有害健康。雖然葡萄糖可以在人體的任何地方代謝，但果糖卻不行；所以你吃進果糖後，果糖就會直接被送往肝臟，在那裡，它的角色比較像脂肪（而非碳水化合物），肝臟會把它轉化為三酸甘油酯。果糖一被轉換成三酸甘油酯後，就會改變細胞膜上的胰島素接受器性能，導致細胞產生胰島素阻抗。因此，在果糖生成的三酸甘油酯，以及在血液中不斷上升的胰島素的夾攻下，產生胰島素阻抗的身體會把這些三酸甘油酯儲存為脂肪，而不是燃燒為能量。

這還不是最糟的，攝取果糖還會導致瘦體素阻抗（leptin resistance），許多研究人員都說瘦體素是跟肥胖關係密切的荷爾蒙。瘦體素是所謂的「飽足感荷爾蒙」，由你的脂肪細製造，可以透過抑制飢餓感幫助你調節能量的平衡。它的運作方式如下：你身上累積越多脂肪，就越多脂肪細胞要你的身體製造瘦體素；你製造越多瘦體素，你的身體就會傳達越多飽足感給你，讓你攝取較少的食物。同樣的，你身上累積的脂肪越少，瘦體素被抑制的程度越大，你的飢餓感也就越強烈。這是人體生存的重要機制。

問題是，這一項機制若發生狀況，很可能就會成為導致肥胖的主因。當你攝取大量的糖，尤其是果糖，身體就會出現瘦體素阻抗的狀況，進而造成你一直處於飢餓和想吃東西的狀態（而且你想吃的還通常不是蔬果！）。簡單來說，果糖會改變你身體的正常化學運作模式。我不管你的意志力有多強大，但，對

人體來說，果糖就是一種具有強大成癮性、令身體難以抗拒的物質。

身為父母，近年來《紐約時報》登載的一篇文章內容更令我心驚膽顫。該文指出，「在這兩世紀以來，可能會首次出現當代兒童的壽命比其父母短。同時，如果我們對孩童快速攀升的肥胖率置之不理，他們的壽命還可能會縮短五年之多。」

這是一項可怕，但可以預防的事實。從根本來看，肥胖或過重其實就是一個體內酸過多的問題。因為當你體內有太多的酸，身體才會利用脂肪來擴增組織的儲酸空間，以確保這些酸不會對血液造成任何傷害。就短期而言，脂肪是讓你免受酸性生活型態傷害的保命符；可是若就長期而言，此舉卻會讓你的身體累積更多毒素、變得更酸。這就是為什麼那些市面上風行的減肥飲食都無法讓你成功瘦下來的原因，因為：他們都沒有解決肥胖最根本的原因，那就是「酸」。如果你正打算減肥，請「擺脫酸性物質」，如此一來，你的身體才有辦法自癒，並溶出身體多餘的體重。

骨質疏鬆症

骨質疏鬆症是一種骨骼組織流失，導致骨頭變得脆弱易斷的疾病。二一七年，全美國有一千萬名男女被診斷出患有骨質疏鬆症，另外有三千四百萬人則處於骨質密度過低（low bone mass）或骨質缺乏症（osteopenia）的狀態，這種狀態是骨質疏鬆症的前兆。

許多人堅信增加牛奶或乳製品的攝取量，可以預防骨質疏鬆，但這是一個迷思。不過，在乳品業的推波助瀾之下，這個觀念在社會上確實蔚為風潮。我知道很多人看到這點，可能會感到相當震驚。老實說，我第一次看到這份研究時，也被嚇了一大跳。

從小到大，我每天晚餐都必須喝一杯牛奶。這是我父母對我的愛，他們認為這樣做對我好。只是他們不曉得，牛奶是酸性食物，反而會把骨頭裡的鈣溶

出來。這並非是我的一己之見，而是根據長期研究得到的結果。哈佛的研究人員，在歷經了十二年的研究後，發現乳品的攝取量增加和女性髖部骨折的發生率上升有相關性。的確，牛奶含有豐富的鈣質，但問題是，人體利用它們的能力卻相當有限。

強‧巴倫（Jon Barron）在他的著作《神醫教會我的養生之道》（直譯：Lessons from the Miracle Doctors）寫道：「牛奶的問題在於，它的硫和磷含量很高，所以吃進它，你的身體不僅無法從中獲得多少鈣質，還可能需要用更多體內的鈣質去平衡牛奶中的硫和磷。另外，即便這個吸收率的問題不會對人體造成太大的影響，但牛奶中高達 10：1 的鈣鎂比，卻會對人體產生極大的危害。」就是基於上述的這些原因，不少攝取大量乳品的國家，骨質疏鬆症的發生率才會依舊居高不下，例如美國。食物中的鈣鎂比對鈣質的吸收率非常重要，理想狀態下，鈣鎂比應該在 1：1，這樣鈣質才可順利被身體吸收。

除了鈣鎂比外，鈣存在的形式也很關鍵。生物利用率最好的鈣為檸檬酸鈣（calcium citrate）；對身體最不好的鈣則為碳酸鈣（calcium carbonate），它是珊瑚鈣裡的主要成分。所以，如果你要服用鈣質補充劑，請永遠要記得留意它的鈣鎂比，因為絕大多數人都以為多多益善，然而事實卻非如此。

還有一件事或許也會讓你大吃一驚，即：天天服用最佳的鈣質補充劑，骨質疏鬆症依舊有機會找上你。那是因為骨質疏鬆症並不是只跟缺鈣有關，它還是一個體內累積過多酸的問題！當你的體內過酸，你的身體就會到處擄掠身體各處的礦物質來中和這些酸，好維持健康、平衡的血液 pH 值。也就是說，假如你沒有從飲食中獲取這些礦物質，你的身體就會另覓他法，轉而從你的其他部位取得它們。好比說，它會從你的口腔裡奪取一些礦物質，此舉可能導致你蛀牙；它也會從你的骨頭搶走一些珍貴的鈣質，或從你的肌肉盜取一些鎂，讓你因此出現痙攣、肌肉疼痛和使不上力的狀況。這一切都是因為你血液的 pH 值實在是太重要了，所以在你血液的 pH 值導回正軌前，你的身體都會不計代價的去維持它的平衡。

　　總之，我們吃進越多乳品、肉類、糖和穀類，我們的骨頭就會溶出越多鈣，我們得到骨質疏鬆症的機率也就會越高。我們必須認清，我們吃鹼性食物、喝鹼性水和避免攝取酸性食物的目的並非是為了要直接提升你血液的 pH 值，而是為了要預防身體啟動這種消耗自身鹼性礦物質（如你骨頭裡的鈣）來中和體內所有酸的調節機制。

　　三十四歲的安德莉亞是我的患者，透過雙能量 X 光吸收儀（DEXA）的檢測，她發現自己的總骨質流失了百分之二十五。如果我告訴你，她同時還是個對糖成癮的螞蟻人，而且從來不運動，你會感到很訝異嗎？後來她決定提高自己的生活標準，改變自己的人生。我們利用「低酸飲食法」啟動她身體的自癒能力，還加入了大量深綠色蔬菜、有益健康的鹼性油脂、蔬菜汁和蔬果奶昔。另外，她每天都做彈跳床運動替身體的淋巴系統排毒（請見第 239 頁）。十二個月後，我們再次用雙能量 X 光吸收儀追蹤檢查時，她的骨質狀況已經變得非常好。藉由安德莉亞的例子，我們真實見證了身體自癒的力量，還有富含植化素和礦物質的鹼性飲食對身體有怎麼樣的影響力。

睡眠問題

　　美好的一天從一頓豐盛的早餐開始，但是在此之前，你也必須要先睡一夜好覺。如果你整晚在床上翻來覆去，很可能跟你當天吃進的酸性食物有關。

　　或許，晚餐你吃的那塊十二盎司牛排（或是飯後甜點）正是讓你夜不成眠的罪魁禍首。因為晚上攝取太多動物性蛋白質或糖，包准會讓你失眠。另外，白天慢慢累積在體內的酸，同樣會導致你在夜間感到不適或失眠。

　　半夜是你身體酸度最高的時候，其酸度的高峰點則大概會落在清晨五點左右。如果你習慣在清晨一點到三點間起床上廁所，就表示你的身體太酸了，你的肝臟和腎臟正在向你求救！

　　你吃進身體裡的每一個酸和毒素，全都必須經過肝臟的過濾，所以假如你

總是在這個時間前後醒過來，就代表你的肝臟和身體正處於一種酸性的狀態，需要做些清掃的工作。當我們晚上起床上廁所，就是身體在透過排尿，盡可能擺脫這些酸對身體造成的傷害。腎臟是體內最強大的酸鹼緩衝系統，排尿是維持體內 pH 值平衡的一種方法。我常把「排尿保健康！」掛在嘴邊，這也是為什麼你一大早起床檢測尿液 pH 值時，總是會發現它呈酸性的原因，因為它象徵了腎臟整夜的盡忠職守。如果你提高了鹼性食物在你飲食中的比重一段時間，並持續追蹤你尿液的 pH 值，就會發現它的數值變高了，表示你「鹼」回了一點健康。

歸根究柢，只要你吃進越多鹼性食物，你就會睡得越好。試著限制你在糖、乳品、咖啡因、碳酸飲料、肉類（甚至是魚！）、酵母、酒精、穀類（尤其是白麵包和義大利麵）、酸味食物、人工奶油和味精等方面的攝取量，因為這些是最容易在體內產生酸性物質的食物，會讓你夜不成眠。

你應該吃深綠色蔬菜（如果是它們是新鮮未經加工的狀態還更加分），並攝取大量纖維素和益生菌幫助你保持大腸的清潔。晚餐請至少在睡前三小時用畢，讓食物有充分的時間消化吸收。還有切記，晚餐不該是你一天中最豐盛的一餐。

在你換上睡衣前，請先做一些呼吸運動和泡一個排毒浴，好好舒緩你歷經繁忙一天的身心。在第 210 頁和的 231 頁，我有分別向你分享這兩項排毒法的執行方式，一為功效強大的「3‧6‧5 能量呼吸法」，另一則為排毒浴。不只淨空的心神有助睡眠，睡前花幾分鐘深呼吸，同樣有益睡眠，因為你可以靠著呼吸，在一到三分鐘內改變你的 pH 值！

最後，在你準備上床睡覺前的半個小時，請給你身體補給一些鹼性礦物質，例如鎂、鈣、鉀和碳酸氫鈉等補充劑，它們可以快速中和你體內的酸，如此一來你的身體就不用完全靠自己孤軍奮戰。鹼性礦物質還具有安定神經系統的效果，能讓你的身體在必要之時，進入快速動眼期，達到更深層的睡眠階段。你將發現，當你用鹼性的身體從睡夢中甦醒時，全身會充滿能量，準備好迎接

新的一天，而不是覺得自己被壓力搞得一夜無眠。

　　此刻，就好好去睡一覺吧！

肌膚問題

　　如果你跟數百萬的美國人一樣，曾經為痘痘、濕疹、牛皮癬、酒糟肌或皮膚紅腫、皮膚炎等問題所擾，或甚至只是肌膚和毛髮出現了一些老化的現象，肯定會知道傳統的療法對它們沒有什麼功效。你可以用任何你想得到的藥物對付它們，但最後你會發現這些頑固的皮膚和毛髮問題都不會因此消失。

　　為什麼？因為就跟許多健康問題的狀況一樣，這些產品絕對不會解決造成疾病的核心原因；而這些健康問題的核心原因，通常都是體內累積過多毒素和缺乏養分。好在，現在這裡有一個更好的辦法，可以讓你由內而外徹底照顧你的肌膚、指甲和毛髮狀態。

　　在暢銷作家兼世界知名彩妝大師芭比・波朗（Bobbi Brown）發行她的著作《由內而外的美麗》（直譯：Beauty from the Inside Out），華麗地揭露她保持容光煥發的祕密之際，我很榮幸可以成為她欽點的健康專家之一。當她問我一切美容和肌膚方面的問題有什麼共通點時，我的答案當然是「酸」。

　　所有的皮膚問題你都可以回溯至腸道。酸性的食物像是麩質和糖，或是抗生素這類化學製品對腸道造成的壓力，皆會摧毀你腸道菌相裡的好菌，讓毒素、未經消化的食物顆粒、酵母菌和細菌穿透你小腸的屏障，溢漏到不該出現它們的血液中。到了這個階段，你的處境就十分危急，所以身體也就必須火力全開地用盡一切方法把體內的酸排出去。

　　皮膚是人體最大的器官，有時候它也會被稱之為「第三個腎」，因為它具有協助排毒過程進行的能力。當你體內累積了過多的酸，這些酸就會轉向你的皮膚，讓你透過流汗排出它們，你體內大約有百分之二十的總酸量都是由皮膚排出。由此可知，不論你的皮膚是出了什麼樣的狀況，它所要表達的訊號就是

你的身體太酸了、肝臟負擔太重了，還有你的淋巴系統堵塞了。你還很有可能會處於缺水的狀態，所以為了清理和排除你血液和體內的毒素，你需要開始補水（稍後再詳細說明）並專注在鹼性飲食上。然後沒多久，你就會發現你的肌膚變得比較年輕，還會開始出現透亮的光澤感。

注意力不足過動症

不良的飲食也與專注力和行為問題有所關聯，例如注意力不足過動症（attention- deficit/hyperactivity disorder；ADHD）就是其中一個例子。在美國，有高達八百萬名孩童每天服用治療過動症的藥物。就我個人的意見來說，我認為那些治療過動症的藥物（如 Ritalin 和 Adderall），並非是大部分過動孩子的解決之道。《聯邦列管物質法案》（Controlled Substances Act，CSA）就將這類藥物歸類為第二類管制藥品，與古柯鹼、嗎啡、奧施康定（OxyContin）和鴉片等高成癮性藥物歸屬於同一類。

在某些情況下，這些服用過動症藥物的孩子其實只是飲食長期被忽略了，但由於部分醫師一開始沒有針對缺乏會導致過動症的微量營養素檢測他們的整體狀態，才導致他們必須天天服用這些藥物。

當代美國孩童出現營養素缺乏和過重的情況比任何時候都還嚴重，而這與他們的活動（和缺乏活動）和飲食方式有直接的關聯性。現在絕大多數的孩子都是窩在家裡和他們的遊戲裝置膩在一塊兒。除此之外，美國孩童每天平均攝取高達三十二茶匙的糖。尤其是汽水，它含有大量的高果糖玉米糖漿和咖啡因，這兩者皆為會高度酸化身體的物質；若攝取過量，則會出現過動和注意力不集中的症狀。

研究人員也觀察到，過動症孩童有缺乏必需脂肪酸的跡象。目前已知缺乏長鏈 omega-3 脂肪酸會影響行為和認知能力。人腦有百分六十是脂肪構成，所以當你的孩子吃著一份 omega-6 脂肪酸含量遠大於 omega-3 的飲食時，他

大腦結構的完整性也會出現變化。

　　牛津大學召集了近五百名學童進行一項研究，發現他們血液中的omega-3脂肪酸含量能顯著預測孩子的行為和學習能力。該研究的研究人員預測omega-3脂肪酸（特別是DHA）含量比較高的孩子，其閱讀和記憶能力較好，也較沒有行為方面的問題；結果亦顯示，研究人員的預測就跟這些孩子的父母和師長對他們的評價一樣。

　　以身作則，讓自己成為孩子飲食的模範之所以這麼重要，就是這個原因；而且我們還必須向他們強調多多攝取深綠色蔬菜和鹼性油脂的重要性，因為這些有益健康的食物可以幫助他們重新找回身體的平衡。

第二部分

擺脫酸性物質
作戰計畫

成功不過就是將一些簡單的原則，每天實踐在生活中。

——美國商業哲學家 吉米・隆

第5章　與「酸性食物」分手

你該如何知道一樣食物是不是酸性的？請記住，這裡的酸性無關乎食物的滋味，而是它在我們體內代謝的狀況。某些食物經過人體消化後，會在體內形成有害健康的酸性物質（請見第 28 頁）。

「酸性」或「鹼性」的食物取決於三個因素，分別為：礦物質含量、糖含量和纖維素含量。以檸檬、萊姆、葡萄柚和柳橙這四種柑橘類水果為例，你或許會認為它們全都是酸性食物，因為它們都含有檸檬酸，但是事實卻非如此。這當中只有一種為酸性，其餘三種都是鹼性，所以這四種水果當中，究竟是哪一種水果會在你體內產生酸性物質呢？檸檬、萊姆和葡萄柚的礦物質和纖維素含量都很高，含糖量又低，所以它們經人體代謝後是呈鹼性；柳橙雖然同樣富含礦物質和纖維素，但含糖量也很高，所以經代謝後，在人體是呈酸性。

在本章，我們針對飲食中一些最窮凶惡極的酸性食物進行討論。

糖和人工甜味劑：酸性食物中的萬惡之首

我對甜味劑有非常深刻的情感，而且我相信每一個人對糖一定都有某種程度的情感。皮膚問題、過敏、消化問題、關節發炎和疼痛、睡眠問題以及疲勞等，其實全都是你飲食中含有太多酸性食物的徵兆，而糖往往就是造成絕大多

數人出現 pH 值問題的頭號原因。事實上,在你吃進體內的所有食物中,糖是最酸的物質。

　　以下有一些關於美國人糖攝取量的歷史,這些事實可能會讓你大吃一驚:

* 一七○○年,平均每人每年攝取約 4 磅(約 1.82 公斤)的糖。
* 一八○○年,平均每人每年攝取約 18 磅(約 8.18 公斤)的糖。
* 一九○○年,每人每年的糖攝取量上升至 90 磅(約 40.91 公斤)。
* 二○一二年,超過半數的美國人「每天」都攝取半磅的糖,而每人每年的糖攝取量則大增到 170 磅(約 77.27 公斤)!

　　糖嚐起來的滋味或許美味,但它卻不是你的朋友;相反的,癌症、糖尿病和各種慢性退化性疾病才是與它相好的朋友。以下是另一組驚人的統計數據:

* 一八九○年,每十萬人中,僅有三人被確診為糖尿病。
* 二○一二年,每十萬人中,有將近八千人被確診為糖尿病。

　　在過去三百年間,我們對糖的攝取量大幅地提升並非只是巧合。期刊《公共科學圖書館》(Public Library of Science,PLOS ONE)刊登的一篇同儕審查研究(peer –reviewed study)顯示,糖的成癮性比古柯鹼高八倍!

　　糖是一門想讓你成癮的大生意。二○一六年九月,《紐約時報》(New York Times)的一篇文章揭露了糖產業從一九六五年開始,不斷藉由贊助立場偏頗的研究,刻意把導致心臟病和其他慢性病的原因從糖推託到脂肪身上的祕辛。該篇文章指出,「營養食品研究權威暨紐約大學公共衛生學院的教授瑪麗昂・內斯特爾(Marion Nestle)說,這些紀錄提供了糖業展開這些研究是為了『讓糖從冠心症的主要風險因素中除名』的『鐵證』。她說:『我覺得這很駭人,因為你不曾看過如此明目張膽的惡行。』」

糖無所不在

　　我們飲食中絕大多數的糖,都不是來自餐廳裡的糖包,或是超市裡的袋裝

糖。儘管從一九七○年開始，大眾對精製糖的購買量確實有一直下降，但每個人的實際糖攝取量卻大幅攀升了。研究發現，大部分美國人每天攝取 40 茶匙的糖，但在理想狀態下，我們一天的糖攝取量不應該超過 4 到 5 茶匙。事實上，你所購買的每一樣食物中幾乎都藏著糖，它們以各種形式神出鬼沒。

看看食品包裝上的成分表，你就會發現很多日常生活中的食物裡都潛伏著糖！除了你預期中的食物，如甜甜圈、冰淇淋、糖果和巧克力，糖還常常躲藏在看似有益健康的食物裡，例如麵包、麥穀片、義大利麵醬、沙拉醬和優格等。光是一個貝果就含有 45 公克的碳水化合物和 11 茶匙的糖；這樣的糖量就跟一罐汽水的含糖量一樣多！正是這些狡詐出沒在食物中的糖，導致了我們所有的健康問題。

糖如何讓我們生病

你或許正從許多不同形式的食物吃進碳水化合物和糖，但不管你是否意識到這一點，此舉都顯示你很可能是以葡萄糖做為身體的主要燃料，而非脂

如何閱讀營養標示

閱讀營養標示時，你應該特別注意三個項目：糖、總碳水化合物和纖維素。纖維素含量高永遠是一件好事，但糖含量高就不是了。盡可能避免攝取糖，在選購食物時，請選擇含糖量低者。若想要確認該食物的淨碳水化合物量（net carbs），只需將總碳水化合物的公克數減掉纖維素的公克數，即得。淨碳水化合物數值高的食物，有害健康（詳情請見第 340 頁，附錄二）。

肪。對人體來說，葡萄糖其實是一種不環保、有害健康的燃料。約瑟・摩卡拉（Joseph Mercola）醫師在他的著作《生酮抗癌》（Fat for Fuel）裡就表示：「用葡萄糖產能所產生的活性氧化物質（reactive oxygen species，ROS），比用脂肪產能多出百分之三十到四十。」這些活性氧化物質會大量提升你身體發炎和受到氧化傷害的機會。氧氣是鹼化身體最重要的養分，沒有任何養分的重要性比得上它。當葡萄糖被人體代謝的時候，它會燃燒氧氣、發酵並轉變為乳酸和酒精。

你吃糖時，血糖值會飆升，為了維持健康的血糖值，胰臟就必須釋放更多更多的胰島素。這個過程有可能會變成一個慢性的發炎問題，導致糖尿病、心臟病和癌症等疾病。一份裝載大量糖分的飲食，也會造成體重增加；因為體內的胰島素含量飆升時，你身體就會把這些糖儲存為脂肪！

另外，矛盾的是，吃糖不會讓你有飽足感，反而會讓你一直覺得肚子餓。糖會改變人體荷爾蒙的運作，尤其是在瘦體素和飢餓素（ghrelin）這兩種和飢餓感有關的荷爾蒙方面。這兩種荷爾蒙的主要功能就是讓你知道，你什麼時候餓了，又是什麼時候飽了。體內胰島素含量因為吃糖飆升時，這兩種荷爾蒙的作用就會失效，所以你就會一直覺得肚子餓，永遠不會感到飽足。

如果這一點還不夠糟，那我告訴你，攝取糖還會讓你的身體處於極酸的狀態，並且大量耗損你體內最重要的一種礦物質—鎂。研究顯示，有百分之八十的美國人（這個比例甚至可能還更高）都缺乏這項重要的礦物質。鎂在體內六百多種涉及酵素反應的代謝作用中，扮演著極為關鍵的角色，每一顆細胞都需要它；鎂有助調節葡萄糖、胰島素和神經傳導物質多巴胺。因此，如果你有嗜糖的狀況，其實就表示你的身體正缺乏鎂和其他礦物鹽。

身為一個戒除糖癮的過來人，我絕對知道對抗那些糖癮有多麼難熬。在這裡再次奉上我改變飲食奉行的態度，建議你「著眼在加入好的部分，而非需要拿掉的部分」。一旦你將越來越多好的食物加入你的飲食，壞的食物很快就會被排擠到你的飲食之外。開始吃一些富含健康油脂的鹼性食物，像是酪梨、椰

子油、亞麻籽（食用前再磨碎，以免氧化）、奇亞籽、大麻籽、天然原始的堅果醬和野生鮭魚。同時還要選擇富含天然纖維素和礦物質的食物，如深綠色蔬菜、水田芥、捲葉羽衣甘藍、菠菜、蘿蔓生菜和牛皮菜等；以及服用礦物質補充劑。做了這些改變後，你很快會發現自己的嗜糖症狀消失無蹤。

無熱量人工甜味劑

你或許會跟自己說，「好，我知道糖不是好東西，但代糖有什麼問題？」現在我們就來好好討論這個問題。

你一定有聽過這句話「看似完美的東西不會真的如此完美」，而代糖恐怕就是如此。我們會一直使用人工甜味劑，就是因為它們看起來很棒，對吧？它們有糖的甜味，卻沒有一丁點熱量。然而，零熱量的人工甜味劑是一個大問題。它們屬於高酸性的物質，且有可能致癌，許多研究發現人工甜味劑跟癌症有關連。不僅如此，儘管這些甜味劑被標註上具有減重和預防糖尿病功效的健康宣稱（health claim），但遺憾的是，它們的這些功效在學理上其實根本站不住腳。添加人工甜味劑的食品常打著「低熱量」、「無糖」和「健怡」等口號行銷，但實際上，它們卻會破壞你體重控制的成果。

一項研究發現，飲用健怡汽水（這類汽水添加的人工甜味劑通常是阿斯巴甜）和腹部脂肪增加有關連。另一項研究則對健怡汽水做出這樣的結論：每天每喝一罐健怡汽水，其肥胖風險就會相對增加百分之四十一。再者，不論是吃或喝具有甜味的食物，都會引發身體釋放化學物質多巴胺和瘦體素。一開始多巴胺會先讓你感覺自己的狀態很好，然後等你吃進的熱量到達某個量後，瘦體素就會開始作用，對你發出吃飽的訊號。由此可知，如果你吃的是沒有熱量的甜食，瘦體素傳達飽足感的功能就永遠不會啟動。所以，此時你的身體會做何反應？那就是渴望吃進更多的甜食。因此，經常飲用健怡飲料的人，不僅體重會增加，胰島素敏感性也會變差—此為糖尿病的前兆。

二〇一〇年，《臨床營養期刊》（Journal of Clinical Nutrition）研究了

59,334 名丹麥孕婦，更發現飲用添加了人工甜味劑的汽水和早產風險的增加有關聯性。

■ 阿斯巴甜

阿斯巴甜（aspartame，相關代糖產品有 NutraSweet 和 Equal）沒有熱量，甜度卻是糖的 180 倍；餐廳提供的小包代糖，通常就是這類人工甜味劑。不過就算你沒有使用這類產品，你還是可以在超過六千種食品和五百種處方藥裡找到它的蹤影。有很多意想不到食品中，其實都有可能藏有這類人工甜味劑，包括：

- 早餐麥穀片
- 健怡汽水
- 碳酸飲料
- 口香糖
- 維生素咀嚼錠
- 甜點預拌粉
- 健怡食品和糖尿病食品
- 果醬
- 所有無糖食品
- 優格

這意味著，你和你的家人很有可能就是常常吃進人工甜味劑的那三分之二成年人和百分之四十孩童的一員。阿斯巴甜大概是史上最具爭議性的食品添加劑。過去，美國國防部還曾將阿斯巴甜列為生化戰的藥劑。可是，今日阿斯巴甜卻因為它的甜味，成了現代美國飲食中不可或缺的一部分。

多年來，許多研究都發現阿斯巴甜和癌症有關連，而現在更有證據顯示它跟白血病和淋巴癌有關連。另外，阿斯巴甜裡的其中一種成分甲醇（methanol，又稱木醇〔wood alcohol〕），一進入人體後，就會分解產生甲醛（formaldehyde），它就跟添加在去漆劑和防腐液裡的甲醛是同一種東

西！甲醛是一種毒藥，它的毒性遠比乙醇大上數千倍。事實上，美國環境保護局（Environmental Protection Agency，EPA）已經對甲醛做出了結論，表示它會造成人體罹癌，尤其是乳癌和攝護腺癌。毫不令人意外的是，甲醛經人體代謝後也是一種非常酸性的物質；它在人體產生的最終廢物叫做甲酸鹽（formate），它會導致代謝性酸中毒，或增加你血液的酸度。代謝性酸中毒會造成營養素大量耗損、失明、致命性腎損傷、多重器官衰竭，甚至是死亡。

除此之外，阿斯巴甜有九成是由苯丙胺酸（phenylalanine）和天門冬胺酸（aspartic acid）這兩種胺基酸組成的；目前我們已知它們兩者皆會刺激人體快速釋放胰島素和瘦體素，而這兩種荷爾蒙在人體的主要功能就是調節身體的代謝、飢餓感和體重。故你攝取越多健怡汽水或無糖產品，就越容易出現胰島素和瘦體素敏感度降低的問題，導致身體的脂肪存量越來越多，且越來越不會感到飽足。不管一個人的意志力有多堅強，一旦他或她的身體出現了瘦體素阻抗的狀況，他或她一定都會感受到強大的飢餓訊號，並不得不屈就於它。

德州大學聖安東尼健康科學中心（University of Texas Health Science Center at San Antonio）的福勒博士（Dr. Sharon P. G. Fowler）對一群年過六十五歲的受試者執行了一項長達九年的研究，並將以下有關攝取健怡汽水的研究結果告訴了世界前三大的媒體通訊社——路透社（Reuters），他說：「健怡汽水非常酸，甚至比酸雨還要酸，而人工甜味劑的酸度則可能會直接對腸道菌相造成衝擊，影響我們對營養素的吸收狀況。」

■ 糖精

如果我要你吃煤焦油，你會吃嗎？那如果我告訴你，它嚐起來比糖還甜上350 倍，你就會吃嗎？或許不會，因為想像煤焦油在你體內的畫面可能滿倒胃口的。嗯，這就是糖精（saccharin，相關代糖產品有 Sweet' N Low）的真面目，它是一種分離自煤炭、不含任何熱量的甜味劑。在美國，糖精的使用相當普遍，幾乎所有餐廳都會使用它。

一九七七年三月，一項加拿大的齧齒動物研究發現，攝取糖精和大量的膀

胱腫瘤有關連。儘管美國國家衛生研究院（National Institutes of Health）的國家毒理學計畫（National Toxicology Program）曾一度將糖精歸類為「人類致癌物」，但現在，美國食品藥物管理局（Food and Drug Administration，FDA）又宣布，糖精是人類可安全食用的甜味劑。

■ 蔗糖素

大約從二〇〇〇年開始，大眾就開始用 Splenda 這款安全性可能比較高的代糖，取代其他已被證實與癌症有關連的人工甜味劑。可惜，蔗糖素的安全性並沒有比阿斯巴甜或糖精好。蔗糖素（sucralose，相關代糖產品有 Splenda）是 Splenda 這款代糖裡的主要化學成分，目前學界已經針對它發出了越來越多的警訊。一個非營利的監督團體「公益科學中心」（Center for Science in the Public Interest）就把蔗糖素評比為「需謹慎評估」的添加劑，認為蔗糖素會為大眾的健康帶來風險，必須再進行更多的研究和測試。

《國際職業和環境衛生期刊》（International Journal of Occupational and Environmental Health）的研究人員曾執行一項有關蔗糖素的研究：他們每天餵食小鼠蔗糖素，藉以模擬許多人天天攝取這種化學物質的狀態；研究結果發現，這些小鼠後來都得到了白血病或其他血癌。即便蔗糖素的甜度是一般糖的六百倍，用量很少，目前還無法確定它與癌症和其他諸如頭痛和癲癇等健康問題的確切關聯性，可是它跟阿斯巴甜一樣，會讓身體產生想要吃更多甜食的化學反應。許多研究都已經發現，蔗糖素會讓人體的血糖和胰島素劇烈起伏，進而導致食用者出現嗜甜、頭痛和情緒不穩的狀況。由此可知，蔗糖素也不可能有助我們減肥，因為人體對糖的渴望越強烈，就只會越助長我們體重上升的趨勢。

■ 高果糖玉米糖漿

我很驚訝，竟然有這麼多食物都有添加這款由基因改造作物（GMO）製造的甜味劑。高果糖玉米糖漿（high fructose corn syrup，HFCS）無所不在，

從餅乾到麵包、洋芋片、優格和醬料裡都有它的存在。目前研究已經證實它會損害免疫功能、加速老化和使人變胖。

葡萄糖和果糖是兩種不同形式的糖。雖然葡萄糖可以在你身體的任何部位代謝，但果糖跟葡萄糖不一樣，它只能被送往肝臟分解、代謝。這就是問題所在：在肝臟分解果糖的這個過程，會產生一種有害健康的廢物——尿酸，而為了處理這個對人體有高度危害的酸，肝臟必須被迫先停下手邊的所有工作。另外，這些尿酸的結晶更可能導致高血壓和痛風。

果糖會啟動我們把吃進的食物轉變為脂肪的開關，讓內臟脂肪（它是最有害健康的脂肪！）包圍你體內重要的器官。許多人有慢性胰島素敏感度不佳的問題，就是因為飲食中含有太多的糖。然後這就會變成一個糟糕的惡性循環：你吃糖，燃燒糖，接著又渴望再吃進更多的糖！

同時，高果糖玉米糖漿裡的汞含量常常高的驚人。一篇登載於《環境衛生期刊》（Environmental Health）的研究就發現，他們抽取的高果糖玉米糖漿樣本中，有超過半數都含有汞。暴露在汞之下會導致人體出現不可逆的腦部和神經系統損傷，且對年輕、正在發育的個體影響特別嚴重。

■ 龍舌蘭糖漿

某一天，我到一間位於匹茲堡，主打「從農場到餐桌」（Farm to Table）概念的早午餐餐廳用餐，點餐前，我仔細聽著店家向我介紹菜單上某道菜色的食材。當時他在跟我解說的是一款廚房現榨的新鮮蔬果汁，這款蔬果汁裡含有各種「好食物」，如捲葉羽衣甘藍、菠菜、小黃瓜、芹菜、蘋果和「龍舌蘭糖漿」。老實說，如果你在外面吃早餐，可以點一杯像這樣的現榨果汁我一定會歡喜萬分。只不過，當時他強調的是這款蔬果汁裡的食材有多麼有益健康，所以在此我不得不特別向大家澄清，龍舌蘭糖漿對健康其實沒有什麼好處。

絕大多數人大概都會對這個事實大感意外，但龍舌蘭糖漿的確是你吃進體內的所有食物中，最酸的食物之一。雖然龍舌蘭糖漿是天然的甜味劑，但它對健康的危害說不定還更勝高果糖玉米糖漿，因為它的果糖含量更高。高果糖玉

米糖漿含有百分之五十五的果糖量已經對健康不好了，但龍舌蘭糖漿的果糖含量卻高達百分之七十到九十七，對健康的危害性可說是更加重大！

　　大量的果糖會在體內產生龐大的酸性物質，導致各種病症，諸如胰島素阻抗、第二型糖尿病、變胖、三酸甘油酯增加、心臟病，甚至是癌症！

▪ Truvia 和 PureVia 代糖

　　Truvia 和 PureVia 代糖是最新的「全天然」甜味劑，它們是由甜菊這種植物製成。由於這類代糖產品主打「全天然」，所以許多具健康意識的消費者就開始相信它們是糖的良好替代品。

　　坦白說，這類代糖產品根本不該是糖的替代品，也絕對不是什麼有益健康的東西！縱使液態的有機甜菊糖確實是取代糖的良好選項，但這不表示 Truvia 和 PureVia 這兩款由實驗室生產、製造的化學物質就跟前者同樣安全。千萬別吃它們。Truvia 含有赤藻糖醇（erythritol），根據製造商的說法，那些赤藻糖醇都是以天然方式生產的物質。不過，他們口中所說的天然方式，就是透過發酵分解（這個過程會讓物質變酸！）一種由「基因改造玉米」製成的食用級澱粉，再從中獲取這種糖醇。看到這裡，你還覺得這種從「發酵的基因改造玉米」所得到的物質，稱得上「天然」嗎？

甜味劑怎麼選？

絕對不要碰者	較好者	最佳者
人工甜味劑	椰糖／花蜜（果糖含量為 40%） 蜂蜜（果糖含量為 52%） 糖蜜／楓糖漿	甜菊糖和羅漢果糖

如何戒糖

首先，如果你常常攝取人工甜味劑，請不要一下子就斷然停止食用。這些化學物質有很高的成癮性，可能跟藥物的成癮性不相上下。想要在沒有副作用的情況下徹底戒除，你必須循序漸進，否則你只會變得更想吃它們。

也就是說，請你「慢慢地」減少甜食的攝取量。因為多巴胺和瘦體素的生化反應跟你的甜食攝取量息息相關，即：你吃的甜食越多（尤其是含有人工甜味劑者），它們兩者的反應就會讓你想吃越多甜食。好險，若反向操作也可以得到相反的結果。因此，你吃的甜食越少，你的身體就會越不想吃甜食。

另外，當你發現自己渴望吃甜食時，通常表示身體處於礦物質缺乏的狀態。面對這種情況，請你攝取大量的深綠色蔬菜和健康油脂，並開始在每晚睡前服用一顆鹼性礦物質補充劑。這些舉動都可以減輕你對甜食的渴望，幫助你更輕鬆地戒斷更多更多的甜食。

水果該怎麼吃？

糖的形式千變萬化，但不管它以什麼形式存在，經過人體代謝後都會產生酸，就連絕大多數的水果也不例外。況且水果裡含有果糖（聽起來很耳熟？），所以這是否就表示你不該吃任何水果？不，當然不是。因為水果同時還可以提供人體大量有益健康的營養素，如維生素、礦物質、抗氧化劑和纖維素。理想狀態下，你吃水果的頻率應設定在一天一次，而且還要是當季、沒有過熟的水果（但鹼性水果就不在此限，例如檸檬、萊姆、葡萄柚、酪梨、番茄、椰子、石榴和西瓜等—這類水果你可以多多食用）。

果汁呢？我建議你不要喝，因為果汁不含纖維素，含糖量又很高（而且是非常酸性的食物）。果汁在體內代謝後產生的酸度可能跟汽水差不多，同時它的總熱量可能還比汽水更高！以柳橙汁為例，它每盎司含有 18 公克的果糖，但一罐汽水，它每盎司才含有 1.7 公克的果糖。

把同樣十二盎司裝的可口可樂和蘋果汁的熱量和糖量放在一起比較，你就會更具體了解為什麼我會這樣評價果汁：

- 可口可樂：140 大卡，40 公克糖（相當於 10 茶匙）。
- 蘋果汁：165 大卡，39 公克糖（相當於 9.8 茶匙）。

假如你真的想喝果汁，請堅守自己冷壓、現榨的原則，並以綠色蔬菜和低糖水果做為果汁食材。如果你現在正處於轉往鹼性生活的過渡期，此階段你大可以在你的果汁裡加顆青蘋果或梨子，為蔬果汁增加一點甜味，但之後等你的味蕾變得比較鹼性後，你就可以不用再把它們打入蔬果汁。

擊碎嗜糖念頭的十種方法

1. 攝取大量重要礦物質

如果你很渴望吃糖，就表示你體內最缺乏的營養素是鹼性礦物質，尤其是鎂和鉀。所以開始在你的飲食中加入更多的深綠色蔬菜，就是你要做的當務之急。富含鎂的食物有下列食物：

- 深色、綠葉蔬菜
- 青花菜
- 生可可
- 無調味的堅果和種子
- 藜麥
- 酪梨

想想你可以怎麼把這些食物巧妙融合到你的飲食之中。以我妻子的做法為例，她會在義大利麵醬、咖哩或湯品裡加兩杯菠菜。菠菜是很百搭的食物，你也可以拿它來製作美味的早餐；由於它沒什麼青草味，拿它來當蔬果奶昔的基底是很不錯的選擇。青花菜則可以磨成像乳酪粉那樣的粗粒，撒在你的湯品或是沙拉上。

　　再者，你幾乎不可能只靠你原本飲食中的食物獲得身體所需的礦物質，因為：現在我們所吃的食物，其營養性已經大不如前了。

　　二〇一〇年，一則菠菜研究顯示，我們現在要攝取六十份的菠菜，才能獲取跟一九四八年菠菜裡等量的礦物質。自一九九〇年代中期開始，青花菜裡的鈣含量就掉了百分之五十。較於一九七五年生產的蔬菜，當代蔬菜的鐵含量少了百分之三十七，維生素含量則少了百分之三十。現在我們要吃八顆柳橙，其提供的維生素 C 量才跟我們祖父母時代的一顆柳橙等量。

　　為什麼這些蔬菜和水果裡的礦物質成分會出現這麼大的變化？這都跟化學肥料和酸雨等因素脫不了關係。因此，倘若你想要擊碎你渴望吃糖的念頭，我建議你服用需泡水調開的礦物粉，這類礦物粉含有四大關鍵鹼性礦物質：鎂、鈣、鉀和碳酸氫鈉。

　　絕對不要單吃鎂的補充劑，因為它會耗損你體內的其他礦物質。選擇礦物質補充劑時，為了避免你出現顧此失彼的狀況，請確認你選購的補充劑有同時囊括鎂和鈣（比值需為 1：1）這兩種礦物質。

2. 用香料入菜

　　薑黃、薑、肉桂、肉荳蔻和小荳蔻等香料不僅可以增加你食物的自然甜味，還可以幫助你平衡血糖和降低對糖的渴望。你可以把這些香料加到新鮮果汁、蔬果奶昔和湯品裡，甚至是撒在沙拉或是鹼性甜點上！如果你想喝一些滑順可口的飲品，可以把薑黃和薑加到堅果奶裡一塊兒燉煮，它的滋味非常棒。

3. 攝取健康的油脂和中鏈三酸甘油酯（MCTs）

　　健康油脂的植物來源有：酪梨、堅果和種子、特級初榨橄欖油（EVOO）、椰子、亞麻籽、大麻籽、奇亞籽、天然原始的堅果醬；動物性的天然來源則有：野生鮭魚、沙丁魚、鰻魚、鯡魚和鱒魚等。這些油脂可以為你帶來飽足感，並有助於維持血糖的穩定。服用魚油補充劑或吃一湯匙冷壓椰子油，每天一至三次。蔬果奶昔、沙拉醬、醬料、湯品和需拌炒的菜餚裡都很適合加一湯匙椰子

油食用。部分仍然在喝咖啡那種（非常酸性）飲品的人，則喜歡在早餐的咖啡裡加一匙椰子油，這同時也是一種對抗飢餓感的好辦法！

以每天攝取 7 到 10 份的健康油脂為目標，舉凡特級初榨橄欖油、椰子油、酪梨油、夏威夷堅果油、芝麻油、中鏈三酸甘油酯油和黑孜然油都是很好的選擇。避免選用多元不飽和油，因為它很容易氧化而酸敗，例如亞麻籽油、奇亞籽油和大麻籽油。其實這些種子本身都很棒，只是製成油品後很容易氧化，但如果你是自行研磨這些種子的油脂，並馬上食用，就不會有這方面問題。不過，市面上販售的絕大多數多元不飽和油在你開瓶的時候早就已經發生酸敗和氧化狀況，所以在選購時務必要特別注意這點！

即便是像魚油這種富含 omega-3 脂肪酸，並具有強大抗發炎力的優質多元不飽和油脂，也很容易出現酸敗的現象。不管是任何油品，一旦它們氧化，就會酸敗並產生有害健康的反式脂肪酸和自由基。因此，我建議你在服用魚油時永遠要搭配抗氧化劑一起服用，如 α-硫辛酸、穀胱甘肽或抗氧化劑界的新星氫分子（優質的魚油補充劑裡都會包含這類抗氧化劑）。

4. 多吃富含纖維素的鹼性食物

某些食物會促進渴望吃甜食的慾望，某些食物則能抗衡之。在你的日常飲食中加入富含纖維素的食物，就能有效預防嗜甜的念頭出現。含有大量天然纖維素的食物有：深綠色蔬菜（水田芥、捲葉羽衣甘藍和菠菜）、酪梨、青花菜、芹菜、黃瓜、朝鮮薊、豌豆、秋葵、南瓜、球芽甘藍、紅椒、高麗菜、白花椰菜和藜麥。

5. 食用富含鉻的食物

鉻具有調節體內血糖和膽固醇的能力，有助於降低你對糖的渴望。青花菜、地瓜、四季豆、生洋蔥、番茄和蘿蔓生菜都富含這種礦物質。

6. 食用富含鋅的食物

鋅是人體利用胰島素和葡萄糖不可或缺的一樣元素，如果缺乏會讓你衍生渴望吃糖的念頭。含有豐富鋅的食物有：菠菜、鷹嘴豆、南瓜籽和巴西堅果。

7. 閱讀營養標示

有一次我在天然食品店裡想買些有益健康的零食給我父親，卻發現要找到一個不含任何糖分的食品簡直是不可能的任務。而且我還是在一間天然食品店裡！想要讓自己充分落實鹼性飲食，你一定要養成閱讀營養標示的習慣。上面列出的糖分和碳水化合物數值，可以讓你做為衡量自己是否想把那樣食物吃進肚子裡的依據（閱讀營養標示的方式請見第 114 頁）。

8. 削減在咖啡因、酒精、糖和加工食品的攝取量

咖啡因和酒精會讓身體脫水，還可能造成人體礦物質不足。加工食品裡通常都含有很大量的糖和精鹽，這兩種成分都會引發你渴望吃糖的念頭，所以絕對不要讓這些食物進你的家門。無論那些食物對你的誘惑有多大，在你渴望吃糖的念頭出現時，它們都不應該在你隨手可及之處。相反的，你應該用一些既能提供你飽足感、又能幫助你對抗嗜糖念頭的鹼性食物做為廚房裡的存糧。你可以用這些鹼性食物打一杯蔬果奶昔、自製一份什錦果乾，或直接將酪梨搭配萊姆汁和大麻籽食用；這些食物大多可以有效對抗你嗜糖的念頭。不過，千萬不要對自己太嚴苛。偶爾喝一杯咖啡或葡萄酒並不會怎樣，攝取量要適度才是關鍵。

9. 用水和草本茶為自己補水

身體缺水跟渴望食物的念頭有所關連。你應該每天喝足符合下列公式的水量：每日水量（盎司）＝體重（磅）/2。舉例來說，如果你體重為一百五十磅，你一天就需要喝七十五盎司的水分。你可以在水裡加片檸檬或萊姆，增加它的風味和鹼度（雖然檸檬酸在體外呈酸性，但檸檬在經人體消化後會呈鹼性）。另外，你的飲用水應該要是過濾水，且其 pH 值應落在 8 到 9.5 之間最為理想。

10. 睡眠充足、管理壓力並規律運動

多做一些有益你身、心、靈的活動，像是閱讀、冥想、瑜珈或其他運動；並切記，壓力不是外在因素造成的，而是衍生自我們自己對生活的感知。保持充足的睡眠，因為我們疲勞時，常會有想要吃甜食的衝動。規律運動則有助提升你的能量狀態，還具有減壓的功效。

麩質：沉默的殺手

麩質是一種由麥醇溶蛋白（gliadin）和麥穀蛋白（glutenin）構成的蛋白質，在許多穀類裡都可以發現它的存在，例如小麥、粗粒小麥粉（semolina）、斯佩爾特小麥（spelt）卡姆小麥（kamut）、黑麥和大麥等。麩質（此字的英文「gluten」是源自拉丁文，有「膠水」〔glue〕之意）是給予麵團彈性的物質，通常它也會使麵團的最終成品呈現富有嚼勁的口感。不過它出沒的地點可不僅限於麵包和麵團，許多加工食品裡也看得到它的蹤影，如沙拉醬、醬油、麥穀片、義大利麵、啤酒，甚至是美容產品。

許多人會直接了當的避開所有小麥製品，因為他們有麩質過敏症或是像乳糜瀉這類的自體免疫疾病，如果吃到含有麩質的食物，就會導致他們發病。但其實，麩質對每個人都不好。在消化道裡，它真的「人如其名」，就像是一個無所不黏的膠水，阻礙了消化道裡的一切運作。現代飲食中，除了糖，最容易造成酸性體質和人體發炎的食物就是小麥。不管你是否認為自己可以消化麩質，我都會說你不應該把它吃下肚。

當你吃進帶有黏性的穀類時，這些穀物裡的麥醇溶蛋白就會誘發你消化道生成另一種叫做解連蛋白的蛋白質。連解蛋白我們在第一章介紹過，它被活化的時候，就會影響腸道內襯的完整性，增加腸道穿孔的可能性。

一旦腸道裡那層保護你身體的屏障受到損傷，造成腸道的內容物溢漏到腸道外，我們就稱之為腸漏症。在這個狀態下，所有不好的東西——毒素、酵母

菌、黴菌、壞菌和未經消化的食物顆粒，都會閃過身體的防禦系統直接溢漏到你的血液中。這就像是身體的維安系統發生了安全漏洞一樣，而當這個情況發生，諸如發炎、自體免疫疾病和關節炎等病症也會很快找上你。因為接下來，白血球就會開始攻擊這些不速之客，在體內造成發炎反應。然後你的身體又會把這些毒素從血液驅逐到組織中，所以你的關節、肌肉、皮膚就會開始狀況百出，同時衍生關節炎、骨質疏鬆症和肥胖等數不清的病痛。這個部分我們在前面（第 33 到 39 頁）討論酸中毒的五大階段時，就有稍微提到過，以下我們就針對麩質所衍生的各種健康問題再做更深入的介紹。

麩質與乳糜瀉

乳糜瀉是一種會因麩質發病的自體免疫疾病，全世界大概每一百人裡，就有一人深受其害；過去五十年裡來，被確診的人數更成長了四倍。在美國，甚至有大約兩百五十萬人不曉得自己正長期處於這樣的健康風險下。之所以會有這麼多乳糜瀉患者沒被確診，其中一項主因就是因為它的病癥太過尋常，患者多是出現脹氣、便祕、腹瀉或嘔吐等症狀。

乳糜瀉是一種會嚴重擾亂小腸健康的疾病，而麩質正是引發這一連串劇烈反應的引信。再加上它是一種自體免疫疾病，所以一旦它發病後，身體的免疫系統便會開始錯誤地攻擊患者的小腸細胞，將其腸道黏膜的完整度破壞殆盡，使得腸道內的有毒物質更容易穿透小腸壁，長驅直入到它們不該出現的血液系統中。等這些毒素一進入血液系統，它們就會全面活化患者免疫細胞的攻擊模式。醫生會把乳糜瀉歸類為一種自體免疫疾病，就是因為患者的身體出現了上述的反應，不過就我來看，患者的免疫系統之所以會火力全的進入攻擊模式，其實就只是想要盡可能地把不應該出現在血液中的毒素驅逐出境而已。

你有麩質成癮症嗎？

你在吃麵包、貝果或義大利麵的時候，主要吃進的是碳水化合物，這當然也表示你正吃進糖。吃進碳水化合物時，人體會釋放多巴胺，從而自然產生一股飄飄然的感覺。人體喜歡這種快樂的感覺，所以就會開始想要吃進更多碳水化合物。同時，麩質也會造成血糖快速上升，增加胰島素的敏感性，讓你的渴望更加強烈。

小麥同樣會對你大腦裡的鴉片接受器（opiate receptor）產生直接的影響。但和絕大多數鴉片（藥物）不同的是，小麥刺激的是你的飢餓中樞（hunger center）。因此當你試著移除你飲食中所有含有小麥的食物時，你就會歷經一個我稱之為「小麥戒斷症」（wheat withdrawal）的狀況，出現：倦怠感、不由自主顫抖、思路不清和情緒低落等症狀。這些症狀最長會持續一週。說實在話，小麥是我們每一個人都應該少碰為妙的食物，如果可以的話，最好還是將它徹底從我們飲食中移除。

為什麼食用穀類突然變成一個大麻煩？

四萬年前，人類是游牧維生，且以植物和肉類為主食。除了母乳，他們沒吃穀類，也沒攝取任何乳品。那時候的人類很健康，但，現在是一個截然不同的局面了：我們正深陷糖和穀類的泥沼之中。

隨著人類栽植小麥等穀類，我們的祖先也開始食用收成的小麥和其他帶有黏性的穀類，可是當時他們的健康並沒有出現我們今天看到的這些狀況。為什麼呢？這是因為今日的小麥跟我們祖先吃的小麥並不一樣。自一九八〇年代開始，為了因應成長的人口和有限的土地資源，人類對很多作物都進行了基因改造。於是許多作物被改造成能夠大量生產、以產生更多利益的型態，然而此舉就跟我們的許多其他產業一樣，已在不知不覺中對人體健康造成了莫大的危害。

美國預防性心血管醫師威廉・戴維斯（William Davis）在二〇一二年寫了一篇名為〈放下那片麵包：就算是『健康』的全麥麵包也跟心臟病、關節炎和失智症有所關連〉（Put Down That Slice of Bread: Even 'Healthy' Whole Wheat is Linked to Heart Disease, Arthritis and Dementia）的文章，文中他寫道：「今日我們所吃的全麥穀物，幾乎已不再具有它原始的面貌。食品工業近幾十年為了提升作物的產量，並賦予作物某些適合烘焙和符合當代美學的特性，頻繁將作物進行人工的雜交配種，但這個過程已經讓現在的小麥裡產生了人體無法消化利用的新型蛋白。

酸雨和小麥竟有共同點？

我認為每一個人都應該去拜讀一下威廉・戴維斯醫師的《小麥完全真相》（Wheat Belly），它是一本非凡的著作。戴維斯醫師在書中解釋了小麥在美國飲食中的普遍性，還有它對人體造成多大的酸性負擔。小麥是我們吃進硫酸的主要來源，我們從它身上吃進的硫酸量甚至比任何肉類都高出許多。就硫酸的本質而言，它的腐蝕力足以在石頭和金屬上燒出千瘡百孔，所以你想想它對你的小腸內襯又會造成什麼樣的影響。當然，小麥裡的硫酸含量很微量，不過若從你長期大量攝取它的角度來看，小麥裡的硫酸終有一天還是會成為人體健康的大麻煩。戴維斯醫師說：「美國人體內平均有百分之三十八的酸，都來自於小麥這類（含有麩質）的穀類，而這個比例已足以讓體內的酸鹼平衡大大偏向酸性。」

這種說法聽起來很瘋狂，但卻是事實。假如你可以把貢獻你體內百分之三十八酸性物質的穀類從飲食中徹底移除，你體內整體的酸鹼值的確能夠因此由酸轉鹼，讓身體達到很好的健康狀態。

「無麩質」食品背後的代價

　　就現在的飲食趨勢來看，無麩質食品無疑是時下最熱門的一項產品。遺憾的是，在此我卻必須告訴你一個壞消息：其實，許多無麩質的加工食品都添加了大量的糖和人工甜味劑，也就是說，它只是用另一種有害健康的物質來取代原本的麩質。這些食品製造商之所以會這麼做，是因為這樣才能讓他們的產品不失風味又易於銷售。簡而言之，所有的無麩質食品背後，通常都還是附帶著某種程度的健康代價。市面上的加工食品，只要不含麥醇溶蛋白，就可以稱之為無麩質產品，但穀類裡還有很多其他有害健康的蛋白。以無麩質燕麥片為例，它可能不含麥醇溶蛋白，但它卻含有燕麥蛋白（avenin），燕麥裡這種具有黏性的燕麥蛋白對人體造成的影響，就跟小麥裡的麩質雷同。

　　你看出其中的脈絡了嗎？如果你想要真正的採取無麩質的飲食，你就必須將那些具有黏性的食物從你的飲食剔除，並吃完整的全食物；而不是拿那些人工的無麩質食品去取代含有麩質的食品，因為不論廠商再怎麼強調產品無麩質，但他們還是意圖創造出跟含麩質食品擁有一樣口感的產品。舉例來說，你最好直接不要吃所有的麵包，即使那些主打「無麩質」的麵包也是，後者往往都含有大量的糖或人工代糖。如果麵包是你無法割捨的一樣食物，那就請你選用西結麵包這種以多種發芽穀類和種子製成的全穀類麵包。雖然這類麵包還是含有少量的麩質，但比起白麵包和全麥麵包，它是一個理想很多的選擇。

　　把小麥或其他含麩質穀類從你飲食剔除的時候，如果你想改用稻穀取代它們，可以試試藜麥或處理成米粒狀的白花椰菜「米」。至於義大利麵，你則可以用金線瓜或櫛瓜製成的麵條取代。同時，你也必須確認你的飲食有涵蓋健康的鹼性油脂，例如酪梨、椰子油、奇亞籽、大麻籽、亞麻籽和天然原始的堅果醬等，以及大量的深綠色蔬菜。

乳品對健康的衝擊

一般來說，美國人平均每年會攝取近六百三十磅的乳製品（例如牛奶、優格、乳酪和冰淇淋等），所以乳製品在典型美國飲食中可說是佔了最大比重的一類食物！然而，飲用牛奶卻不會對人體帶來如它行銷說詞那般的顯著健康效益。事實上，牛奶正是孩童的頭號過敏原。畢竟，牛奶本來就不是給小孩或成人喝的，它是給牛寶寶喝的（想想看嬰兒一年的成長幅度跟小牛相差了多少）！

牛奶含有大量糖和酪蛋白（casein），而酪蛋白這種具高度酸性的蛋白質已被發現和人類的某些癌症有所關連。牛奶的酪蛋白含量是人乳的二十倍以上，它們不僅難以被人體消化，更會對人體的免疫系統造成重大的危害。絕大多數的乳製品都是用牛奶製成，而產出這些牛奶的乳牛則大都是以穀料為食；這些穀料往往含有大量的促發炎 omega-6 脂肪酸、酸性荷爾蒙和殘留的殺蟲劑。另外，乳製品含有乳糖，它就跟所有糖類一樣，很容易在體內形成酸性物質。人體吃進乳糖後，會把它轉化為乳酸，而這些乳酸會慢慢酸化你的血液和組織，最後在你的身體開始無力中和它們的酸度時，你骨頭裡的鈣和肌肉裡的鎂就會被強制提取出來，當中和這些酸的急救兵。

就跟果汁的製成一樣，牛奶在製作過程中也需要經過殺菌和均質這兩道程序。雖然殺菌這個步驟可以殺滅牛奶中的壞菌，增加產品的安全度，卻也會讓大部分的營養素因此流失。另一方面，均質這個步驟，雖然可以讓乳品中的脂肪顆粒變得比較細緻，較利於人體吸收，但同時這也會增加你動脈出現疤痕和阻塞的機會；這是一個對健康危害非常大的過程，你根本不需要為了牛奶裡的那些鈣質去冒這些風險。有很多植物性的食物，其鈣質的含量都比牛奶還要豐富，例如青花菜、奇亞籽、芝麻籽、大白菜、天然杏仁和闊葉羽衣甘藍。跟任何一種乳品裡的鈣相比，人體對這些植物性鈣質的利用率還更好。

人類是唯一一種在斷乳後，還會去喝別種哺乳類動物乳汁的物種。就算是

牛，牠們在斷乳之後，也不會再去喝牛奶！好，先暫且忘掉我們喝的是其他哺乳動物的母乳這項事實，我們現在把焦點放在人乳上。即便是喝人類母乳的小嬰兒，他消化母乳的方式也會隨著胃液消化力的改變出現變化。小嬰兒大約在十八到二十四個月大之前，胃液的消化力都還不強，此時，母乳對他們來說是一種鹼性食物。可是過了這個階段，小嬰兒胃液的消化力成熟後，母乳對他們來說就會變成一種酸性食物，造成他們出現喉嚨卡痰、過敏、鼻竇阻塞或免疫方面的問題。這就是為什麼每一種哺乳類動物都會隨著孩子的成長慢慢停止哺餵乳汁，唯獨人類例外。所以看到這裡你要了解到什麼？你要了解到：牛奶是給牛寶寶喝的，不是給人喝的，就這麼簡單。

但請你不要只聽我的片面之詞，也看看下列出於各方研究的一些統計數據：

- 每天吃兩份以上乳品的男性，其得到攝護腺癌的機率高了百分之六十。
- 即便美國人的乳品攝取量位居世界之冠，但全美還是有三千萬名女性患有骨質疏鬆症。
- 有百分之十八的乳牛被注射人工生長激素，藉以提升百分之十五的泌乳量。
- 哈佛一項研究檢測孩童（六到十一歲）飲用美國牛乳前後的荷爾蒙含量變化，發現飲用一個月後，他們體內的荷爾蒙含量都增加了。
- 被施打牛生長激素（bovine growth hormone）的乳牛，產出的牛奶裡常出現生長激素類胰島素生長因子（insulin-like growth factor，IGF-1），研究已證實該生長激素會導致女孩提早進入青春期。目前也已知類胰島素生長因子會促使健康的人乳細胞突變為癌細胞，導致乳癌或和大腸癌。
- 研究人員在肺癌患者的血液中發現主要存在於牛乳的 β- 乳球蛋白（beta-lactoglobulin），推斷該蛋白可能跟癌症有關。

牛奶

大家都認為喝牛奶會使骨骼強健。事實上，恰恰相反！誠如我稍早所提

的，喝牛奶其實是在「溶出」你骨頭裡的鈣。再者，你喝牛奶時，很有可能就一併喝進了抗生素、生長激素、殺蟲劑、膿液和止痛藥。你知道美國有高達八成的抗生素都是給牲口吃掉的嗎？這不僅會產生細菌具有抗藥性的嚴重問題，更會造成腸漏症，破壞我們腸道微妙的菌相結構。

如果你非得要喝動物性奶（我會拜託你千萬不要），就選擇未殺菌過的生山羊奶，因為它的營養成分跟人類的母乳最為相似。比牛奶和生山羊奶更棒的選擇則是大麻籽奶、椰奶（沒加糖，且不含卡拉膠〔carrageenan〕），或自製杏仁奶（由天然原始、未經射線處理的杏仁製成）。豆奶和所有商家販售的

杏仁有毒？

全世界有百分之八十的杏仁來自加州。在二十一世紀初爆發了杏仁的沙門氏菌汙染事件後，美國農業部（US Department of Agriculture）就下達了杏仁需進行「強制殺菌」的命令。殺菌的方法有：油烘、乾烤、殺菁、蒸汽、射線，還有使用令人聞之色變的環氧丙烷（propylene oxide，PPO）。

珍・古柏格（Jane Goldberg）博士寫道，前三種加熱式的殺菌方法會導致營養素含量下降；而且熱也會氧化杏仁裡的 omega-3 脂肪酸，導致油脂酸敗、產生自由基。但是，這些方法裡最令人憂心的就是環氧丙烷。環氧丙烷被美國環境保護局列為 2B 類致癌物質，目前研究已經發現它會導致齧齒類動物產生腫瘤，一般是用來作為塑料聚氨酯（polyurethane）的原料。

基於這些理由，我建議你避免選購店家販售的杏仁和杏仁奶，盡量直接跟路邊的農家或其他有信譽的管道大量購買有機的杏仁是比較好的做法。

杏仁奶都不要列入考慮。除了因為有高達百分之九十五的大豆都是基因改造作物外，大豆裡的植物雌激素（phytoestrogen）含量也比其他任何一種食物來得高。植物雌激素顧名思義就是來自植物的雌激素，在人體會產生有如雌激素的功效。大豆裡也含有大量的植酸（phytic acid），它是一種會阻礙營養素吸收的物質，有它的存在你就無法吸收絕大多數的必需鹼性礦物質，例如鎂、鈣和鋅。

乳酪

　　乳酪是酸性食物，加上製成乳酪需要十磅的牛奶，所以它裡頭的殘留物濃度甚至比牛奶更高。乳酪基本上就是濃縮的牛奶，可想而知它對你身體的傷害力也會是牛奶的十倍。概觀來看，乳酪就是一種極度加工又含有大量不健康酸性成分的食物。不過，我知道絕大多數的人都會選擇繼續食用乳酪，所以我也不會要求大家完全不要吃它，但大幅減少這方面的攝取量還是必須的，請你務必謹守 80/20 低酸飲食原則，不要過量攝取乳酪。天然、未經殺菌的乳酪對健康的危害性會稍微低一些，但我還是要提醒你必須適量攝取。切記，乳酪是一種黴菌造就的成品，你不會想要它們大量出現在你體內的。

奶油

　　與其用奶油烹調食物，我建議你可以優先選擇其它的健康油脂作為料理油，例如椰子油、椰子醬和酪梨油。在過渡期的時候，你則可以選用未殺菌的奶油，或由草飼牛製成的奶油。如果你不清楚要從何購得未殺菌的奶油，則可以選購 Kerrygold 出品的草飼牛奶油，它的品質很棒。我也很喜歡用印度奶油入菜，在印度它是一種很常見的料理油。

　　在此我要特別提醒你一件事：有些人會以為他們用人工奶油，甚至是以優格為基底的抹醬取代奶油是一個正確的舉動，因為前兩項產品不含任何膽固醇

或飽和脂肪。可是你有想過，這些產品是用什麼東西取代飽和脂肪嗎？沒錯，就是反式脂肪。反式脂肪對健康的危害性比飽和脂肪還大，而且更容易導致心臟病。

　　就算是那些宣稱不含任何反式脂肪的產品，它們的成分裡最多也可能含有百分之 0.05 的反式脂肪！遠離任何成分表裡含有部分氫化油的食品，這點對含有植物油和芥花油的食品也適用。相反的，請堅持使用有益健康的油脂，如椰子油和特級初榨橄欖油。椰子油儲存在 24℃ 的環境下時，會呈固態，很適合做為抹醬的替代品。另外，可可醬和天然的堅果醬（花生醬除外）也是很棒的選擇。

奶類怎麼選？

絕對不要碰者	較好者	最佳者
牛奶和豆漿 （生山羊奶是動物奶的最佳選項）	杏仁奶	椰奶 自製杏仁奶／大麻籽奶

小叮嚀：在店家選購現成的椰奶或杏仁奶時，請確認它們的成分表裡不含這兩種成分：卡拉膠和蔗糖／糖漿。

優格

　　優格有益健康是個常見的迷思。其實，優格是地球上最酸性的食物之一。食用優格的人多是因為覺得，自己可以由它獲得有益健康的益生菌，或許他們真的可以，不過他們必須為此付出什麼代價？優格是一種會高度酸化你消化道的食物，而且它充滿了大量的酵母菌。你或許可以從優格身上得到益生菌，但你還有更好的選擇。況且，你買的零脂肪優格，常常還是有加糖，像是高果糖

玉米糖漿或龍舌蘭糖漿（它的果糖含量達百分之九十）；而絕大多數的優格，更幾乎都添加了大量的人工甜味劑。

優酪乳

　　傳統的優酪乳是一種由牛奶和克菲爾氏菌種（kefir grains，由乳酸菌和酵母菌組成）發酵而得的發酵飲品。發酵的乳糖會賦予這款飲品一股略帶酒精的酸味，而它的質地和滋味就跟比較稀的優格一樣。有些熱愛養生的人會以為他們做了一件很棒的事，因為他們已經從吃優格進展到喝優酪乳了。殊不知，他們這樣的舉動根本無益於健康。優酪乳裡的克菲爾氏菌發酵牛奶後，會產生很酸的物質，其中包含乳酸、細菌和酵母菌，然後這些物質又會跟優酪乳基底裡的蛋白質、脂質和糖混在一塊兒。知道它的真面目後，我敢說，你肯定不會想要把這種東西喝下肚。

冰淇淋

　　誰不愛在炎炎夏日來份冰淇淋？可惜，冰淇淋是由糖和乳品製成，通常還少不了其他添加劑，所以它也是極酸性食物的一員。今天大部分的冰淇淋都是一大堆化學物質的混合物，根本不該給人類食用，當然也不該讓你的孩子當作日常點心。製作一磅的冰淇淋需要十二磅的牛奶，以及許多諸如高果糖玉米糖漿、氫化油脂、食用色素和牛奶固形物等添加劑。根據希波克拉底衛生協會（Hippocrates Health Institute）的調查，他們發現一般冰淇淋的食品標示裡多會出現以下成分：

- 乙醛 C-17（aldehyde C-17），它是一款易燃液體染料，通常應用在染色、塑料和橡膠製品上，也被當作一種增味劑。
- 二甘醇（diethyl glycol），一種廉價的化學物質，常用來做為蛋的替代品，也會被用來製作抗凍劑和去漆劑。

- 乙酸乙酯（ethyl acetate），可清潔皮革和織物，會導致慢性肺、肝和心損傷。
- 聚山梨醇酯80（polysorbate 80），為一種界面活性劑，研究已證實會對生殖和免疫系統造成損傷。

　　所幸，這一切還是有解套的方法。如果你真的必須吃點冰涼的冰淇淋，現在有很多很棒的選項可以彌補一般市售冰淇淋的缺點，比方說用椰子做基底的甜點，或低糖的水果冰沙等。

有害健康的油脂

　　標準美國飲食有兩個有關油脂的大問題。其一，美國人已經被醫師和媒體調教到對油脂避之惟恐不及，因此我們的健康油脂攝取量幾乎都不足。其二，我們現在飲食中吃進的油脂，其 omega-6/omega-3 的比值極度不平衡，對健康有很大的傷害。

　　就像我先前說的，人體有兩種必需脂肪酸，一為 omega-6，一為 omega-3；為了讓身體保持健康和 pH 值平衡的狀態，理想上，我們對這兩者的攝取量應該要相當。被冠上「必需」一詞的營養素就表示，我們的身體需要該營養素，卻無法自行製造，所以必須透過飲食來獲取。理想的 omega-6 和 omega-3 比值應為 1：1，且不得超過 4：1。由此可知，美國人平均動輒 19：1、25：1，甚至是 50：1 的 omega-6/omega-3 比值明顯失衡，而這樣油脂種類嚴重偏向富含 omega-6 脂肪酸油脂的飲食，對健康更是會造成莫大的傷害。

　　我們吃的每一樣加工食品裡，幾乎都找得到富含 omega-6 脂肪酸的油脂。omega-6 和 omega-3 脂肪酸的功能完全不同；前者為促發炎，後者則為抗發炎。另外，omega-3 脂肪酸可以降低血液的濃稠度；但 omega-6 脂肪酸則會使血液變濃稠，凝結成塊。當然，對人體運作來說，它們兩者都是不可或缺的必需營養素，只是它們的比值必須保持平衡。

Omega-6 脂肪酸有亞麻油酸（linoleic acid，LA）和花生四烯酸（arachidonic acid，AA），動物性食物裡都有它們的存在。你攝取含有大量 omega-6 脂肪酸的重酸飲食時，體內就會出現大量的慢性發炎反應，讓慢性疾病陸續找上門。更重要的是，由於你的大腦主要是由脂肪構成，所以食用含有大量 omega-6 脂肪酸的飲食會導致你的大腦處於發炎的狀態。一項以謀殺犯和精神病院患者為受試者的研究結果就發現，這些人的平均 omega-6/omega-3 比值竟高達 70：1 ！大腦有六成都是由脂肪構成，所以一旦讓體內有益健康的營養素含量達到平衡，人體的行為舉止也將有顯著的轉變。

Omega-6 脂肪酸也會產生有害健康的自由基，導致癌症或動脈粥狀硬化症（讓你的動脈變窄、變硬）。過量的花生四烯酸則會引發血栓。一九九三年的一項研究發現：「增加植物油的攝取量，尤其是富含 omega-6 脂肪酸的油品，會促進發炎反應的發生，並可能是造成某些惡性腫瘤、類風溼性關節炎和自體免疫疾病盛行率上升的原因，這主要是因為 omega-6 脂肪酸會增加體內促發炎細胞激素的生成量。」

不僅如此，含有大量 omega-6 脂肪酸的飲食還會讓身體更容易囤積脂肪。許多動物實驗顯示，在熱量總攝取量相等的前提下，以含有大量 omega-6 脂肪酸飲食餵養的動物，會比不含 omega-6 脂肪酸飲食餵養的動物胖。如果你一直想要減輕一些體重，卻始終無法如願以償，不妨試著從找回你飲食中的 omega-6/omega-3 平衡下手，或許它正是你遲遲無法達成目標的原因。

你不但需要增加飲食中的有益健康的 omega-3 脂肪酸含量，也需要減少 omega-6 脂肪酸的攝取量，讓兩者的比值趨於健康的 1：1 狀態。典型的美國飲食有許多 omega-6 脂肪酸以玉米油、大豆油、紅花油、葵花油、棉花籽油、棕櫚油、人工奶油和氫化植物油的形式出現。這些有害健康的油脂無所不在，烘焙食品、義大利麵醬、沙拉醬、美奶滋和絕大多數你吃的各種肉類都有它們的蹤跡。棉花籽油又是其中最酸的油品，它的 omega-6/omega-3 比值竟然不可思議的高達 234：1 ！

　　大豆油在這些油品中則可謂是危害健康的主謀，因為它被廣泛添加在眾多加工食品中。大豆油還常被用來餵養動物和養殖魚，所以我才會強調，選擇草飼肉和野生漁獲這件事非重要。喬・西貝恩（Joe Hibbeln）博士做的一項研究顯示，從一九〇九年到一九九九年，每人的大豆油攝取量增加了一千倍。怪不得我們現在會有如此發炎的體質。

　　假如你想要減去身上滿載毒素的脂肪，可以用飲食中的好油脂來擊退它們。開始多吃些酪梨和野生鮭魚，並用椰子油入菜，這些油脂會提供你飽足感，減少你對糖的渴望，協助你達成減肥的目標。

　　不過現在問題來了，你在市售食品的成分表裡絕對不會看到「omega-6 脂肪酸」這類的字眼，那麼你又該如何辨別它們是否是該從你飲食中移除的選項呢？你必須成為一位認真閱讀食品標示的消費者。請參考「發炎和酸性油脂名單」（請見第 142 頁）的內容，然後問問你自己，這個食品裡有沒有添加大豆油、葵花油或紅花油？這塊肉是來自草飼動物還是穀飼動物？這條魚是養殖的嗎？一旦你獲取了這些資訊，你就會知道該項食物是否含有 omega-6 脂肪酸。改變你飲食的這個部分後，不但你體內的 omega-6/ omega-3 比值會有所改善，就連你身體的代謝方式也會重新設定，由原本以燃糖為主的模式轉換為燃脂模式，至於這方面的詳細內容，就待我們於下一章再好好介紹。

　　哈佛公衛學院的一項研究表示，缺乏 omega-3 脂肪酸是殺死美國人的第六大殺手，其殺傷力甚至更勝過量攝取反式脂肪。該研究是利用美國國家衛生統計中心（US National Health Center for Health Statistics）二〇〇五年的數據進行分析，發現每年約有 72,000 到 96,000 筆可預防的死亡案例係由缺乏 omega-3 脂肪酸所致。

動物性蛋白質

　　你或許會想用一片雞胸肉或一塊魚肉當作減肥餐的食材，但實際上，吃肉正是導致你體內過酸的最大原因之一。然而就算我本身採取近乎全素的飲食，並堅信這樣的飲食是維持鹼性身體的最佳選項，可是我也不會要你完全捨棄肉類，我明白，你偶爾還是會想要吃塊牛排，或嚐點壽司！事實上，你身體需要蛋白質，因為蛋白質裡的胺基酸是建造你骨頭、肌肉和荷爾蒙的基本元素。重點來了：可是絕大多數的人都吃太多了，他們吃進的蛋白質量是他們身體實際需要量的三倍，更糟的是，他們吃進的那些肉，品質通常都不太好。

　　蛋白質是你每日飲食中不可或缺的一部分，但人體對它的需要量比目前大部分人的攝取量少很多。現實就是，美國人吃太多，也太常吃進錯誤的蛋白質。除了對蛋白質的攝取量和攝取頻率太高外，蛋白質的品質亦是損害人體健康的一項因素。舉例來說，研究顯示，攝取過量的動物性蛋白質跟骨質疏鬆症、腎病、尿路結石和某些癌症有關連。每天增加半份的紅肉攝取量則會罹患第二型糖尿病的風險提高百分之四十八。

　　根據哈佛的一項研究指出，移除或至少降低他們原本飲食中的紅肉攝取量者，其壽命最多可以延長百分之二十。該研究中，攝取最多紅肉者，最早死亡，絕大多數是死於大腸癌和心血管疾病。另外，就跟糖和穀類一樣，過量攝取的蛋白質在體內會被轉化為葡萄糖，並以脂肪的形式儲存於人體。

　　現在，如果你喜愛吃肉，我不會要求你永遠不能吃它。但，肉的「品質」很重要，請你務必要挑選草飼、有機和自由放牧的肉品。適量的吃肉對健康並不會造成什麼危害（每週不要超過兩到三次），但肉是酸性食物，身體需要耗費很多能量分解它。因此，假如你要吃肉或魚，請偶一為之，不要天天大魚大肉。假使你每晚都吃紅肉或加工肉品，份量還占了餐盤的大半空間，你可能很快就會出現不少健康問題。

　　當你吃進的總熱量有一半都是來自蛋白質時，你不僅會增加你消化系統和

有害健康的油脂

發炎和酸性油脂名單

- 植物油：氫化植物油、棉花籽油、紅花油、葵花油、小麥胚芽油、葡萄籽油、核桃油
- 大豆油（在人造奶油裡的含量達 93%，在沙拉醬〔如凱薩、義式、千島和美奶滋〕裡的含量達 72%）
- 大豆（豆腐、豆漿、大豆／毛豆）
- 玉米、玉米油、高果糖玉米糖漿
- 花生、花生醬、花生油（花生含有二十一種不同的黃麴毒素，其產自一類會致癌的真菌）
- 芥花油（部分氫化的精製油有 95% 的原料都是基因改造作物）
- 反式脂肪（除了椰子油之外的所有料理油，還有所有烘烤過的堅果都有它的存在）
- 人造奶油
- 酥油
- 亞麻籽油、大麻籽油和奇亞籽油（它們的種子有益健康，但製成油品後，很容易氧化，並產生反式脂肪酸）

富含 omega-6 脂肪酸的常見食物：

- 畜肉、蛋、禽肉、乳品（非直接性來源）：大部分動物都被以不健康的穀類和含有大量 omega-6 脂肪酸的油脂餵養，藉以加快它們成長的速度。這類食物是我們飲食中含有大量促發炎 omega-6 脂肪酸的主要因素，許多人體內的 omega-6 脂肪酸過高就是食用這類食物所致。
- 養殖魚類，包括鮭魚（其 omega-6 脂肪酸的含量是野生鮭魚的五倍高）
- 雞肉三明治（即麥當勞的雞肉三明治）、熱狗（素食、火雞和雞肉製者）
- 葵花籽和紅花籽（這些種子在 omega-3 和 omega-6 的名單裡都榜上有名，因為它們不僅是 omega-3 脂肪酸的良好來源，也含有大量的 omega-6 脂肪酸，所以必須適量攝取）
- 餅乾、脆餅、糖果、乳製品、冷凍披薩、格蘭諾拉燕麥片／格蘭諾拉燕麥棒、莫札瑞拉乳酪絲、派皮、糕點、爆米花

肝臟的負擔，同時還會增加你得到如癌症和心臟病等慢性疾病的可能性。血中尿素氮（BUN）是蛋白質代謝後的副產物，之後它會轉變為氨和尿素，兩者都具有極高的毒性。雪上加霜的是，血中尿素氮對人體還具有利尿效果，會讓你的腎臟更勤快地把水分排出體外，導致你處於脫水的狀態。不過，水可不是腎臟排出體外的唯一物質，它們在把水排出體外的同時，也會排出能做為酸鹼緩衝劑的重要鹼性礦物質，如鈣、鎂、鉀和碳酸氫鈉。

　　蛋白質是一把雙面刃。首先，蛋白質本身的酸性和毒性很高，因為它代謝時會產生硫酸、磷酸、氨和尿素。其次，蛋白質會耗盡體內的鹼性礦物質，因為身體必須在第一時間中和上述蛋白質在代謝時產生的酸。最後，攝取太多的蛋白質其實會造成血糖上升！沒錯，你飲食中過量的蛋白質在被代謝為胺基酸後，都會被肝臟轉變為葡萄糖。

如何攝取好的蛋白質？

　　大家總是會問，執行鹼性飲食可不可以讓他們獲得充足的蛋白質。答案當然絕對是「可以」！

　　想要達到限制肉類攝取量的目的，你可以從每週吃一天全素做起，也就是貫徹時下正在全球萌芽的「週一無肉日」（meatless Monday）理念。不過請你注意，很多素食者僅僅是用義大利麵和碳水化合物取代原本的肉類，這樣反而會讓他們成為最不健康的一群人。也正因為如此，我碰到的許多素食者都是嗜糖如命的人，這類人的健康狀態有可能比無肉不歡者還要糟糕，因為他們吃進的食物，在體內代謝後產生的副產物都是酸性的。

　　坦白說，即便你不再吃肉了，只要你不是用那些空有熱量的碳水化合物去填補你餐盤裡多出的空間，你身體裡所需的營養素其實並不會受到太大的影響。何況，有了我最愛的七大植物性蛋白質（請見第 199 頁）做為你補給蛋白質的後盾，你肯定永遠都不必擔心你身體需求有無法被滿足的問題！

　　如果你打算食用動物性蛋白質，請選擇富含 omega-3 脂肪酸的蛋白質來

源,例如野生鮭魚、沙丁魚、鯷魚、鯡魚或鱒魚。另外,請藉由攝取藜麥、深綠色蔬菜、奇亞籽和大麻籽、鷹嘴豆和比較小型、經過浸泡的發芽豆類(如鷹嘴豆或紅豆),來增加植物性蛋白質的攝取量。

小心市面上的大骨高湯

現在大骨高湯成為一種蔚為風潮的料理。你絕對不會相信我在看診的過程中,被問到多少有關它的問題。沒錯,大骨高湯確實營養豐富,並含有大量礦物質和膠原蛋白。但需要注意的是,它終究是動物性食物,所以你在選購這類產品時,請務必詳閱它的食品標示,充分了解它裡面到底含有哪些成分。

如果你買了一罐大骨高湯,它的包裝上沒有標註任何「草飼有機」(grass-fed organic)的字樣,那麼這項產品就百分之百會含有抗生素、生長激素以及會導致發炎的 omega-6 脂肪酸,成為你吃入這些有害物質的間接來源。因此,你在挑選這類產品時,一定要認明它的食材是來自有機放養的草飼動物。

許多廠商為了盡可能萃取出大骨裡的礦物質,在製造大骨高湯的過程會加入醋,但任何有含醋的東西都是鹼性飲食的禁忌食品,因為它含有酵母菌和糖。倘若你想要喝大骨高湯,最好還是自己動手做,並增加大骨裡礦物質釋放的部分,在燉煮時加入未經過濾和殺菌的蘋果醋,它會是比較好的選項。

我個人則是偏好植物性的鹼性高湯。假使你想喝大骨高湯純粹是為了從中獲取膠原蛋白和礦物質,不妨試試我的高鹼性蔬菜高湯,我都叫它「無骨高湯」(食譜請見第 311 頁),它可為你補充豐富的礦物質。至於如果你想要獲得膠原蛋白對人體的好處,可以藉由服用優質有機的硫補充劑或 MSM 這類有機硫化物。萬一我說了這麼多,你依舊執意想喝大骨高湯,那我只好再次強烈建議你,請你自己在家裡做,並認明你使用的食材來源!

其他需要避免的酸性食物

談到酸性食物的部分，糖、小麥、乳品和動物性蛋白質一定榜上有名、名列前茅，但是除了它們，我們飲食中還有許多會增加人體酸度的惡毒角色。

咖啡因

如果你是個愛喝咖啡的人，那麼你可能不會否認咖啡因具有成癮性。咖啡是一種你喝越多，不喝時就越容易出現戒斷症狀的飲品。或許咖啡裡有一些有益健康的物質，但事實上：一旦你攝取了咖啡因，你的身體就會更渴望它，而且它有抑制腎上腺和肝臟運作的效果。

咖啡不是唯一有這種副作用的食物，其他含有咖啡因的食物，如綠茶、抹茶、能量飲料、汽水、巧克力，甚至是去咖啡因咖啡（每杯仍含八到十二毫克咖啡因）對人體都有這方面的影響。

在咖啡裡加入椰子油？

好吧，既然我不太可能說服所有的咖啡愛好者捨棄咖啡，所以在此我就提供一個最佳的折衷選項：把添加在咖啡裡的所有乳製品（牛奶和鮮奶油），都用冷壓椰子油取代。椰子油富含有益健康的中鏈三酸甘油酯（MCT），它對體內的酸不僅有非常強大的中和力，還可以為你提供滿滿的活力與能量。

調製步驟：首先，你要選擇一份有機的咖啡。下一步，小心地把你的咖啡倒入調理機。加入一湯匙的椰子油，如果你需要一點甜味的話，請不要使用精製糖，而是用有機甜菊糖或是羅漢果糖做為甜味劑。蓋上調理機的蓋子，啟動電源，將你的咖啡調勻。等調理機將裡頭的所有食材都混勻後，你就可以將咖啡倒進杯子，享用一杯滑順的咖啡。

造成今天有這麼多人離不開咖啡的原因不少。有些人是鍾情於它的風味，

有些人則是將它視為開啟一天的晨間儀式，也有些人是把它當作提振精神的提神飲料。不過，不管他們是為了什麼原因喝咖啡，絕大多數人喝咖啡之所以會有害健康，跟咖啡本身的關係其實不大，而是跟他們加到咖啡裡頭的東西有關：牛奶、糖、糖漿或大量的鮮奶油，這些添加物對形成酸性體質的貢獻更為強烈。

假如你想要戒掉咖啡，在戒斷排毒的過程時，請你飲用大量的檸檬水。我還建議你自製排毒茶來取代原本的咖啡。這道我自創的茶飲（食譜請見第 230 頁），除了具有排毒、提神的功效，還兼具美味，是每天為我開啟美好一天的必備飲品。

大豆製品

我不吃任何大豆製品，你當然也不該吃它們。就很多方面來看，大豆都是個大麻煩。大約在二〇〇〇年左右，每一個人都在歌頌、讚揚大豆和豆腐的好處，但沒多久，我們就發現為了讓大豆對除草劑具有抗藥性，有高達百分之九十五的大豆都經過基因改造。縱使你選購的是非基因改造的豆製品，它們天生還是含有異黃酮（isoflavone）這種類似人類雌激素的物質，會占據你體內天然雌激素發生作用的接受器位置。

不僅如此，大豆還會干擾人體甲狀腺功能的正常運作，並含有皂素（saponin）這類阻礙營養素吸收的物質。皂素是天然的植物性「毒素」，會造成消化方面的問題、抑制酵素的功能，並損害你的紅血球。大豆食品裡也含有植酸，它會抑制必需礦物質的吸收，如鈣、鎂、鐵和鋅。（值得一提的是，肉類可以中止大豆阻礙礦物質吸收的作用力，所以如果你真的想要吃大豆的話，搭配肉類一塊兒食用有助抵消大豆干擾營養素吸收的效力。只不過，在飲食上，你還是應該盡量避免攝取這兩類食物）以下是常見的大豆食品清單：

- 豆腐
- 天貝、味噌、納豆
- 醬油

- 毛豆
- 大豆配方奶粉
- 大豆油
- 豆漿
- 大豆乳酪、大豆冰淇淋、大豆優格
- 素肉（以植物組織蛋白〔textured vegetable protein，TVP〕製成的素食食品）
- 大豆蛋白

■ 醬油的替代品

　　有些人偏好日式 tamari 醬油（大豆製，但不含小麥和麩質，這一點為它加了一點分）或 Bragg 的胺基酸醬油（由十六種胺基酸和碳酸氫鈉組成的非發酵、無麩質、非基因改造食品）。不過若要說目前取代醬油的最佳選項，非「椰子醬油」（coconut aminos）莫屬，它是由天然的椰子漿液和海鹽製成，完全不含大豆，風味更是一級棒！

菇類、花生、玉米和醋

■ 菇類

　　真菌植物常被誤認為有益健康的食物，因為它們歸屬於蔬菜類。然而，事實上，任何真菌植物都是有害健康的酸性食物，你應該盡可能避免食用它們，尤其是在你有癌症、酵母菌或黴菌感染等健康問題的時候。

　　菇類是真菌植物的果實，外觀多肉、含有胞子，一般生長在潮濕、腐朽的環境中；它們的種類有成千上萬種，其中絕大多數都是有毒的，僅有少數可供食用。

　　基本上，我絕對不會建議你食用菇類。話雖如此，但有部分研究發現某些

藥用菇類補充劑（與食用菇類不同），如靈芝、冬蟲夏草、舞茸菇和雲芝等，對特定疾病（包括癌症）的療效非常好。如果你想要服用這類的補充劑，請先跟你的醫師討論這方面的資訊，然後再務必認明這類補充劑的來源是否可靠。

醬油怎麼選？

絕對不要碰者	較好者	最佳者
醬油	Bragg 胺基酸醬油 無麩質日式 tamari/*shoyu 醬油 * 含有小麥，但其麩質含量低於 5ppm 的天然日式醬油。	椰子醬油

■ 花生和玉米

你應該要視花生和玉米為天大的麻煩，對它們避之惟恐不及，因為它們會讓你暴露在由真菌產生的黴菌毒素之中。事實上，花生（它其實是一種豆類，不是堅果）裡有二十一種會產生有害黴菌毒素——黃麴毒素（aflatoxin）的真菌。玉米裡更高達二十五種！黃麴毒素並非原本就存在於花生中的物質，而是存在於種植花生的土壤之中，所以不論是否是有機的花生，只要它生長的土壤裡存有會產生黃麴毒素的真菌，它就有可能受到黃麴毒素汙染。

黃麴毒素是一種強大的致癌物質（尤其是在肝癌方面），很容易被軟殼的花生和玉米吸收，這就是為什麼我會把它們兩者同時歸類至最有害健康的酸性食物之列的原因。

● 醋

　　醋是一種很受歡迎的食材,更是沙拉愛好者少不了的一味。但,醋是一種發酵酒精所得副產物,含有大量的糖、酵母菌和醋酸,所以請避免食用它,你可以用新鮮的檸檬或萊姆汁來取代它的風味。蘋果醋是個例外(在適量的前提下),因為它經人體代謝後會呈鹼性;如果你有胃食道逆流的困擾,蘋果醋是一個改善你症狀的好物:每天空腹服用一杯加了一湯匙蘋果醋的水(假如你正在進行癌症方面的療程,就請完全不要考慮這麼做)。

精鹽

　　天然的鹽富含礦物質。不過,一般我們使用的精鹽往往還加了一大堆添加劑,例如防結塊劑、氟化物和漂白劑等等。所以吃鹽請不要吃精鹽,而要選用礦物鹽。

　　有人曾耳聞我們應採取無鹽飲食的說法,但這並非事實,你的身體需要鹽才能存活。人體在中和體內的酸時,最重要的就是礦物鹽:鈣、鎂、鉀和鈉。這正是為什麼深綠色蔬菜和低糖柑橘類水果(檸檬、萊姆和葡萄柚)這麼重要的原因,因為它們全都含有豐富的礦物鹽。

　　海鹽(凱爾特海鹽和喜瑪拉雅山岩鹽〔它雖然非海鹽,但品質與海鹽相當〕)和礦物鹽是你身體所需的唯二兩類鹽類,除了它們之外,其他的精鹽都屬於加工過度的酸性食物。

氣泡水

　　大家似乎都把氣泡水當作一個有益健康的選項,但看到這裡,你或許已經猜到,它其實屬於酸性食物。這款熱門飲品之所以會有氣泡感,就是在水裡打入二氧化碳所造成的,而二氧化碳同時也是我們呼吸吐出的廢物。如果你非喝氣泡水不可,請你在裡頭加一些檸檬或萊姆汁,讓它的屬性偏鹼一點。一般來說,只要是有氣泡的飲品,都是會促成酸性身體的幫兇。

發酵食品

發酵是一種利用酵母菌和細菌把糖轉化為酸、氣體和酒精的代謝過程。避免食用「所有」的發酵穀物（許多酒精的酒槽都是穀類），因為它們受到真菌和其黴菌毒素汙染的風險很高。另外，雖然很多人把康普茶吹捧為健康飲品，但請你也要避免飲用這類飲品，因為它充滿酵母菌、細菌、碳酸、糖、咖啡因和酒精，是個促成酸性身體的大魔王！

酒精

不用多說，酒精是酸性食物。我不會跟你說你應該永遠禁酒，但你飲酒應該適量。酒精製造商常會使用受到真菌汙染和含有黴菌毒素的穀物釀酒，所以你在喝酒時，喝進肚裡的物質很可能不單單只有酒精而已。請跟啤酒保持距離，因為它的酒槽是穀類；也遠離葡萄酒，因為它含有不少酵母菌和糖。酒類的最佳選擇是不含穀類的伏特加，如用馬鈴薯製成的 Chopin 和用葡萄製成的 Ciroc 這兩款伏特加。

酒類怎麼選？

絕對不要碰者	較好者	最佳者
所有由穀類釀造的啤酒、伏特加和琴酒	葡萄酒	Chopin 伏特加（僅限由馬鈴薯釀造者）Ciroc 伏特加（由葡萄釀造者）

避免食用花生醬

　　所有的孩子都愛花生醬。就算是這樣，花生醬依舊是我最不願意給我孩子吃的食物。花生醬是具有毒性的酸性食物，含有大量會致癌的黃麴毒素。我誠摯地希望這個原因可以讓你馬上起身到廚房，丟棄你家裡的所有花生醬。花生醬對健康的傷害甚至更勝花生粒，因為製造商會揀選外觀比較漂亮、受黴菌汙染程度較低的花生粒去做烤花生；相反地，賣相不佳、最可能藏有真菌（和黃麴毒素）的花生就會被搗碎，製成花生醬。

　　假如你仍然不願就此放棄花生醬，以下有幾個小技巧可以降低你暴露在黃麴毒素下的風險：

- **永遠冷藏保存花生醬。** 冷藏花生醬的動作，可以中止裡頭可能潛藏的真菌不斷繁衍的機會。

- **多吃葉綠素！** 研究已經顯示，攝取葉綠素能減少黃麴毒素的吸收率；此成果充分展現了深綠色蔬菜和脫水鹼性蔬菜粉，對降低黃麴毒素的致癌性有多麼大的重要性。

- **花生醬的替代品：** 天然原始的杏仁醬、可可醬或椰子醬。

第 6 章 啟動身體的「燃脂模式」

　　我已經慷慨激昂地與你分享了我擊碎嗜糖念頭和戰勝糾纏我一輩子糖癮的方法。現在，我想要再與你分享，我是怎麼用六個月的時間，啟動我身體的「燃脂模式」，以安全、健康又永續的方式甩掉了四十二磅的體重。那段期間我既沒有讓自己餓肚子，也沒有採取任何時下流行的飲食，我飲食上唯一的改變就是「鹼」著吃，所以基本上我在食量上並沒有受到任何限制，可依自己的意願攝取各類有益健康食物。假如你願意照著我接下來要與你分享的方法做，你除了會因此減去身上多餘的體重外，還會擁有一個健康、充滿活力的身體。

　　這套方法已經改變了我的人生，我相信它同樣也有能力改變你的人生。當你的體重因為我的方法減輕時，其原因只有一個，即：你體內的酸度下降了。有很多方法都可以減輕體重，但是絕大多數的方法都無法從根本解決減肥者變胖的真正原因。因此，縱然這些飲食能暫時減輕你的體重，但若你的酸性生活習慣始終沒有改善，你的體重早晚會回復到以往的數值。

　　所以要達到你的理想體重，你需要做的第一件事，就是採取以鹼性食物為主的 80/20 飲食。讓鹼性食物占據你八成的飲食，是你採取鹼性飲食的最低目標，如果你想要的話，還可以將鹼性食物在飲食中的比例再往上調。然後，你只要再跟著我在第八章詳細介紹的「擺脫酸性物質的七大攻略」做，到最後，你就會明白我是如何在短短幾個月內，啟動自己身體的燃脂模式。

　　我已經把這套方法應用在成千上萬名患者身上，都獲得非常好的成效。實行者不僅減輕了幾磅的體重、縮小了幾吋的腰圍，更重要的是，他們都沒有復胖。只不過，與這套飲食旨在帶給你健康和活力的核心目標相比，體重減輕只不過是它的一個附加價值。誠如凱莉‧蕾帕所說：「它並非是一個以『控制飲食』為導向的計畫，而是一個以『改變生活方式』為目標的計畫！」（請看看「控制飲食」其英文「diet」的前三個字母。你看到了什麼？沒錯，就是「die」，死亡！）

　　低酸飲食計畫和鹼性的生活方式，對健康的影響力真的非常強大，你一定會感受到它的驚人成效，就算你只有八成的時間奉行這套原則也不例外。我們都愛美食，如果一套飲食計畫構築在必須剝奪自己喜愛食物的基礎上，那麼這份計畫註定會失敗。因為剝奪感會讓我們產生怨念，無法心甘情願的持之以恆下去，許多飲食無法發揮功效就是基於這個原因。這一點正是我熱愛這項飲食計畫的原因，因為執行這項飲食計畫，你不需要就此徹底放棄你所喜愛的任何食物。舉例來說，倘若你真的對咖啡情有獨鍾，無法割捨，我絕對不會要求你必須戒掉喝咖啡這個習慣。

　　等等，咖啡不是很容易在體內形成酸性物質？如果不喝它不是可以更快達成減重目標嗎？你的想法完全正確！但是，比起讓你快速達成減重目標，我更希望你能夠持之以恆地改變你的生活習慣。只要你能夠持續用鹼性食物還有健康的油脂為身體補給能量，你的身體還是能游刃有餘的中和掉你體內的酸，讓你不必再扛著多餘的體重到處跑。

　　我接下來要告訴你的方法都會對你產生實質的幫助，在你執行到計畫的最後一天，絕對會感受到它的斐然成效！然而，在正式執行這套計畫前，我們必須先來談談該如何重設你身體的代謝模式，讓它可以從「燃糖模式」轉換成「燃脂模式」。

　　每當談到有益健康和有害健康的食物時，社會上總是流傳著很多似是而非的錯誤資訊，而這些錯誤的資訊更可能成為你減肥之路上的重重阻礙。就如稍

早我們討論過的心臟病和癌症，絕大多數時候，這些病症都不是一夕之間出現，而是日積月累造成的。有句俗話說：「要消滅怪物，就要趁牠還小的時候。」因此，我希望從現在開始，你就多多留意自己身上的所有細微變化，如此一來，這些看似微不足道的小變化才沒有機會對你的體重、健康，甚至是壽命造成更嚴重的危害。

另一方面，在往後的章節裡，我還會告訴你，想要加快啟動燃脂模式的速度，你的進食頻率該如何安排，餐盤裡又應該盛裝哪些食物。為了幫助你判斷自己的身體目前是處於「燃脂」還是「儲脂」（燃糖）的狀態，等等我也有準備一個小測驗供你檢測。此項小測驗的檢測結果可以讓你了解自己身體的基本狀態，後續你在執行鹼性飲食時，也可以藉此看出自己的進步。我座右銘就是：「你審視之處，即你重視之處！」最後，我當然也會傾囊分享那些迅速啟動我身體燃脂模式的小訣竅，讓你事半功倍！

密技 #1：想甩油，就要吃（對的）油

如果你想要燃燒掉更多的體脂肪，你就需要吃進更多有益健康的油脂。簡單來說，你想要燃燒掉越多脂肪，你要吃進的油脂量就要越多，碳水化合物量則要越少。不用害怕油脂，因為這套鹼性飲食的熱量，大概有百分之五十到七十五來自這些健康的油脂。沒錯，（在糖業的主導下）一直以來我們都被灌輸視所有油脂為敵的觀念，雖然我們確實也應該避開某些油脂，但就整體來說，我們的身體其實少不了健康的油脂。

看到這裡你或許會說：「等一下，你說『身體想要我多吃一點油脂』？可是我現在不是要甩油嗎？吃更多的油不會反而讓我變得更胖嗎？」我可以大聲告訴你，不會！

攝取對的油脂是身體維持正常運作不可或缺的一大要素。它們可以提振你的代謝，並降低你對碳水化合物和糖的渴望。吃對的油脂除了有助減肥外，它

們還可以幫助你對抗壓力和發炎、減緩老化的速度、預防慢性疾病，更能成為你身體獲取能量的理想燃料。

你聽過「吃糖的十五分鐘魔咒」（fifteen-minute sugar crash）嗎？在你攝取含有大量糖分的碳水化合物、穀類和加工食品時，體內都會產生這個現象。它就像是你用一把火照亮了組織，然後過了十五分鐘後，這把火就會突然「嘰！」的一聲熄滅。你的身體用糖當作主要的燃料的時候，就會出現這番情景。因為糖為身體帶來的能量雖然又快又猛，卻不持久；而且對人體而言，糖是一種不環保的燃料，會產生很多酸，造成你體內的礦物質大量耗損（尤其是鎂）。再者，糖燃燒的速度這麼快，你覺得你會更渴望吃些什麼？

從另一個角度來看，脂肪就像是慢燃的煤炭。在缺乏碳水化合物的情況下，你的身體為了獲取能量，會把脂肪（飲食或身體儲存的脂肪）分解成酮體（ketone）產能。酮體是一種非常乾淨的燃料，是你身體和大腦的理想能量來源。

當你檢視你身上所有可轉換成能量的燃料是以什麼形式儲存時，就會發現，有百分之九十五的能量都是以脂肪的形式儲存，而我們身上僅有百分之五的能量是以糖儲備。因此，訓練我們的身體以燃脂產能，而非燃糖，不僅可以讓我們汲取近乎源源不絕的能量來源，還可以有效溶解我們身上的脂肪，可謂一舉兩得。事實上，你一生中燃脂和燃糖的比例是決定你健康和壽命的最終關鍵，可惜，絕大多數人都僅以燃糖產生能量而已。

眼前，假如我看到一頭劍齒虎在我附近出沒，肯定一心只想趕快逃離這個可能落入虎口的危險現場，根本等不及身體靠燃脂提供我逃跑的能量，此刻我需要的是可以快速供給我能量的產能方式，而這正是當初人體內建燃糖模式的目的。當你處於「戰鬥或逃跑」的狀態下，燃糖模式可以救你一命。問題是，有太多現代人長期處於壓力下，整個人一直呈現在「戰鬥或逃跑」的狀態，而它對身體造成的影響就跟你要逃離劍齒虎一樣！儘管我們身體本來就可以運用自如地使用這兩種燃料，但現在我們的目標是要調整你身體的代謝模式，讓它

可以用更多的脂肪作為燃料，所以眼下你唯一需要做的事，就是學習該如何達成這個目標的方法！

一旦開通了你體內源源不絕的能量來源，你就會跟裝了鹼性勁量電池的兔子一般，能量滿點。只要你的飲食避開碳水化合物和穀類，攝取適量的蛋白質，並大量食用有益健康的油脂和深綠色蔬菜（請見第 178 頁的「食物份量配置圖」），達成這個目標的時間並不會太長。因為遵照這套飲食原則，可以讓你的身體很快地達到生酮的狀態，讓身體開始以慢燃的酮體做為主要燃料，而非糖。

一般來說，身體會優先燃燒碳水化合物。所以猜猜看你減少碳水化合物的攝取量，改用健康的油脂餵養身體時，會發生什麼事？

你會變瘦！即便你是個身材苗條的人，也會獲得這樣的成效，因為這樣的飲食方式可以清除掉囤積在器官周圍的內臟脂肪，而內臟脂肪正是對健康最有害的脂肪類型。這種「少碳水化合物，多健康油脂」的飲食方式還有另一項好處，就是油脂可以增加飽足感，所以就不會老是想在三餐之間吃個點心。

隨堂測驗：
你身體處於「燃脂模式」還是「燃糖模式」？

　　完成這份測驗，看看你身體主要產生能量的方式是「燃脂」還是「燃糖」（後者會儲存脂肪）！這份測驗的內容是大衛・辛格（David Singer）博士所設計，他是脊骨神經醫學界的佼佼者，同時也是我的好朋友兼好同事。

　　如果你在作答下列問題時，有三個以上的問題答覆都為「是」，你很可能就正以「燃糖」作為你的主要產能方式，換句話說，你身體的代謝狀態就處於一個會囤積脂肪的模式。

_____　**你曾有過節食減重，又不斷復胖的經驗嗎？**

　　這個體重大起大落的過程會導致你的肌肉質量流失。這是因為大部分的人都不是用正確的方式節食，錯誤的節食反而會造成身體以燃燒肌肉來產生能量。肌肉是提高你身體新陳代謝率的靈魂人物，所以一旦你的肌肉質量流失，你的代謝率和燃脂能力也會一併下降。

_____　**你曾有過徹底執行完一項飲食控制後，沒過多久體重又回歸到原始體重的經驗嗎？**

　　想要讓你的身體把你飲食控制後的新體重視為「正常體重」，你大概需要維持這個新體重六個月的時間，身體才會把你的新體重真正重設為正常值。

_____　**你是個很容易情緒性飲食的人嗎？**

　　錯誤的飲食動機，很容易讓你變胖。用食物撫慰低落情緒，或是慶賀歡愉心情的情緒性飲食，就屬於這類會讓你變胖的飲食行為。

_____　**你喝酒嗎？**

　　酒精會活化體內胰島素的作用力，刺激身體儲存脂肪，導致體重上升。

_____ ### 你會不吃正餐，讓自己餓得飢腸轆轆嗎？

不吃正餐會降低你身體獲得的總熱量，而讓自己餓得飢腸轆轆則會使身體認為應該啟動生存模式，儲存脂肪。

_____ ### 你吃精製穀類、白麵包、蛋糕和餅乾等食物嗎？

食用精製碳水化合物、精製糖類和精製穀類、白麵包、蛋糕和餅乾等食物都會刺激體內胰島素的生成量，刺激人體儲存脂肪。

_____ ### 你有反覆發作的慢性疼痛嗎？

皮質醇是身體的抗發炎荷爾蒙，所以當你疼痛時，身體會釋放皮質醇來減輕你的疼痛感。不過，體內的皮質醇含量若過高，就會導致身體囤積脂肪，而且囤積的還是腹部脂肪。因此，盡可能降低你身體的疼痛感，將有助於你邁向燃脂模式。

_____ ### 你會大吃大喝嗎？

大吃大喝會刺激儲存脂肪的荷爾蒙作用，讓你的身體囤積不必要的脂肪。

_____ ### 你喝咖啡或可樂這類含咖啡因的飲品嗎？

咖啡因會刺激人體分泌皮質醇，導致身體儲存脂肪。

_____ ### 你常常覺得壓力很大嗎？

壓力會導致體內的荷爾蒙皮質醇含量上升，引發身體儲存脂肪。

_____ ### 你的睡眠品質不好嗎？

如果你的身體沒有獲得充分的休息，你身體的代謝率就會下降；此狀態會刺激腎上腺分泌皮質醇，讓你進入儲存脂肪的生理模式。

啟動燃脂模式的三大飲食方針

　　你完成那份檢測你身體代謝狀態的測驗了嗎？結果是出乎你意料，還是合乎你預期？既然已經知曉自己的代謝狀態，那麼現在我們就可以開始為啟動身體的燃脂模式展開行動了！

■ 增加健康油脂的攝取量

　　等你知道壞油脂有哪些，好油脂又有哪些，你就可以慢慢在你每日的飲食裡加入更多有益健康的油脂。很快地，你就會發現你飲食中有超過一半的熱量都是來自健康油脂（請見第 189 頁的列表）。以你目前對飲食的認知，看到飲食中有百分之五十的熱量都來自油脂或許會覺得很瘋狂，但千萬別對此感到壓迫。你只需要在你平常的飲食中漸進式地緩步增加油脂的攝取量即可，不要想著一步登天，每天都有稍稍增多油脂的攝取量就是個很好的進步。盡可能在你所食用的食物裡都加入一些健康的油脂，它們跟很多料理都很對味，舉凡蔬果奶昔、沙拉、湯品、點心和甜點都是很適合用油脂入菜的品項。

■ 減少碳水化合物的攝取量

　　增加健康油脂在你飲食中的熱量比重之際，你也「必須」把每日的淨碳水化合物攝取量減至不超過二十五到五十公克的水準（淨碳水化合物 ＝ 總碳水化合物 - 膳食纖維）。理想狀態下，這些碳水化合物應該全部來自全食物的有機蔬菜。另外，這些來自蔬菜的碳水化合物，其份量也不該超過每餐總熱量的百分之五到十。在這五十公克淨碳水化合物的前提下，如果要攝取水果，則水果的攝取量不得超過二十五公克，這個量差不多等於一根香蕉。

　　一旦你進入生酮狀態，即所謂的燃脂狀態（你可以用尿液試紙測定），即可將每日的淨碳水化合物攝取量上調至五十到一百五十公克之間，這是因為你不會想要時時刻刻都處在生酮狀態裡。人類的祖先生活在時而飽餐，時而飢荒的環境之中，其代謝本來就會很自然地在燃脂和燃糖狀態間切換，而我們當然也跟我們的祖先無異。欲了解各種蔬菜和食物的淨碳水化合物量，請見第 350

頁附錄三。

當你的飲食保持在一個高鹼性的狀態，由大量的健康油脂和蔬菜、適量的蛋白質和少量的蔬菜碳水化合物組成，你的身體不僅可以燃燒脂肪和變瘦，還能讓你的胃口和嘴饞的念頭大減。換句話說，遵照這個飲食模式你一定可以很快地進入燃脂狀態。諾拉 · 蓋朱達斯（Nora Gedgaudas）在她的著作《燃脂生酮 21 天啟動計畫》（Primal Fat Burner）就這麼描述人體產生酮體的狀態：在我們歷經二十四小時到七十二小時沒有碳水化合物的飲食後，人體便會開始生成酮體。短短三天內，你大腦的能量就有百分之二十五是來自酮體；四天後，這個數值甚至會高達百分之七十！沒過多久，你的身體也能夠從你身上的體脂肪分解出游離脂肪酸，並且生成酮體。一旦達到這個狀態，就表示你身體的能量代謝途徑已經從「燃糖」轉換成「燃脂」了。簡單來說，只要你的身體開始靠燃燒身上的脂肪獲得能量，就表示你已經成功適應了生酮狀態。

■ 注意蛋白質的攝取量

你真正需要的蛋白質有多少？每個人平均每天的蛋白質攝取量應該落在三十公克到七十公克之間。在計算你一天所需蛋白質攝取量時，最容易犯的錯誤，就是用你現在的體重去做估算，因為許多人的體重都過重，並非處在理想的體重狀態。

所以我想要你試試蓋朱達斯提供的實用算式，它可以讓你算出你一天應該吃進幾公克的蛋白質。首先，先訂出你的理想體重，然後把以磅為單位的體重除以 2.2，將它的單位轉換為公斤。舉例來說，如果你 200 磅重，理想體重是 150 磅，那麼你就把 150 磅除以 2.2，即得 68.18 公斤。下一步，直接四捨五入到整數位，取 68 這個數值。最後，把 68 乘以 0.8，得 54.4，同樣在將它四捨五入到整數位，取 54。這個數值就表示，你每天應該以攝取 54 公克優質蛋白質為目標，並且要平均分配在三餐裡（每餐攝取 18 公克）。

一份煮熟的 3 盎司肉類，約含有 21 公克的蛋白質；它的大小大概跟一疊撲克牌或一塊肥皂差不多。一片 3 盎司（含有 21 公克蛋白質）的魚肉，大小

則跟一本支票簿差不多。還有請你別忘了，植物性蛋白質也是很棒的蛋白質來源，你這 54 公克的蛋白質裡也應該涵蓋它們。

乍看之下這一切可能會令人望而生畏，但相信我，當你開始在飲食中添加這些健康的油脂時，你對糖分的渴望自動會同步降低（請見第七章）。隨著你渴望吃糖的慾望降低，你吃進的糖量就會減少。在你吃進的糖量變少時，你的身體會燃燒什麼燃料產生能量？脂肪！你明白了這一切是如何運作的嗎？我想再次強調一下，如果你想減肥，就不要畏懼油脂，你需要全心全意地相信我這一點，用更多有益健康的油脂入菜，此舉一定會助你贏得這場戰鬥。

密技 #2：一日三鹼餐，燃脂好簡單

你很可能一而再，再而三地聽過這項飲食建議：「少量多餐，一天大概吃個五到六餐，並將每餐的間隔時間控制在兩小時左右。」至少就我而言，我就已經數不清自己究竟聽過這種話多少次。過去我們還未進入農業時代的祖先，沒有跟現代人一樣有穩定的食物來源。時值今日，雖然我們時時刻刻都可以便捷的獲取食物，但這項便利帶給我們的壞處卻可能遠超出好處。

採取少量多餐的飲食策略時，你的身體會很快習慣這種飲食方式。不過，一旦身體習慣了這種飲食方式，你渴望吃東西的念頭就會加劇，你的身體也會比以往更常出現想要吃東西的症狀。另外，少量多餐也會造成你的血糖和胰島素數值居高不下，讓你最終走上胰島素敏感度下降一途。因此，如果你正採取少量多餐的飲食方式，在此我奉勸你千萬不要再繼續這麼做。

理想的狀態下，請堅守一日三餐的原則，且餐與餐之間不要再吃任何東西。我認為，如果你有心思花在「每兩個小時就提醒自己吃一點東西」上，倒不如把這份心思放在一日三鹼餐上，並竭力避免穀類和糖類出現在你的飲食中。一日三鹼餐的飲食方式可以有效降低體內血糖和胰島素的含量，讓你的身體能夠從以燃糖為主的代謝模式，轉換為以燃脂為主的理想代謝模式。這個重

我該如何知道自己是否已進入生酮狀態的「燃脂模式」？

你進入生酮狀態時，血液檢測的結果會顯示你的酮體含量介於 1 到 3 毫莫耳／公升（mmol/L）之間。你也可以買一套 Ketostix，它是尿液試紙，只需沾取你的尿液就可以檢測你體內生成酮體的狀況。或者，你也可以用一款特別的呼吸檢測儀 Ketonix 來偵測你是否有生成酮體，它會將你呼出的酮體量轉換成可判讀的數據。

請注意，千萬不要把生酮狀態（ketosis）和糖尿病的酮酸中毒（ketoacidosis）混為一談，出現酮酸中毒的糖尿病病人，其體內的酮體濃度會高達 15 到 25 mmol/L，遠超出正常生酮狀態數倍。生酮狀態和酮酸中毒是完全兩碼子事，前者對人體有益，但後者卻會危及性命。會出現酮酸中毒的高風險族群，是採取阿特金斯飲食（Atkins Diet）這類大量攝取動物性蛋白質的人；一般來說，採取這類飲食者，都必須天天用 Ketostix 尿液試紙檢測體內酮體的狀態，以確保他們的生酮量沒有達到會危害健康的水準（這就是為什麼我們會說攝取太多肉不是件好事，因為它太酸了）。人體進入酮酸中毒的狀態時，最常出現呼吸急促的症狀，患者每分鐘可呼吸達二、三十次，因為身體想藉呼吸排出酸化血液中的大量二氧化碳。

啟你身體燃脂模式的過渡期長短因人而異，有人只需要數週，有人則需要數月，但不論多久，只要你挺過了那段過渡期，你身體的代謝模式就會轉換為「燃脂模式」！

我每天的三餐分配總是有兩餐份量特別大，一餐則稍微清淡一些。基本上，我喜歡在早餐和午餐時吃得特別豐盛，因為它們可以給我滿滿的能量，讓

我充滿活力的展開一天的行程。如果你的工作需要耗費大量體力，或是你是運動員或孕婦，用一份豐盛的鹼性早餐開啟你的一天更是格外重要（欲了解我最愛的早餐選項，請見第 290 頁起的食譜內容）。

晚餐永遠是我比較清淡的一餐。試試彩虹沙拉，它的做法簡單，你只需要把綠色蔬菜與如彩虹般五彩繽紛的健康蔬菜混在一塊兒，如甜椒、胡蘿蔔、甜菜和黃瓜等，就可以完成這道料理。櫛瓜麵也是很好的選擇（晚餐你必須避免攝取需要較長時間消化的食物，例如動物性蛋白質）。務必至少在睡前的三小時吃完晚餐（這是你一定要遵守的條件！）。我知道，以現代忙碌的生活型態來看，有時候這個目標很難達成，所以讓你的晚餐成為一天中最鹼性的一餐，才是一件更具重要性的事情。睡覺時，你身體所需的熱量最少，故睡前這一餐，你最不需要的就是吃進含有大量動物性蛋白質、消化速度緩慢的餐點。除此之外，半夜永遠是你身體最酸的時候，其酸度的高峰點則大概會落在清晨五點左右，所以如果你可以在晚餐吃進豐富的鹼性礦物質，將有助你在夜間中和體內的所有酸，讓你的身體可以進入快速動眼期這個更深層的睡眠狀態。

把攝取含有大量蔬菜的鹼餐做為你的飲食目標。以我為例，我的餐點會以綠色蔬菜為主（如菠菜、捲葉羽衣甘藍、牛皮菜、水田芥和蘿蔓生菜等），再搭配其他五彩繽紛的蔬菜（如紅甜椒、黃瓜、紅洋蔥、胡蘿蔔、芹菜、芽菜〔它們的營養度比其成體高出三十倍！〕甜菜根和墨西哥辣椒等），同時以有益健康的油脂（如酪梨、特級初榨橄欖油、椰子油）、天然原始的堅果和種子（如杏仁、夏威夷堅果、大麻籽和奇亞籽）或芝麻醬增添菜餚的風味。

總之，假如你想要減肥和預防慢性疾病，你就必須將糖、穀類和其他酸性食物從你的飲食中剔除，並且非常留意你吃進肚裡的蛋白質份量和質量。組成你餐點和餐盤的食材，大部分應該是綠葉蔬菜和健康的鹼性油脂，其次才是來自植物或魚類的適量蛋白質，而整份餐點中少量的碳水化合物攝取量，則應該來自蔬菜。

「順從你的飢餓感進食，而非情緒進食」（情緒性飲食會讓你衍生罪惡

感！）正是我能給你最言簡意賅的建言。每天堅守一日三鹼餐的原則，但是如果你發現這樣的飲食會讓你在餐間飢餓難耐，我也決不會要你硬是餓著肚子不吃東西。我真正要你做的，其實就是請你好好傾聽自己身體的聲音，讓它可以把想說的話如實傳達給你。

密技 #3：間歇式禁食，啟動燃脂模式的終極武器

好，請耐心聽完我對這則密技的說明。我知道很多人聽到「禁食」這個字眼都會嚇得直發抖，因為他們下意識會將這個字眼跟好幾天、甚至是好幾週不能吃東西的畫面連結在一起。雖然給你的身體和消化系統休息一段時間，確實可以為健康帶來一些好處，但這並非是我現在要談論的事情。我現在要說的是「間歇式禁食法」（intermittent fasting），而你如果可以正確執行這項飲食手段，它很可能會是你從代謝方面改善健康、體重、能量和壽命的最佳方法。

雖然間歇式禁食法近日才在健康界和媒體上受到了廣大的關注，但其實醫學對「禁食」的應用早就行之有年，它可謂是世界上最古老、最廣為應用的傳統療法之一。西方醫學之父希波克拉底就曾大力提倡「禁食」對健康的益處，寫道：「與其用藥物來治療患者的病痛，你還不如讓他禁食一天。」

不論你是否有意識到，其實你每一天都在做某種形式的「禁食」行為，即「睡覺」。簡單來說，如果你晚上八點吃晚餐，然後早上八點吃早餐，那麼你就「禁食」了十二個小時，而吃早餐就是你「打斷」這段「禁食」的舉動。事實上，在你吃完前一頓正餐的八小時後左右，你的身體就會進入禁食的狀態，因為此刻你的消化系統已經將食物裡的營養素全都吸收完畢。當你的身體進入這個狀態後，一開始它會先用身上的葡萄糖來產生能量，直到葡萄糖用盡，它便會轉以用身上的脂肪來產生能量，這正是間歇式禁食法對我們健康產生幫助的力量所在。

在一般的情況下你起床，吞下第一口食物的時候，你的身體就會開始分泌

胰島素，這是一種會促使身體囤積脂肪的荷爾蒙，先前我已經提到很多次。不過，透過執行間歇式禁食法，你可以讓你體內的胰島素不要大量分泌，並將身體處在這種燃脂狀態的時間延長數小時。

　　有很多方式都可以達到間歇式禁食法的效果，但我最喜歡的方式是「限時進食」（time-restricted feeding）。「限時進食」是把攝取一天所需熱量的時間限定在一段相對短暫的時間內，通常是八小時，然後剩下的十六小時則禁食（最短不得低於十四小時）。

　　現在我們就澄清了一項許多人深信不疑的誤解：間歇式禁食法不是一個不讓你吃東西的飲食。間歇式禁食法是一套合乎健康、鹼性生活型態的飲食方式，有助你在這條道路上獲得更多有益身體的成效，而它唯一與其他飲食不同的部分，即你必須在特定的時間區間內，吃完一天所需的熱量。

　　間歇式禁食法可以透過增加體內燃脂酵素的活性，來幫助你減肥。如此一來，你的身體就會越來越擅於利用身上儲存的脂肪作為主要的燃料，而不會仰賴碳水化合物和糖分這類速成的燃料來產生能量。

　　你看，在你仰賴碳水化合物和糖分做為產生能量的主要燃料時，你就無法提取你身上早已儲存的龐大脂肪燃料產生能量。但，如果你還記得我先前說的，「身體有百分之九十五的能量都是以脂肪的形式儲存，靜待你從中汲取能量」，那麼這樣以燃糖為主的代謝模式會招致怎麼樣的結果呢？當然就是你會燃燒更多的糖。那麼如果你一直處於燃糖模式，你覺得你又會渴望吃些什麼呢？當然是更多的糖。顯而易見，這一切終將形成一個加劇酸性體質的惡性循環，因為你的身體會變得越來越酸，並越來越缺乏賦予它生命力的必需礦物質。

　　間歇式禁食法沒有任何缺點，它只會幫助你的身體往更健康、鹼性的狀態邁進。

　　不過，間歇式禁食法對女性來說會比較辛苦一點。因為女性的身體本來就被設定為要孕育胎兒，所以女性體內的荷爾蒙對身體營養來源中斷的反應會比

較敏感。倘若女性在執行這些原則的時候覺得身體不太好受，我建議可以從每週不超過一次、每次禁食十二小時的強度來慢慢讓身體適應間歇式禁食法。

一日性的間歇式禁食法

首先，選定你一天進食的八小時區間，剩下十六小時就為你的禁食時段。你會發現間歇式禁食法並沒有想像中的可怕，因為你的進食和禁食時段完全掌握在你自己手中。比方說，你可以把你進食的八小時區間設定在早上九點到下午五點、早上十點到下午六點或早上十一點到下午七點—這段時間你可以任選，只要它有符合你的需求和時間規劃就是最好的安排。

在這八小時裡，你可以進食，不過用餐時，你還是必須聰明的選取健康的食物享用。你仍然要堅守 80/20 飲食原則，讓鹼性食物至少佔你飲食的百分之八十，酸性食物則不得超過百分之二十。同時，你還應該盡可能將你每日的淨碳水化合物攝取量減至低於五十公克。只要你能將你飲食中的酸性食物攝取量減得越低，你之後得到的成果就會越好。

在進行間歇式禁食法時，有些人可能會不吃早餐，或是不吃晚餐。不過，如果你想要同時在這八小時的進食時段，貫徹我在密技二提到的「一日三鹼餐」，那麼就請你把三餐中較豐盛的兩餐放在早餐和午餐，晚餐則應該吃含有健康油脂的彩虹沙拉。請千萬記住，間歇式禁食法並不是一種要你少吃東西、餓肚子的飲食方式。

現在我要說的是執行間歇式禁食法最重要的部分，也是我看大家在執行這項飲食時，最常沒有做到的部分，即：你必須剔除飲食中所有形式的糖和穀類，並大量增加健康鹼性油脂的攝取量。健康的油脂很容易就可以被人體代謝成能量，同時它們還是讓你身體進入燃脂狀態不可或缺的要素。另外，為了讓身體生成酮體做為產能的燃料，你也必須限制淨碳水化合物的攝取量。

禁食期間，讓身體保持在水分充足的狀態是很重要的事。你可以飲用檸檬水、草本茶和鹼性蔬果汁為你的身體補水。有的人把間歇式禁食法融入每天的

間歇式禁食法的飲食原則

◆ 以鹼性食物佔八成的 80/20 飲食為目標（最低限度是 70/30，至於精益求精者可採取 90/10 飲食）。

◆ 每日吃三餐，若非必要，請盡量避免在餐間吃任何食物。

◆ 請勿在睡覺前的三小時內吃你的最後一餐。

◆ 盡可能吃有機、自製或在地生產的食物。

◆ 限制或避免攝取人工甜味劑、糖、穀類、omega-6 脂肪酸和加工食品。

◆ 增加，而非減少油脂的攝取量！當你開始把這些健康的油脂加入飲食，一旦它們在體內的含量超過了有害健康的油脂，你的身體就可以由酸轉鹼。

食物搭配的原則

◆ **避免將澱粉搭配動物性蛋白質食用**

把動物性蛋白質搭配非蔬菜類的澱粉食物一起食用，大概是史上最糟糕的食物組合。經典的例子有，漢堡肉搭配漢堡包，以及義大利麵搭配肉丸；這些都是會對消化系統造成災難的恐怖組合。換句話說，很多我們喜愛、覺得療癒人心的食物，對我們的身體而言，卻一點都不療癒。這是因為蛋白質會在胃裡被胃酸消化，但澱粉則會在小腸裡被鹼性的化合物消化，所以它們會互相中和對方，導致消化道產生沒有消化的食物殘渣，而這些食物殘渣就會腐爛在你的小腸裡。

◆ **不要把水果當飯後甜點**

請在餐前或是空腹的時候吃水果。在餐間或是餐後吃水果，會中斷體內幾乎

所有消化作用的進行，尤其是碳水化合物和蛋白質的部分。由於水果是人體消化最快的食物，通過消化道的速度非常快（大約是二十到三十分鐘），所以把水果當飯後甜點食用，勢必會導致你消化道的運作大打結。因為在水果還位處胃部頂端時，它就會開始腐爛和發酵，其產生的氣體會讓你覺得胃脹得很難受！等到它好不容易到了可以吸收營養素的小腸，卻也已經沒有什麼有益健康的養分可被吸收。眾水果中，又以瓜類水果特別應該單獨食用。

◆ 將酸性水果搭配油脂食用

如果你打算食用酸度達中、高度的酸性水果（如莓果或香蕉），請將它們搭配健康的油脂一起食用。舉例來說，將莓果搭配椰子醬，或是將這些水果擇一（最好是冷凍過）打入蔬果奶昔，它們可以讓奶昔的風味變得更好。同時在奶昔裡加入其它健康的油脂也非常重要，例如奇亞籽或大麻籽、椰子油和某些天然原始的堅果醬，它們都可以減緩水果中糖分被代謝的速率，避免胰島素飆升。即便水果中的部分糖分會因此在體內發酵，但其對健康的危害程度還是比胰島素飆升低，胰島素飆升才是我們永遠應該避免的情況。透過這些小技巧，你就會得到一杯酸鹼度淨值呈鹼性又美味的蔬果奶昔。

◆ 其他進食原則

假如吃水果，食用後請給它一個小時的時間消化，之後再吃其他東西；假如吃澱粉，請等兩個小時；蛋白質，則請等三個小時。

日常生活中，有的人則每兩天、每週或是每月執行一次。不論你執行間歇式禁食法的頻率為何，只要你全心全意、持之以恆地按照規劃執行它，它對你的健康都會產生正面的幫助。

要特別注意的是，當你的代謝要轉變至燃脂模式時，中間的過渡期可能會

讓你出現一些渴望食物的念頭或是飢餓難耐的感受。在這個階段，請你務必堅守你心中的信念，不要屈服於這些念頭，因為一旦你屈服了它們，你先前的努力就白費了。面對這種時刻，你可以喝杯加了一湯匙椰子油的草本茶（或咖啡，如果你需要的話！），或是直接吃一湯匙的椰子油。這個舉動可以平息你飢餓難耐的感受，並有助你掌控自己想吃東西的念頭。

間歇式禁食法的其他好處包括：

- 刺激自噬作用（autophagy），它是身體清除體內酸性和有毒物質的一個步驟
- 促進更健康的腸道菌相（讓「好菌」成為你消化道裡的優勢菌種）
- 使胰島素的敏感度趨於正常，正常的胰島素敏感度是擁有最佳健康狀態，以及降低罹患糖尿病、甚至是癌症風險的必備條件

  降低三酸甘油酯含量；
- 減少發炎反應和自由基對人體造成的傷害，它們都是源自過酸的生活型態
- 增進記憶力和學習力
- 促進肌肉生長和提升代謝，這些都有助減脂
- 降低渴望食物的慾望

密技 #4：安撫嘴饞念頭的小手段

我希望你在這段過程裡都有好好傾聽自己身體的聲音，並給予它所需的東西。大多數時候，如果你一日三餐，且餐點中富含健康的油脂、蔬菜沙拉和大量鹼性食物，同時佐以適量的蛋白質，以及些許蒸煮或清炒的青菜，大致上你應該會覺得飽足感很夠，不太會想要在餐間吃個點心。但是，如果你真的餓了，基於我剛剛告訴你的話，我希望你不要硬是餓著肚子，不吃任何點心。不過，在你吃點心前，請你務必先確認自己是真的很餓，而不是受情緒影響的想吃東西。假如你發現自己在餐間餓了，請採取以下步驟：

1. 喝一大杯常溫的水

在水裡加入檸檬，喝下這杯水，靜待十五分鐘，然後重新評估你肚子餓的狀態。如果你還是覺得餓，就請採取第二個步驟。

2. 快走十五分鐘

問題是，在某種程度上，我們都算是一種情緒性飲食者。我就多次因為自己的情緒性飲食感到罪惡。一般來說，運動或是單純的活動（快走十五分鐘即屬此類）就可以改變你的心情。我心目中的其中一位英雄，美國的作家暨演說家東尼・羅賓斯（Tony Robbins）說過：「我們的動作會牽動情緒。」活動你的身體，這個舉動可以刺激人體分泌快樂的荷爾蒙，如內啡肽（endorphin）和腦啡肽（enkephalins）。

3. 吃一小份健康的鹼性點心

在採取了前兩項步驟後，如果你依舊覺得很餓，那麼我會同意你吃份小巧、健康的鹼性點心，且點心裡頭最好是含有些許有益健康的油脂。你可以吃幾根沾了酪梨醬或鷹嘴豆醬的生鮮蔬菜棒，或吃半顆酪梨搭配一杯萊姆汁和大麻籽。或者你也可以吃一份芹菜船，它是用芹菜梗為底，搭配天然原始的杏仁醬和大麻籽製成的小點；或直接吃一湯匙冷壓的椰子油，它不但富飽足感，又含有大量有益健康的飽和脂肪。趕快去本書的食譜區看看，那裡有介紹更多我喜愛的鹼性點心。

提振活力的能量飲品

每天早上，我吃我的魚油 omega-3 補充劑時，都會吃兩湯匙的冷壓椰子油。這種健康油脂充滿能量，每次吃下它，我總是可以活力充沛的展開新的一天。稍晚，我又會從罐子裡舀出一湯匙的椰子油，直接吃下我當天的第三湯匙

限制淨碳水化合物的攝取量

馬克・希森（Mark Sisson）在他的著作《原始藍圖》（直譯：The Primal Blueprint）裡，將介於 0 到 50 公克的淨碳水化合物攝取量稱為「間歇式禁食法與生酮區間」（Intermittent Fasting and Ketosis Zone）。他說，若淨碳水化合物攝取量落在這個區間內，可以快速減少身體的脂肪，但這樣的飲食不宜長期執行。這就是為什麼一旦你達到生酮狀態後，他就會建議你時不時跳脫禁食的狀態，藉以模擬我們祖先那個時代的生活環境，讓身體適應「時而飽餐，時而飢荒」的生存狀態。舉例來說，如果你確認你的身體已經開始產生酮體，你就可以將你的淨碳水化合物攝取量提升到另一個區間，也就是希森所謂的「甜蜜區間」（sweet spot）；在這個階段，你不僅能吃進比較多的碳水化合物，還可以讓你的體重持續下降。甜蜜區間的每日淨碳水化合物攝取量為 50 到 100 公克，此時你每週仍會降減少約 1 到 2 磅的脂肪，且你身體的胰島素生成量也會持續降低。下一個階段，希森稱之為「原始維持區間」（Primal Maintenance Zone），每日的淨碳水化合物攝取量可達 100 到 150 公克之間。等你的體重達到理想值後，只要你不要讓每日的淨碳水化合物攝取量超過 150 公克，很輕易就可透過鹼性的飲食型態保持這個理想體重。然而，一旦你的淨碳水化合物攝取量超過 150 公克，你的體重一定會增加，同時你罹患肥胖、代謝症候群和第二型糖尿病等慢性疾病的風險也會一併提升。

椰子油。這個習慣不僅增加了我的能量儲備量，同時還有助我將自己的身體保持在生酮的狀態，讓我整天都以燃脂模式產生能量，而非燃糖模式！

你也可以喝一杯含有豐富深綠色蔬菜和健康 omega-3 油脂的蔬果奶昔。用一大把的菠菜、捲葉羽衣甘藍、牛皮菜或蘿蔓生菜等深綠色蔬菜當這份蔬果

奶昔的基底，然後再加入如奇亞籽、大麻籽、亞麻籽、無糖椰絲和天然原始的堅果醬（不要用花生醬）等健康油脂，以及少許薑、薑黃或蜂膠等超級食物。最後，加入一些椰奶或椰子水增加奶昔的液體量。

傾聽你身體對垃圾食物的渴望

你越是屈服於自己對垃圾食物的強大渴望（如巧克力、乳酪、冰淇淋和含大量碳水化合物的鹹食），你的身體就會越離不開這些食物。你渴望某些食物的念頭，其實就是你的身體在說「我少了某些營養素」；一般來說，它所缺乏的營養素都是一些礦物質和植化素。要戰勝這些念頭的關鍵，就是了解它們背後真正要表達的意義，然後「給予你身體對抗這些念頭的必需營養素」。

舉例來說，你吃糖或富含碳水化合物的食物（如麵包、義大利麵和其他穀類）的時候，你體內的胰島素含量就會飆升。此舉會讓你的身體做何反應？我想現在你已經很清楚這個問題的答案。如果你曾經有吃完披薩，接著又想吃冰淇淋的經驗，你肯定曉得我在說些什麼，即：你的身體會渴求更多的糖。這個生理反應會讓你產生胰島素阻抗，長期下來，慢性疾病就會找上你。

從你渴望的食物種類，一窺你身體缺少什麼營養素

■ 渴望吃冰淇淋、乳酪、牛奶或優格

如果你渴望吃進糖類和不健康的油脂，請你透過下列食物，將你每日飲食中的礦物質和「健康」油脂攝取量，逐步增加至佔總熱量的百分之五十到七十五：酪梨、椰子油、奇亞籽、大麻籽、亞麻籽、堅果醬（如天然原始的杏仁醬、椰子醬和可可醬）、來自有機野生鮭魚的 omega-3 脂肪酸和務必服用優質的魚油補充劑（即便你有吃魚！）。

■ 渴望吃椒鹽蝴蝶脆餅

「極鹼風蔬果奶昔配方」大公開

◆ **選擇你要的基底——深綠色蔬菜（單項一大把或多種混合）：**

　菠菜、捲葉羽衣甘藍、水田芥、高麗菜、牛皮菜、闊葉羽衣甘藍、蘿蔓生菜、蒲公英葉

◆ **選擇你要的油脂（至少擇一，理想狀態是擇二，也可以擇三）：**

　酪梨、酪梨油、大麻籽、奇亞籽、亞麻籽、椰子油、無糖椰絲、椰肉、天然原始的堅果醬（如杏仁、椰子、芝麻或可可醬）、天然原始的杏仁、夏威夷堅果和巴西堅果

◆ **選擇你要的液體（1 到 1.5 杯）：**

　鹼性水或泉水、天然原始的椰子水、椰奶、杏仁奶或大麻籽奶

◆ **畫龍點睛的超級食物（選擇一到三項）：**

　薑、薑黃、黑胡椒、辣椒、枸杞、可可粉、肉桂、螺旋藻、葉綠素、綠藻、藍綠藻、蜂花粉、蜂膠、芽菜、瑪卡（maca）、卡姆果粉（camu powder）、凱爾特海鹽或喜瑪拉雅山岩鹽。

◆ **以下為可依個人喜好添加的食材：**

　1. 選擇一種甜味劑：甜菊糖、羅漢果糖、蜜棗

　2. 讓蔬菜的豐富性更上一層樓（選擇 1 到 2 項）：巴西里、甜菜、胡蘿蔔、青花菜、黃瓜、芹菜

　3. 選擇你要的水果：檸檬、萊姆、葡萄柚、藍莓、覆盆莓、香蕉、草莓、巴西莓。

調理步驟：

將所有食材放入高效食物調理機裡（如 Vitamix 或 NutriBullet 這兩個廠牌的調理機），以高速將所有食材攪打至你喜好的質地。

小叮嚀：

如果你正處於轉往鹼性生活的過渡期，在這款蔬果奶昔裡加入一種屬於中等甜度的水果並無傷大雅，它可以讓奶昔的整體風味變得更棒（上述水果清單中，有部分屬於酸性食物）。但，你務必要從上面的油脂清單裡，挑選幾種健康的油脂一塊兒加入奶昔，因為這些油脂可以減緩水果糖分在體內代謝的速度，達到預防胰島素飆升的效果。

如果你渴望吃鹽，請增加你的礦物鹽攝取量。

■ **渴望吃醋**

如果你渴望吃進醋裡的糖分，請增加你的礦物鹽攝取量。

■ **渴望吃紅肉**

絕大多數肉類都含有大量的不健康油脂。如果你渴望吃紅肉，請你選擇用椰子油這類富含中鏈三酸甘油酯（MCT）的健康飽和油脂取代肉品中的油脂。渴望吃紅肉是身體缺鐵的徵兆，女性在經期期間特別容易缺乏這類營養素，以致經前症候群的症狀加劇。

多多攝取深綠色蔬菜，像是水田芥、捲葉羽衣甘藍、菠菜、牛皮菜和蘿蔓生菜，這些蔬菜都含有大量的葉綠素。葉綠素是一種分子結構跟紅血球很相似的物質，它和紅血球的相異之處只在於中心原子不同，葉綠素的中心原子是

鎂，紅血球則是鐵。如果你想要增加體內的含鐵量，就多吃一些葉綠素。至於蛋白質，則請你選擇健康、鹼性的植物性蛋白質，例如扁豆、鷹嘴豆、紅豆、皇帝豆、天然原始的杏仁、大麻籽、奇亞籽。

■ 渴望吃壽司或富含油脂的魚類

如果你渴望吃富含油脂的魚類，請多吃一些有益健康的油脂。渴望吃東西的念頭最常發生在血糖最低的餐間時刻，以下是它最可能出沒的時間點：

- 晨間，如果你早餐沒吃任何東西
- 下午，介於午、晚餐之間
- 深夜，晚飯過後的幾小時

為了避免在這些常見時刻出現渴望吃東西的念頭，請你謹守一日三餐的原則，千萬不要漏掉任何一餐。除此之外，你還必須確保這些餐點裡都有豐富的深綠色蔬菜、健康油脂，以及適量的蛋白質和少量來自蔬菜的碳水化合物（不得超過整份餐點總熱量的百分之五到十）。

別忘了，這樣的飲食習慣，除了可以讓你的胰島素保持在較低的水平外，更可以讓你的身體從燃糖模式轉換為燃脂模式。對身體來說，脂肪是比較乾淨、健康的燃料來源，而且它也能讓你在餐間保有飽足感，不會出現渴望吃東西的念頭，有助你甩掉身上多餘的體重。

我們需要重新思考我們看待食物的角度。我認為每一個人都應該拋開那種把食物當作小確幸的想法，而應該開始認真看待它是提供身體燃料的事實。每次我要把食物放進口中時，都會問自己這些問題：這個食物會淨化我的身體，還是會堵塞我的血管？它會讓我更健康，還是會壯大癌細胞的聲勢？我希望往後當你要把東西放到嘴裡時，也能先問問自己這些問題。想要重拾健康與活力，健康的油脂必然是你飲食中的主力戰將。永遠記住，你對食物品質的把關終將決定你的健康狀態。

第 **7** 章

和「鹼性食物」當朋友

　　其實，用鹼性生活型態過日子一點也不難。為了確保你的身體保持在理想的微鹼性，pH 值 7.4，你吃進的鹼性食物必須大約是酸性食物的四倍。因此，我誠心建議你，請務必確認你飲食中有百分之八十的食物是鹼性，酸性食物則不要超過百分之二十。如果你無法一次到位，只能先做出一項改變，那麼就請你先從增加每天的蔬菜攝取量做起。蔬菜含有豐富的必需營養素，而且屬於非常鹼性的食物（事實上，如果你仔細檢視市面上各式蔚為風潮的飲食就會發現，雖然它們的理論看起來都很矛盾，但有一點它們肯定都非常提倡，那就是「多吃蔬菜」）。

　　根據美國政府的調查報告顯示，蔬菜量攝取不足正是美國人在飲食上面臨的最大問題之一。在接受調查的二萬一千名受訪者中，沒有人（是的，你沒看錯，就是 0 個人）的蔬果攝取量有達到建議攝取量的標準。在美國，平均每天只有百分之八的人水果攝取量有滿足建議攝取量；至於蔬菜方面，平均每天更僅有百分之六的人有滿足建議攝取量。所以，基本上，我希望各位至少能夠以每天五蔬果（低糖水果）為目標，但理想上，你則應該以每天 7 到 10 份蔬果為目標。

　　問題來了，現在農作物的營養素含量已經大不如前，就算你努力吃進符合建議攝取量的蔬果，也很可能無法得到足夠的營養素。以青花菜為例，自

一九九五年起，它的營養素含量已經大幅減少了一半！這就是為什麼我一再強調要選用有機蔬果的原因，如果可以的話，蔬果請跟當地小農購買，或者是自己栽種。

同時，我還建議你每天喝一杯新鮮的蔬菜汁，或鹼性蔬果奶昔，因為這樣的一杯飲品，就可以讓你吃進大約 7 份的蔬果量！你當然還是需要攝取蔬菜，但是用喝的方式攝取蔬菜，對你來說是最好的，因為你可以直接從中獲得經過預消化的微量營養素和纖維素。

現在，我們把焦點重新放回鹼性與酸性食物比值呈 80/20 的飲食原則。貫徹這種飲食的好處是，你還是可以在一定的規範內品嚐所有的食物，不必為了改善你的健康狀態，只能全面食用有益健康的食物。假如一開始，你的飲食無法馬上達到 80/20 的飲食原則也沒有關係。像我剛開始聽聞低酸飲食這個概念時，我飲食中的鹼性和酸性食物比值就恰恰相反，呈 20/80，因為當時我吃進的八成食物都含有大量的糖分。不管你的起點是在哪裡，執行低酸飲食的重點是，你要把鹼性食物列為飲食的優先選項。你可以擬定目標，循序漸進地增加鹼性食物的攝取量；譬如先從 50/50 開始，然後 60/40，然後 70/30（此數值分別代表鹼性／酸性）。假如你是個求好心切的人，請以 90/10 的飲食為終極目標。在任何情況下，只要你有依照這個原則調整自己的飲食，你飲食中的鹼性／酸性食物比例都會優於絕大多數人，所以現在就立刻展開行動，讓你的身體往更健康的狀態邁進吧！

老實說，我的戒糖之路一開始困難重重。當時我的意志力大多只能讓我一天不碰糖，而且在我反覆戒糖的過程中，我連續不碰糖的最長時間，頂多也只有一週而已。我的問題在哪裡？起初，我是對不能碰糖這件事耿耿於懷，老是覺得這個舉動讓我苦不堪言。那時候我原本想，我必須一鼓作氣徹底改變我的飲食習慣，但這樣的方式終究無法讓我如願以償。於是，我不得不重新調整我大腦看待這項改變的角度：不再將戒糖視為一種剝奪我權益的舉動，而是用積極正面的目標來強化這項改變對我的重要性。

　　將你做出的改變，與你想要的正面成果（如增加活力）產生連結，你實現這些目標的可能性就會大大提升。就現實層面來說，恢復活力稱不上是你想要改變的最終成果，「有活力去做你生命中想要做的事」才是你做出這項改變的終極目標。想想看，增加活力不只是一件會讓你覺得神清氣爽的事，它還能讓你有體力陪你的孩子玩、到外頭散散步和處理工作上的事務等等。就各個方面來看，增加活力都是讓你擁有更好生活品質的關鍵。

　　因此，請你捫心自問：為什麼我想要擁有更多的活力？一旦你想到了這個問題的答案，就會成為你有力的目標，那麼接下來你自然就會有所改變。

　　在本章，我們將看到，能夠改變你健康的強大食物。這正是驅策我教育他人採取低酸生活型態的動力所在，我很開心能打開大家的眼界，讓大家看見我們生活中有多麼豐富的天然食物，這些食物不但可以實質地讓你的身體運作地更好，還能讓你活得更健康、更長久。能夠走入販售著來自世界各地食材的商家，從中揀選出可以治癒我們疾病、賦予我們能量和提升我們整體生活品質的食物實在是太棒的一件事。

　　接下來的內容，我將列出你所能取得的極鹼食物，並告訴你為什麼它們這麼有益健康。我還會與你分享，增加它們攝取量的方法。食用這些食物有助你獲得最大量的維生素和礦物質，當然，它們還能讓你吃進最少量的毒素和汙染物。我真心認為，每一個人都應該只吃有機食物。沒錯，有機食物的單價確實會比較高，但是這攸關你的健康，沒有了健康，你就什麼都沒有了。有了這番認知，現在我們就立刻來了解該如何從吃「鹼」回健康吧！

降低酸性飲食的「食物份量配置圖」

　　將擺脫酸性物質的食物金字塔飲食原則，應用在生活中的每一餐，會讓你餐盤上各類食物的份量長什麼模樣？一份強大的低酸飲食主要涵蓋以下條件：

　　你應該以每日三鹼餐為目標，並天天攝取 7 到 10 份的蔬菜（包含各類深

何謂一份蔬果攝取量?

一份蔬菜或水果的攝取量大約是 80 公克。以下我舉幾個例子供你參考:

◆ **沙拉類蔬菜:**

2 杯綜合生菜葉(mesclun greens)、2 杯生菠菜或 1 杯煮熟的蔬菜。

◆ **其他蔬菜:**

1 杯胡蘿蔔或 12 根迷你胡蘿蔔;1 杯四季豆;1 杯切碎、或生或煮熟的紅、黃甜椒,或 2 小顆甜椒;1 杯切碎的番茄或 2 小顆生番茄,或 15 到 20 粒小番茄(依單顆大小而定);1 杯或生或熟的青花菜,或是切成小朵的青花菜 10 朵;1 杯什錦蔬菜;3 根芹菜棒;半顆哈斯酪梨;5 根蘆筍;半根大櫛瓜;8 顆球芽甘藍;1 杯切碎的黃瓜;或 1 杯或生或熟的白花椰菜。

◆ **豆類或澱粉類蔬菜:**

3 到 4 湯匙豆類,如鷹嘴豆、紅豆或扁豆;1 杯豌豆仁;1 杯南瓜;或 1 顆中型烤地瓜。

◆ **水果:**

半顆大型水果(如葡萄柚);1 顆中型水果(如青蘋果、梨子或香蕉);或 7 顆草莓(半杯)。

◆ **蔬菜汁 / 蔬果奶昔:**

取決於你所選用的蔬菜,你可以從一杯蔬菜汁裡輕易獲得 5 到 9 份蔬菜。不過,雖然這些飲品能夠滿足你每日的蔬菜需要量,但我不會把它們計入我建議你每天需攝取的 7 到 10 份蔬果裡,你從這些飲品獲取的蔬果量只算是額外的補充!

綠色蔬菜、芽菜、低或無澱粉蔬菜、十字花科和含硫蔬菜）以及低糖水果。換句話說，你每餐平均要吃到 3 份的蔬果量。

油脂方面，你每餐平均都要吃兩到三份的健康油脂，最好是透過料理油（特級初榨橄欖油、夏威夷堅果油、酪梨油、黑孜然油或椰子油）、酪梨、天然原始的堅果和種子等形式來攝取這些油脂。這樣一來，三餐下來，你每天就可以增加 7 到 10 份的健康油脂攝取量（1 湯匙油等於一份）。

單就蔬菜和健康油脂這兩類食物的攝取量來看，它們應占你餐盤上百分之八十的空間；其中，健康油脂的熱量又應占你整份餐點總熱量的百分之五十到七十五。不過，由於油脂的熱量密度比蔬菜高很多，所以在它們共同占據的那百分之八十的空間裡，視覺上就會顯得蔬菜占了絕大多數的空間，而油脂的份量則看起來非常小（例如淋在沙拉上的特級初榨橄欖油）。也就是說，在整個餐盤上，蔬菜應該是「看起來」份量最大的食物種類。

蛋白質應該占整份餐盤百分之十到十五的空間，且理想上要是植物性蛋白質。如果你想要吃動物性蛋白質，最好選用富含 omega-3 脂肪酸的野生魚類。蔬菜裡的碳水化合物占據餐盤的空間則應該最小，不得超過百分之五到十。

金字塔第一層食物

深綠色蔬菜、芽菜和必需油脂。

深綠色蔬菜

芝麻葉、甜菜葉、高麗菜、闊葉羽衣甘藍、散葉萵苣、捲葉羽衣甘藍、芥菜、紅散葉萵苣、蘿蔓生菜、菠菜、牛皮菜和水田芥。每日攝取 7 到 10 份，可搭配金字塔第二層食物。

這是從金字塔底層看起，位處第一層食物的第一項食物類別。之所以會將

食物金字塔低酸飲食原則

酸性水果與
澱粉類蔬菜

植物性蛋白質和
魚類蛋白質

天然原始的堅果、種子、
香草植物、香料、青草
（如小麥草）和海菜

低糖水果、低或無澱粉蔬菜、十字
花科蔬菜、富含硫的蔬菜、綠拿鐵、
蔬果汁和精力湯

深綠色蔬菜、必需油脂、芽菜

金字塔的四大根基

每日飲用 3 到 4 公升的過濾鹼性水	用正確的呼吸方式和輔具為身體補氧	服用補充劑解決營養素不足的問題	規律運動和保持淋巴系統暢通

低酸飲食法的「食物份量配置圖」

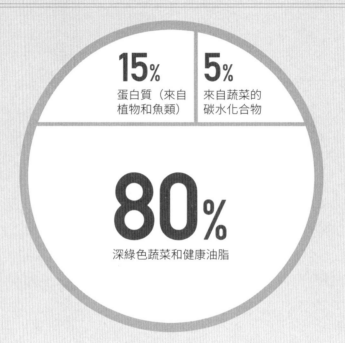

15%
蛋白質（來自
植物和魚類）

5%
來自蔬菜的
碳水化合物

80%
深綠色蔬菜和健康油脂

深綠色蔬菜列在眾多食物的第一位，自有它重要的原因，且這些蔬菜必須是你飲食的基石。如果你在每天的飲食中多加點深綠色蔬菜，你的健康必定會往更健康的方向推進。它們飽和的綠色外觀，代表它們蘊藏著豐富的葉綠素，我又把葉綠素稱之為「植物的血」。確實，《醫學遺傳學期刊》（Journal of Medical Genetics）的研究人員指出，葉綠素的分子結構幾乎跟紅血球的血紅素一模一樣，這讓它非常有助於清運血液中的廢物，還可輔助人體造血作用的進行。

　　深綠色蔬菜對人體的好處可不只這樣。與一般蔬菜相比，深綠色蔬菜的營養素含量特別豐富，它們含有大量能提升健康狀態的植化素，例如酚類、吲哚類、黃酮類和蘿蔔硫素（sulforaphane）等物質，這些物質全都是可以對抗疾病的化合物。除此之外，蔬菜還含有豐沛的微量礦物質、omega 脂肪酸、維生素和抗氧化劑，例如維生素 A、維生素 C、維生素 K、葉酸和維生素 E。最後，蔬菜還含有大量的纖維素，這正是它們對腸道健康如此重要的原因，因為纖維素可以維持消化作用的正常運作，並保持腸道菌相的健康。

　　知道了這一切有關深綠色蔬菜的訊息，你該作何反應？當然是，多多攝取綠色蔬菜！赫伯特·希爾頓（Herbert M. Shelton）博士說得很好：「一天一沙拉，酸性物質遠離我！」你吃進越多以深綠色蔬菜為基底，並佐以繽紛蔬菜的沙拉，你身體就擁有越多預防感染和癌症、解毒和清理肝臟、減輕體重和保護肌膚的防禦力。

芽菜

　　我認為芽菜是一種「充滿生氣的食物」，所以它們應該自成一類。在地球上，充滿生氣的食物富含最多養分。任何一種可食用的芽菜，其營養密度平均都比它的成體高三十倍左右，這是多麼不可思議的一件事！把芽菜搭配小麥草汁一起飲用，它們就可以為身體提供最強大的鹼力。

　　「發芽」是個可以讓食物更具營養價值的過程，而且你自己在家裡就可以動手做。你可以拿任何堅果、豆類或種子做為素材，只要你確認它們是經過有機認證、無病原菌的食材，都能夠透過浸泡的步驟，促使它們萌芽。芽菜超級好照顧，需要的空間和陽光非常少（我住在空間永遠顯得侷促的紐約市，但基本上，芽菜已經成為我飲食和生活上不可或缺的一部分）。紫花苜蓿芽大概是所有芽菜中，最好照顧的一種，滋味更是非常棒。其他如青花菜苗、綠豆芽、豌豆苗、紅花苜蓿芽、葫蘆巴豆芽和蘿蔔嬰等，也都是我喜愛的芽菜。

　　培育芽菜的步驟非常簡單。你只需要買一個發芽用的托盤（sprout tray，

腎結石大解密

　　大約有百分之八十五的腎結石含有草酸鈣這種鈣鹽。因此將菠菜、高麗菜、青花菜和球芽甘藍等含有草酸的蔬菜，與腎結石的形成連結在一起似乎是很合理的事情。通常大家都會建議有腎臟疾病、腎結石、痛風和類風溼性關節炎者，避免食用這類蔬菜。

　　在此我先聲明，我一定不會因為所謂的草酸效應（oxalic acid effect）不吃菠菜或其他綠葉蔬菜。一方面是由於這些蔬菜實在是能提供人體太多豐富的營養素，另一方面則是對一個健康的正常人來說，要因為攝取這些含有大量草酸的食物而產生腎結石幾乎是不太可能的事情。不過，假如你有腎結石的問題，你必須知道，這既非是鈣的問題，也不是蔬菜的問題，而是「酸」的問題！

　　研究發現，有草酸鈣結石問題的患者，其尿液裡的草酸，僅有百分之十到十五是來自飲食。二○○七年，一項規模最大且歷時最久的研究（歷時四十四年，共 240,681 人參與，分析了 4,605 顆腎結石），在《美國腎病學會期刊》（Journal of the American Society of Nephrology）發表了他們探討腎結石與含草酸蔬菜關聯性的研究成果。該項研究做出這樣的結論：「目前飲食中的草酸與結石風險之間的關係尚不明確。……此次研究的數據，亦未發現飲食中的草酸是導致腎結石的主要風險因子。」部分研究認為，近代使用抗生素者，其出現腎結石的風險或許遠比食用含草酸食物者大。因為許多抗生素都會殺死腸道裡分解草酸的菌叢，像是草酸桿菌（oxalobacter），嗜酸乳桿菌（lactobacillus acidophilus）和比菲德氏菌（bifidus）。這一點又再次凸顯了維持健康腸道菌的重要性。與腎結石形成有關連的其他酸性因素，還包括：

◆　碳酸飲料：因為它們含有大量的磷酸，磷酸會降低尿液中的檸檬酸鹽含量，

　進而增加結石形成的風險。

◆ 加工食品，特別是含有大量精製鹽者。

◆ 攝取大量糖分。

◆ 飲食含有大量動物性蛋白質。

◆ 吃進過量的鎘，鎘是一種重金屬，會增加維生素 C 轉換為草酸的比例。攝取大量肉類、菇類、貝類、穀類和米飯者，以及吸食菸草者，都有可能出現體內鎘過量的問題。

　　面對這種情況，我們能採取什麼對策？瑞士的一項研究發現，富含鹼性蔬菜的飲食與降低腎結石形成的風險有關連。如果你是出現腎結石的高風險群，請你在執行「低酸飲食法」時，特別注意以下事項：

◆ 每天喝 3 到 4 公升過濾的鹼性水。

◆ 服用高單位的葉綠素補充劑。

◆ 服用鹼性礦物質補充劑。

◆ 服用益生菌和氫分子維持你腸道菌叢的健康。

◆ 考慮做一個偵測微量營養素缺乏的血液檢測，找出你一開始可能出現腎結石的原因；通常都是飲食過酸造成礦物質缺乏所致。

它們通常是兩入或四入包裝），並將欲讓它們萌芽的素材，分批交錯排列在托盤上，這樣接下來你的托盤上就永遠有著不同生長週期的芽菜，讓你可以時時有芽菜享用。我的建議是，你家裡可以備有四個小托盤，每個托盤分別培育約兩湯匙的芽菜。將它們四盤的收成日期錯開，如此一來，你就能隨時都有芽菜可添加到沙拉或芽菜捲餅裡。在將欲萌芽的素材放到托盤上前，我會先清洗它們（或將它們浸泡一晚，以求它們有最佳的發芽條件），然後才會將它們均勻撒在托盤上，於每天早、晚各替它們澆一次水，並排乾多餘的水分。五到八天內，你就可以收成你的第一批芽菜！

　　植物、堅果、種子和豆類都含有許多特別的成分，例如阻礙營養吸收的物質、酵素抑制劑、多酚類和凝集素，這些成分就像一套盔甲保護它們免受掠食者侵害，確保它們能夠繼續生存下去。因為這套「盔甲」會毒害任何食用它們的動物或掠食者，並防止它們被食用者完全消化、吸收，即便是人類也不例外！現在很流行吃天然原始的杏仁，但如果它們沒先經過浸泡和發芽這道手續，你所能獲得的養分其實相當有限。不論是植物、堅果或種子，當你浸泡、瀝乾並萌發它們時，那些保護它們的有毒物質才有辦法被移除，並釋放出潛藏在它們體內，那些你原本無法吸收的重要營養素！

必需油脂

　　每天攝取 7 到 10 份。曾經被妖魔化的油脂，如今終於揚眉吐氣，被視為健康飲食中不可或缺的一部分。自一九五〇年代開始，由於製糖業陸續出資做了一些惡意中傷油脂的劣質研究，讓油脂至此之後一直背負著有害健康的污名。好在現在研究已經證實這些觀念都是混淆視聽。關於油脂，關鍵是要能辨別油脂的好壞，了解哪些油脂有益健康，哪些又有害健康。多元不飽和油脂分為兩大類，一類為 omega-6 系列的「壞」油脂，它會促發炎；另一類則為 omega-3 系列的「好」油脂，它能抗發炎，在野生魚類（如鮭魚、沙丁魚、鯷魚、鯡魚和鱒魚）、奇亞籽、大麻籽和亞麻籽裡的含量都很豐富。α - 次亞麻油酸

（α- linolenic acid，ALA）是植物性 omega-3 脂肪酸，DHA 和 EPA 則是動物性 omega-3 脂肪酸（魚油即屬此類）。

接著，我們要看到 omega-9 系列的單元不飽和油脂，富含這類油脂的食物有：酪梨和橄欖、特級初榨橄欖油、芝麻油、夏威夷堅果、開心果和杏仁。這些食物都是很棒的油脂來源。

最後我們要看到的是有益健康的飽和油脂，如中鏈三酸甘油酯（MCTs），椰子油和中鏈三酸甘油酯油都富含這類飽和油脂，是所有油脂中的上上之選。這類油脂不但具有抗發炎和抗氧化的作用，能緩衝酸對人體的危害；還有助人體將主要的代謝狀態由燃糖模式轉換為燃脂模式。

目前為止我最喜歡從冷壓椰子油裡獲取中鏈三酸甘油酯，因為它真的是一種無可挑剔的食物。椰子油的鹼度都很高，你可以直接食用它們，或是拿它們入菜，甚至是高溫烹調。椰子油裡的中鏈三酸甘油酯，是一種有益你健康的飽和油脂，跟乳酪和牛排裡會堵塞你血管的飽和油脂不同。

中鏈三酸甘油酯是一種特別的脂肪酸，它們很容易被消化、吸收，對健康更有數不清的好處。人體會直接把這類油脂送往肝臟，它們在肝臟會很輕易地被轉換為能量或酮體；酮體對大腦而言是很棒的燃料，研究已經證實，它對阿茲海默症這類大腦疾病有一定程度的療效。

椰子油富含癸酸（capric acid）、辛酸（caprylic acid）和月桂酸（lauric acid），這三種脂肪酸具有獨到的特性，即：抗微生物和抗感染。換句話說，它們有助打造一個更強大、健康的免疫系統。這個特質也造就了椰子油能內外並進，協助身體擊退感染的能力。外用，它可以避免肌膚吸收進會導致感染的微生物；內服，它所含的脂肪酸則可以轉化為 monocaprins 和 monolaurin 這兩種物質，提升免疫系統的效能。

雖然我喜歡橄欖油，但電視節目《60 分鐘》（60 Minutes）揭露，許多橄欖油都有用次等油品稀釋，或因存放過久導致油品酸敗的問題。為了避免這些疑慮，我建議你選購特級初榨橄欖油時，要優先選擇國產商品或值得信賴的進

口商,當然,如果你能直接跟自產自銷的農家購買,是再好不過。小農市集是你尋覓優質橄欖油的最佳地點,在那裡你能找到真正出自橄欖果實的新鮮油品。

絕大多數油品暴露在空氣中就會氧化,產生酸敗。這正是為什麼我在第186頁列出的「必需油脂攝取來源」裡,推薦的油品種類如此屈指可數的原因(以亞麻籽油為例,就算它在製作過程中沒有發生氧化,但在你把它開封的瞬間,它必定會開始氧化)。選購油品時,請務必挑選盛裝在深色瓶子裡,且有信譽的產品。如有任何疑慮,你最好還是審慎處之。

酪梨大概是我最喜歡的食物,而且非單單就油脂類食物而言。酪梨有個「神之奶油」的封號,因為它富含維生素 K、C、B5 和 B6,以及諸如鈣、錳、磷、鉀、鋅、鎂和鐵等重要礦物質。事實上,酪梨的鉀含量比香蕉還高,還不含糖分;它的纖維素含量同樣高得驚人,所以它也有助於維持腸道健康。另外,它還含有兩種能保健眼睛的抗氧化劑。

酪梨有百分之七十七的熱量都來自單元不飽和油脂,是脂肪含量最高的食物,這是一件好事,因為它所含的油酸(oleic acid)能降低體內的發炎反應,且已證實具備預防心臟病和癌症的功效。酪梨不僅僅是最有益健康的食物之一,還十分美味、富有飽足感。當有人要轉換到鹼性生活型態時,我一定都會先告訴他們,採取這種生活型態的其中一項好處就是可以盡情地享用酪梨。

金字塔第二層食物

低糖水果、低或無澱粉蔬菜、十字花科蔬菜和富含硫的蔬菜(還有鹼性的蔬果奶昔、蔬果汁和精力湯)。可計入每日所需的 7 到 10 份蔬菜攝取量。

低糖水果

檸檬、萊姆、葡萄柚、酪梨、番茄、椰肉、石榴和西瓜(屬中性水果)。

有益健康的油脂

天然有機的堅果：杏仁（適量，因為蛋白質含量高，且 omega-6 含量不低）、胡桃、夏威夷堅果、松子、榛果、開心果（適量，因為它們有受到黴菌汙染的風險）、巴西堅果（硒含量高）、椰子、腰果（適量，因為它有受到黴菌汙染的風險）、核桃（適量，因為 omega-6 脂肪酸含量高）

天然有機的種子：洋車前子殼、奇亞籽、亞麻籽和亞麻籽粉（少量）、去殼大麻籽（未經射線處理）、南瓜籽、芝麻籽、黑種草籽（又名黑孜然）、葵花籽（少量，因為omega-6 脂肪酸含量高）、紅花籽（少量，因為omega-6 脂肪酸含量高）

天然原始的堅果醬：杏仁醬、椰子醬、大麻籽醬、可可醬、夏威夷堅果醬、芝麻醬

堅果奶：椰奶（鋁箔包裝的椰奶是我的最愛，我都用它來製作蔬果奶昔；我也會買瓶身不含雙酚 A〔BPA〕的罐裝全脂椰奶）、大麻籽奶、杏仁奶（適量）

小叮嚀： 在店裡選購堅果奶時，請務必詳閱成分表，確認裡頭沒有添加常做為增稠劑的致癌物卡拉膠或蔗糖（或果汁、糖漿），這兩種成分都很容易在你體內形成酸性物質。如果可以的話，請在家自製堅果奶，這樣裡頭有什麼成分你都一清二楚。

天然油品：特級初榨橄欖油、酪梨油、黑孜然油、夏威夷堅果油、芝麻油（適量）、冷壓椰子油、中鏈三酸甘油酯油

小叮嚀： 絕大多數油品都很容易氧化，這正是為什麼這份清單如此簡短的原因（以亞麻籽油為例，就算它在製作過程中沒有發生氧化，但在你把它開封的瞬間，它必定會開始氧化）。選購油品時，請務必挑選盛裝在深色瓶子裡，且有信譽的產品。如有任何疑慮，你最好還是審慎處之。

其他富含健康油脂的食物：酪梨、橄欖、馬齒莧（沙拉中常使用的野菜）、微藻（海洋的 DHA 源頭）、可可碎、椰肉

過渡期可選用的油脂（屬於有益健康的油脂，但來自動物性來源，所以僅適合做為過渡期油脂或適量攝取）：印度奶油（澄清的奶油）、草飼奶油（推薦 Kerrygold 這個品牌的產品）

其他富含 omega-3 脂肪酸的魚類：野生鮭魚、鯡魚、鯷魚、沙丁魚、鱒魚

　　大部分水果都含有大量的礦物質和纖維素，但它們的糖分多半也很高，而「糖」當然是酸性的。因此，若你想要常常食用水果，請選擇那些低糖的水果。在此特別為你列出的鹼性水果名單，就是為了要將它們與其他酸性水果區隔開來。檸檬、萊姆和葡萄柚的糖分特別低（含糖量分別只有 2%、2% 和 5%），至於柳橙的含糖量就很高（12%），這一點你自己就感受的出來，因為它們嚐起來很甜。西瓜的酸鹼度屬於中性，所以是個不錯的水果選擇。總之，你吃水果的時候，請挑選那些滋味帶酸的柑橘類水果，還有你可能忘了它們是水果的酪梨和番茄。

低或無澱粉蔬菜

　　蘆筍、甜菜、甜椒、胡蘿蔔、芹菜、菊苣、細香蔥、黃瓜、茄子、皺葉苦苣（endive）、闊葉苦苣（escarole）、茴香、大蒜、青蔥、韭蔥、秋葵、洋蔥、巴西里、大黃、南瓜（如倭瓜、西葫蘆、彎頸南瓜和金線瓜）、蕪菁葉、荸薺和櫛瓜。可計入每日所需的 7 到 10 份蔬菜攝取量。

　　假如你想要讓你的飲食更豐富、營養，請將這些低或無澱粉蔬菜納為你飲食的一部分。「彩虹沙拉」是增加蔬菜攝取量的好方法，每種不同顏色的蔬菜都含有不同的營養素。就算你不做沙拉，也可以切一些蔬菜丁，鋪在蛋白質食物下，一塊兒享用。蔬菜應該以生食、快速蒸煮或拌炒的方式料理，將烹調時間拿捏在四分鐘內，才可保留其完整的酵素活性和營養素。

十字花科蔬菜

　　青花菜、芥藍菜、白花椰菜、球芽甘藍、櫻桃蘿蔔、白蘿蔔、蕪菁、青江菜、油菜籽、芝麻葉、瑪卡、黃肉蕪菁、大頭菜、青花筍和山葵。可計入每日所需的 7 到 10 份蔬菜攝取量。

　　現在我要大大的推崇青花菜、高麗菜、白花椰菜和球芽甘藍等十字花科蔬

素食者請注意！

　　素食者經常嚴重缺乏兩種重要的營養素，即：DHA 和 EPA 這兩種 omega-3 脂肪酸，它們主要存在於魚類和魚油之中（植物性來源屈指可數）。第三類 omega-3 脂肪酸是 α- 次亞麻油酸，它存在於植物之中，例如深綠色蔬菜、植物油、堅果或種子。

　　許多素食者認為，他們從奇亞籽、大麻籽和亞麻籽身上獲取大量的 omega-3 脂肪酸，但事實並非如此。人體若要利用這些來自植物的 α- 次亞麻油酸，就必須透過一連串複雜的過程將它們轉化為 DHA 和 EPA，這些過程需要酵素（且 δ-6- 去飽和轉化酵素〔delta-6-denaturase〕在整個過程中扮演最關鍵的角色，但它往往會被促發炎的 omega-6 脂肪酸消耗殆盡）。研究顯示，經過這一連串的過程，α- 次亞麻油酸轉化為 DHA 和 EPA 的最大轉化率約 5%，而且這還只是保守的估計值，許多研究甚至顯示這個轉化率不到 1%。

　　幸好，現在我們發現了一種富含 DHA 的植物──馬齒莧。馬齒莧是一種野菜，我第一次看到它是在我家當地的有機農家市集，從此之後我就成了它的忠實粉絲。馬齒莧超級適合拌在沙拉裡一起享用！不過，現在我們依然還沒有發現任何富含 EPA 的植物性食物，EPA 是降低發炎反應和平衡體內 omega-6 和 omega-3 正常比例的必需營養素。所以我才會說，全素飲食絕對稱不上是能讓人體獲得最佳健康狀態的飲食。

菜。因為十字花科蔬菜擁有令人不可置信的強大力量，它們能幫助人體修復 DNA，還可以透過刺激肝臟的 Phase II 酵素，保護身體免受毒素的攻擊，並減緩癌細胞生長的速度。除此之外，它們還能幫助消化、促進解毒作用進行、

維護眼睛健康、減少發炎反應、調節血糖、對抗過敏和老化以及預防動脈變厚。你很難想像得到,還有哪一類食物能跟它們一樣,默默為人體做了這麼多事。

十字花科蔬菜裡還含有一種叫做致甲狀腺腫原(goitrogen)的物質,它會妨礙人體對碘的利用,不過前提是,你必須吃進非常大量的這類蔬菜才會對身體造成顯著的影響。

所以我們到底要怎麼食用十字花科蔬菜?你還是可以食用大量的十字花科蔬菜,但是不要生吃,要熟食,請用快速蒸煮之類的烹調方式料理它。經過加熱,就可破壞這些蔬菜裡部分會導致甲狀腺腫的物質。

富含硫的蔬菜

甘藍類(青花菜、球芽甘藍、高麗菜、白花椰菜、闊葉羽衣甘藍、捲葉羽衣甘藍、櫻桃蘿蔔、黃肉蕪菁、蕪菁)和洋蔥類(洋蔥、大蒜、細香蔥、韭蔥和紅蔥頭)。可計入每日所需的 7 到 10 份蔬菜攝取量。

富含硫的蔬菜裡,含有大量非常有益健康的含硫化合物。它們不僅抗發炎、抗氧化,還是鹼性蔬菜,為健康形成所謂的「黃金鐵三角」。對人體來說,硫是幫助你建造蛋白質和膠原蛋白的重要化合物,因此它同時也能讓人體極有效率地修復體內的結締組織。我非常建議每一位正在養傷、術後休養或有背部、關節疼痛問題的人補充有機硫,它能幫助你改善這些狀況。

在我的肩膀脫臼了十二次後,我才終於知道硫是一種有助結締組織修復的食物。除了直接補充像 MSM 這類有機硫化物補充劑,我也會特別攝取富含硫化物的食物。另外,對癌友來說,富含硫的蔬菜也是一種非常棒的食物和補給品;因為這類蔬菜能大力強化膠原蛋白和結締組織的結構,有助預防或減緩癌細胞轉移的可能性。

能提供人體強大能量的蔬菜和水果

美國疾病管制與預防中心的《預防慢性疾病期刊》（Preventing Chronic Disease）登了一篇研究，該研究的研究目標是找出營養最豐富的食物。威廉帕特森大學的珍妮佛・迪・諾伊亞（Jennifer Di Noia）博士訂出了為食物分類和排名的條件。為了挑選出名副其實的強大蔬果，諾伊亞博士將能提供人體強大能量的蔬菜和水果條件訂為：具備人體維持健康所需的十七種營養素，且這些食物每一百大卡裡，所含的十七種營養素含量，必須達每日建議攝取量的百分之十以上；這十七種營養素分別為：鉀、纖維素、蛋白質、鈣、鐵、硫胺、核黃素、菸鹼酸、葉酸、鋅以及維生素 A、B6、B12、C、D、E 和 K。

在這份研究裡找出的前四十一名含豐富營養的食物中，有高達三十八項屬於鹼性食物（深綠色有機蔬菜、十字花科蔬菜和低糖水果）；剩下的三項：草莓、柳橙和黑莓，雖然能提供人體許多有益健康的營養素，但由於它們的含糖量不低，所以都算是弱酸性食物。至於其他長久以來被視為「超級食物」的食物，例如藍莓、覆盆莓和大蒜等，則都沒有上榜，因為它們沒有滿足「每一百大卡裡，所含的十七種營養素含量，達每日建議攝取量的百分之十」的門檻。

以下是這四十一種能提供人體強大能量的蔬果名單，以及它們的營養密度：

水田芥，100.00%	細香蔥，54.80%	美生菜，18.28%
大白菜，91.99%	捲葉羽衣甘藍，49.07%	草莓，17.59%
牛皮菜，89.27%	蒲公英葉，46.34%	櫻桃蘿蔔，16.91%
甜菜葉，87.08%	紅辣椒，41.26%	冬南瓜 (各品種)，13.89%
菠菜，86.43%	芝麻葉，37.65%	柳橙，12.91%
菊苣，73.36%	青花菜，34.89%	萊姆，12.23%

散葉萵苣，70.73%
巴西里，65.59%
蘿蔓生菜，63.48%
闊葉羽衣甘藍，62.49%
蕪菁葉，62.12%
芥菜，61.39%
皺葉苦苣，60.44%

南瓜，33.82%
球芽甘藍，32.23%
青蔥，27.35%
大頭菜，25.92%
白花椰菜，25.13%
高麗菜，24.51
胡蘿蔔，22.06%
番茄，20.37%
檸檬，18.72%

葡萄柚(粉紅肉和紅肉)，11.64%
黃肉蕪菁，11.58%
蕪菁，11.43%
黑莓，11.39 %
韭蔥，10.69%
地瓜，10.51%
葡萄柚（白肉），10.47%

金字塔第三層食物

天然原始的有機堅果和種子、海菜、香草植物和香料以及小麥草這類的青草（每日 1 到 2 份）。

天然原始的有機堅果和堅果醬

杏仁（適量，因為蛋白質含量高，且 omega-6 含量不低）、腰果和開心果（適量，因為它們有受到黴菌汙染的風險）、榛果、夏威夷堅果、松子、胡桃、巴西堅果（硒含量高）、核桃（適量，因為 omega-6 脂肪酸含量高）。杏仁醬、椰子醬、大麻籽醬、可可醬、夏威夷堅果醬和芝麻醬。

天然、有機的堅果是最健康的食物，而且它們是幫你度過鹼性生活過渡期

的最佳小幫手。它們是最棒的點心候選人，食用的方式也相當多元；你可以將它們直接以綜合堅果的形式享用、當作鹼性甜點的佐料，或甚至是把它們打入你早餐最愛的鹼性蔬果奶昔裡一起享用！堅果含有豐富的營養素，它們有助於調節血糖、對抗發炎、降低飢餓的急迫感、減肥和降低你的心血管疾病風險。它們也具備大量的纖維素，纖維素可發揮強大的酸鹼平衡力，因為它們可以跟消化道裡的膽酸和糖分結合，藉以減低你體內的酸度，並且幫助你保持在高能量的狀態。

我最愛的堅果是天然原始的杏仁、開心果和夏威夷堅果，因為這些堅果裡蘊含著特別豐富的植物固醇（phytosterol），研究已證實它們能阻斷乳癌細胞上的雌激素接受器，並有預防癌細胞生長和降低攝護腺癌發生率的潛力。如果你選擇吃杏仁、核桃或胡桃，我建議你在食用前先將它們浸泡片刻，然後再將它們脫水，恢復酥脆口感。此舉可以洗去堅果裡原本含有的毒素，讓你在直接食用或是製作堅果奶時，獲得更優質的健康油脂。

堅果奶

自製杏仁奶（適量）、椰奶（鋁箔包裝的椰奶是我的最愛，我都用它來製作蔬果奶昔；我也會買瓶身不含雙酚 A〔BPA〕的罐裝全脂椰奶）、大麻籽奶和榛果奶。

雖然杏仁奶、腰果奶和椰奶都是比牛奶好很多的替代品，但這並不表示所有的堅果奶都能對健康產生相同的幫助！選購堅果奶時，請詳閱成分表，避免選購含有卡拉膠的產品。卡拉膠是一種致癌物，不少研究已經顯示它跟發炎反應和大腸潰瘍有關連性。不僅如此，許多堅果奶產品裡還含有酸度非常高的蔗糖，所以請選購沒加糖的堅果奶。假如你是到商家購買堅果奶，椰奶永遠是比杏仁奶更好的選擇。當然，只要有時間，我個人是一直都偏好自己在家做堅果奶（你只需有一台調理機，十分鐘就可搞定）。欲了解居家自製堅果奶的簡便方法，請參考本書後方的食譜部分（第 278 頁）。

天然原始的有機種子

黑種草籽（又名黑孜然）、奇亞籽、大麻籽、亞麻籽和亞麻籽粉、南瓜籽、芝麻籽、紅花籽（少量，因為 omega-6 脂肪酸含量高）、葵花籽（少量，因為 omega-6 脂肪酸含量高）和洋車前子殼。

亞麻籽、奇亞籽和大麻籽這類的種子，都是很棒的防癌食物。這些有益健康的油脂藉由提供你重要的 omega-3 脂肪酸，以及對抗美式飲食在體內堆積的毒素，讓你的細胞得以保持健康。它們很容易融入你的飲食，你可以把它們撒在你的蔬果奶昔、對切的酪梨、燕麥棒或綜合堅果上，一塊兒享用。如果你不打算放棄優格，請務必在食用時，加入一湯匙的種子，幫助你的身體代謝優格裡頭的糖分，並中和它對人體的酸度。在飲食裡加入種子是提升鹼性食物攝取量最簡單的方法，它們能為人體注入大量的能量。

香草植物和香料

薑／薑粉、薑黃、巴西里、細香蔥、龍蒿、迷迭香、茴香、百里香、羅勒、月桂葉、薄荷、奧勒岡葉、匈牙利紅椒粉、肉桂、孜然粉、大蒜粉、洋蔥粉、肉豆蔻、紅辣椒片、香菜、卡宴辣椒、丁香粉、咖哩、芥末籽、海鹽、黑胡椒、小荳蔻、多香果、辣椒粉、墨西哥辣椒、大茴香籽、蒔蘿、蒔蘿籽和番紅花。

香草植物和香料都是非常鹼性的食物，對健康有諸多益處，當然更不用說，它們還能讓許多食物的滋味變得更棒。你可以大量使用它們，它們在抗菌、抗病毒和抗氧化方面的表現都很突出，而且還含有大量的維生素 B 群和微量礦物質。我最喜歡的香料是薑黃和薑，它們素有「能量香料」的美名，美味與健康兼備。你知道如果你把黑胡椒加到薑黃裡，薑黃的活性竟然會增加二十倍嗎？把它們加到蔬果奶昔裡，或是試著做看看我最愛的兩款香料飲品：排毒茶（它們含有薑黃、薑、檸檬和黑胡椒，食譜請見第 230 頁）和黃金配方椰奶（食譜列於食譜區的「堅果奶 & 鹼性能量飲」部分，請見第 280 頁）。

小麥草

我也把小麥草納入第三層食物。這種鹼性、有助排毒的青草具有非常強大的效力，你甚至只需要用它來泡澡就可以獲得健康上的好處。土壤裡一共有102 種礦物質，你猜猜小麥草裡有幾種？沒錯，就是 102 種！除此之外，小麥草的維生素 C 含量比柳橙還高，維生素 A 含量則比胡蘿蔔高。知道它下列的好處後，你更應該記得每日攝取一份小麥草。目前研究已經證實小麥草能：

- 刺激甲狀腺激素的生成量
- 提升紅血球數，具清潔血液和器官的功效
- 減少腸胃問題，例如胃食道逆流、便祕、腹瀉，甚至是潰瘍
- 減輕輻射的副作用，因為小麥草含有抗發炎化合物
- 淨化肝臟
- 中和體內的毒素和環境汙染物

不過，小麥草還是有需要小心的地方。那就是它應該適量攝取，每天的攝取量不得超過 2 盎司。如果攝取過量，你可能會覺得反胃。

海菜

荒布、藍綠藻、綠球藻、紅皮藻、E3 Live 藍綠藻、昆布、海藻（綠藻、褐藻和紅藻）和螺旋藻。可計入每日所需的 7 到 10 份蔬菜攝取量。

地球有百分之七十是水，你的身體也是。海洋充滿了大量的礦物質，它是最能療癒人體的環境，因為我們血液健康仰賴的礦物質種類就跟它所蘊含的那些礦物質相同。海菜富含所有礦物質和 omega-3 脂肪酸；另外，它們也是我們獲取碘的重要來源，碘對我們甲狀腺功能的健康非常重要。

你需要來自大海的營養素

這些年來,我診間裡有甲狀腺問題的患者人數急遽增加。在甲狀腺低下症(hypothyroidism)和橋本氏甲狀腺炎(Hashimoto's thyroiditis)的病例數持續增加之際,大家對碘的攝取量(維護甲狀腺健康最主要的營養素)也正不斷下降。了解這一點很重要,因為現在的醫生一直叫病人少吃「碘鹽」。絕大多數的美國人都吃精鹽,這種鹽缺乏鹼性礦物質,不像凱爾特海鹽這類的礦物鹽,含有少量的碘和豐富的微量礦物質。

如果你有甲狀腺方面的問題,請你以謹慎的態度慢慢增加你飲食中的碘攝取量。如果你「沒有」在進行甲狀腺方面的藥物治療,你可以從各種不同的新鮮或乾燥海藻入門,用它們來增加你飲食中的碘含量。新鮮的海藻永遠是最好的選擇,但如果海藻取得不易的化,你可以用昆布粉(一種褐藻)和紅皮藻片(又稱「海萵苣」)取代,它們都是很鹼性的海菜。先從每天 1/8 茶匙的量補充,持續一個月後,看看你的感覺怎樣,再慢慢往上逐步加量。如果你有在進行藥物治療,在執行任何改變前,都請先跟你的醫師談談。

尿液的 pH 值要在 6.3 到 6.6 之間,才表示身體有吸收碘,一般來說,這樣的飲食方式對甲狀腺失調很有幫助。增加海菜的攝取量,並攝取大量的深綠色蔬菜和有益健康的鹼性油脂,這些飲食上的改變會為你帶來很大的不同。將這個原則搭配其他第八章提及的方法,你的甲狀腺自然而然就會重新回到比較健康的狀態。

金字塔第四層食物

植物性蛋白質和魚類蛋白質（每日 1 到 2 份）。

植物性蛋白質

豆類和豌豆類（紅豆、綠豆、鷹嘴豆、白鳳豆、扁豆、四季豆、豌豆仁、甜豆、荷蘭豆、皇帝豆，食用前最好都先浸泡一晚），以及藜麥。

豆類和豌豆類食物含有大量的蛋白質、纖維素和抗氧化劑，而且如果你的伙食預算有限的話，它們的價格也相對低廉。另外，它們的保存期限還很長。食用這類食物的困擾是，它會讓你的消化道裡產生比較多氣體。豆類裡有幾種特定的糖類，人體無法消化，因為我們沒有這方面的酵素。當這些豆子到了大腸，大腸裡的細菌就會開始發酵這些人體無法消化的糖類，氣體就是在這段發酵的過程中產生。要克服這個困擾，請你在食用這些豆子時細嚼慢嚥，因為消化的過程從嘴巴就開始了。多選擇體積較小的豆類，例如扁豆或紅豆，同時避免將豆類和含糖食物和乳品一起食用。

豆類還含有凝集素（lectin），它是一種會與碳水化合物結合的蛋白質，很有可能會對腸道的內襯產生毒性和造成發炎。其實，很多植物都含有凝集素，而凝集素本來的功能就是用來保護植物不被其他掠食者吃掉。除了豆類，馬鈴薯、小麥、黑麥、米和花生裡都含有凝集素，這些食物大部分都是酸性的，需要盡可能避免食用。不過，這並不表示我們應該遠離所有含凝集素的植物。酪梨也含有凝集素，但它是我認為地球上最健康的食物之一！

我們不要把焦點放在一個食物是否含有凝集素上，而是要花更多心思注意你吃進特定食物後，你身體對它做何反應。首先你應該看看你的消化道夠不夠強健，可不可以順利消化掉這些蛋白質。如果你發現你對特定食物（例如豆類）有消化不良的症狀，你可以全面避開它們，或是服用消化酵素。千萬記住，我們每個人對食物的反應都不一樣。就我個人而言，我在烹調豆類時，都會加點

昆布。傾聽你身體的聲音，倘若你想要在你的飲食裡加點豆類，請量力而為（每週不要超過兩、三次）。

魚類蛋白質

富含 omega-3 脂肪酸的魚類：野生鮭魚、鯷魚、沙丁魚、鯡魚和鱒魚。

攝取魚類蛋白質的最大重點，就是要知道它來自何方。你在買魚的時候，請謹記幾件事：永遠只買野生，而非養殖的鮭魚。養殖魚類都會被餵食基因改造的大豆、玉米和其他穀物，你絕對不會想要吃這種東西。大西洋鮭魚是養殖的，都吃穀類長大；曾經被吹捧為最棒鮭魚的太平洋鮭魚，則已經被日本福島的輻射事件汙染。目前能提供優質魚類的地區有紐西蘭、西班牙和挪威。還有，體型越小，油脂含量越豐富的魚類，其安全性越高。沙丁魚和鯷魚就是不錯的選擇，因為牠們位處食物鏈的下端，植物攝取量較多，所以牠們不僅 omega-3 脂肪酸含量較高，受有毒化學物質和重金屬（如汞）汙染的程度也比較低。體型較大的魚種，其除了受化學物質和重金屬汙染的程度比較嚴重，也比較容易有寄生蟲的問題。因此，請遠離壽命長的巨型魚種，如劍魚和石斑魚。

我口袋名單裡的七大鹼性蛋白質

如果你對執行鹼性飲食後，不曉得該從何處攝取蛋白質感到憂慮，請儘管放寬心。其實有不少植物性的蛋白質都可以提供你一天所需的優質蛋白質，讓你保持在良好的體能狀態。我確實很喜歡吃鮭魚來補充蛋白質，但以下七種植物性蛋白質也是很好的蛋白質來源。

鹼性蛋白質 #1：奇亞籽

　　蛋白質含量：5 公克 /2 湯匙。奇亞籽是我最喜愛的食物之一，我常常用它們入菜，因為它們非常百搭。奇亞籽是一種完全蛋白質，因為人體所需的九種必需胺基酸它們都有。由於奇亞籽在蛋白質、油脂和纖維素的含量呈有助穩定血糖的黃金比例，所以食用它們不僅能有效擊退你的飢餓感，還可以讓你的腰圍小個幾吋。在我跑步和進行馬拉松訓練時，就是奇亞籽提供了我滿滿的能量。這還不是奇亞籽所有的好處。奇亞籽同時還是含有最多植物性 omega-3 脂肪酸的種子，研究發現它們能降低心臟疾病的風險，且纖維素含量更勝亞麻籽或堅果。奇亞籽的成分有百分之五十是 omega-3 脂肪酸，百分之二十是蛋白質，並富含鐵、鈣、鋅和抗氧化劑。

如何食用：這些小種子最特別的地方，就是它們混入堅果奶或水裡時，會呈現膠狀。這樣的特性讓它們很適合用來做為健康布丁的凝膠、蔬果奶昔的增稠劑，或取代烘焙料理中的蛋。有便祕問題的人，則可以每日飲用奇亞籽水：將 2 湯匙的奇亞籽加入 6 盎司的水中，浸泡十分鐘，即可拌勻飲用。我做蔬果奶昔、椰子水和蔬菜汁時都會加奇亞籽。奇亞籽布丁是我最愛的健康甜品之一，它的作法很簡單，而且我保證它也會成為你家人最愛的甜品！（食譜請見第 330 頁。）

鹼性蛋白質 #2：大麻籽

　　蛋白質含量：10 公克 /2 湯匙。研究顯示，大麻籽（這裡說的食用大麻跟大麻煙的大麻是完全不同的東西）之所以可以對抗心臟疾病、肥胖和代謝症候群，很可能是因為它們含有豐富的蛋白質和纖維素。

　　大麻籽含有大量的九種必需胺基酸及鹼性礦物質：鎂、鋅、鐵和鈣；同時是素食者獲取 omega-3 必需脂肪酸的少數幾個來源之一，這些脂肪酸有助對抗慢性發炎和情緒低落的狀況。

如何食用：直接將大麻籽撒在沙拉、麥穀片、淋了萊姆汁的酪梨上，或混入你運動後喝的健身奶昔、早餐吃的蔬果奶昔，啟動你一天滿滿的活力。

鹼性蛋白質 #3：藜麥

蛋白質含量：8 公克 / 杯。藜麥不是一種穀類，而是一種跟菠菜、牛皮菜和甜菜是遠親的植物種子。藜麥原產自南美洲的安第斯山區，古代印加人將之稱為「糧食之母」。

藜麥不只蛋白質含量優於其他全穀類，它所提供的蛋白質還是完全蛋白質，再次說明，這表示它含有所有我們必須從飲食中攝取的九種必需胺基酸。

藜麥是個超棒的食物，也是我最愛的食物之一！它的料理方式很多元，你可以拿它做粥品、湯品或沙拉。你在做菜的時候，也可以拿它來勾芡，它是比米更好的選擇。

如何食用：藜麥與紅豆和酪梨很搭，將它們一起料理可以製作出一份富含蛋白質和健康油脂的均衡鹼餐（請見第 320 頁「墨西哥風味藜麥飯」的食譜）。你也可以在你喜愛的蔬菜沙拉裡加一杓藜麥，增添整體的風味和營養價值。我也很愛吃發芽的藜麥，我會用它來製作健康的燕麥粥，甚至是將它做成西班牙海鮮燉飯享用！

鹼性蛋白質 #4：鷹嘴豆泥

蛋白質含量：3 公克 /2 湯匙。鷹嘴豆泥是一款經典的優質食物。新鮮的鷹嘴豆泥不僅每 2 湯匙就含有 3 公克的蛋白質，而且還是非常鹼性的食物。

鷹嘴豆的離胺酸（lysine）含量很高，芝麻醬則是富含甲硫胺酸（methionine）這種胺基酸；個別來看，這兩種食物提供的蛋白質都屬「不完全蛋白質」，不過當你同時拿它們來製作鷹嘴豆泥，它們就會共同創造出完全蛋白質。請注意，商家販售的鷹嘴豆泥並非都有添加芝麻醬，而且它們很可能

活力滿分植物性蛋白奶昔（2 人份）

3 湯匙大麻籽
3 湯匙奇亞籽，至少浸泡十分鐘
1 湯匙椰子醬
1 湯匙椰子油
8 盎司椰奶
攪打均勻，即可享用！

會添加許多酸性成分，所以再次提醒你，在選購食品時，務必要詳閱其成分表。

如何食用： 直接將鷹嘴豆泥抹在三明治或餅皮上，取代原本的芥末醬、美乃滋和其他抹醬，或拿它做為生鮮蔬菜的沾醬。

鹼性蛋白質 #5：豆類

綠豆（14 公克）、紅豆（17 公克）、扁豆（18 公克）、海軍豆（16 公克）、黑豆（15 公克）、白豆（17 公克）和菜豆（15 公克）。這些豆子除了有非常豐富的蛋白質外，還有許多其他的好處。它們含有大量的纖維素和抗氧化劑，而且如果你的伙食預算有限的話，它們的價格也相對低廉，還有它們的保存期限很長。如果你想要在家裡儲備一些存糧，可以將它們列入採買清單。

豆類含有鐵、鋅、鈣、硒和葉酸，升糖指數又很低，所以對人體來說是種鹼性食物。但，就跟這份清單上的其他食物一樣，豆類的攝取量亦必須適量。

如何食用： 豆類既美味又營養。如果你是剛接觸豆類這種食物的人，請你先少量食用它們，並依你身體的狀況將食用的頻率從一週一次，慢慢增加到一週兩

次,以此類推,如此一來你的消化系統就會漸漸建立消化它們的能力。在烹煮豆類時,在滾水裡加入一大片乾昆布、一片薑、些許茴香或孜然,此舉可以降低食用豆類後的脹氣感(豆子煮熟後,就可將這些乾料撈起)。另外,體積越小的豆子越容易消化,例如綠豆、紅豆和扁豆,且食用豆類的時候,一定要細嚼慢嚥(其實你在吃所有的食物都應該如此)。最後,不管你是吃哪種豆子,永遠都別忘了搭配大量的蔬菜一起享用。

鹼性蛋白質 #6:蔬菜

千萬不要忘記,你也能從蔬菜裡獲取蛋白質!我們並不會老是把蔬菜看作是蛋白質的來源,但是有些蔬菜的蛋白質含量確實特別豐富。

- 1 杯青花菜(5 公克)
- 1 杯菠菜(5 公克)
- 2 杯煮熟的捲葉羽衣甘藍(5 公克)
- 1 顆酪梨(10 公克 / 杯)

鹼性蛋白質 #7:西結麵包

蛋白質含量:8 公克 /2 片。正如我先前說過的,西結麵包裡的確含有些許麩質,可是對任何一個想要擺脫白麵包或全麥麵包過渡到鹼性飲食的人來說,它絕對是一個很好的食物(這也是它會被列在這份清單中的唯一原因)。西結麵包是用發芽的健康穀物製成,這些健康的穀物大大提升了麵包的纖維素和維生素含量,並讓它變得比絕大多數麵包還容易消化。就那些對麩質敏感的人而言,穀物發芽後可以大幅降低其麩質和阻礙營養素吸收物質的含量。舉例來說,大麥、豆類、扁豆、小米、小麥和斯佩爾特小麥等穀類,在發芽後都可達到這樣的效果。西結麵包的蛋白質含量也很出色,涵蓋的胺基酸種類高達十八種;這當中也包含了九種必需胺基酸,所以它所提供的蛋白質屬於完全蛋

白質，這一點大部分麵包產品都無法達到。

　　我建議你把西結麵包當作是一般烤吐司的替代品，用它取代製作三明治的白吐司。用它來取代傳統麵包，還可以確保你每次在享用早餐或午餐時，至少會從它們身上獲取八公克的完全蛋白質。

如何食用：任何你原本選用傳統麵包的地方，都可以用西結麵包取代。你可以把它當吐司來吃，抹上一些天然原始的杏仁醬、可可醬或椰子醬，再淋上少許麥蘆卡蜂蜜或肉桂；或者，如果你想要好好補充一下能量，你可以在取代吐司的西結麵包上鋪點切片的酪梨，撒上特級初榨橄欖油，佐以孜然、海鹽、萊姆汁、香菜、番茄和墨西哥辣椒調味。

金字塔第五層食物

澱粉類蔬菜和酸性水果（每日 1 份）。

澱粉類蔬菜

　　朝鮮薊、乾豆類、豌豆、豆薯、扁豆、豆科植物、歐防風、馬鈴薯（剛採收的最好）、南瓜類（橡果南瓜、香蕉瓜、奶油南瓜、哈伯德南瓜、冬南瓜）、地瓜和山藥。

　　澱粉類蔬菜是複合式的碳水化合物，攝取上應有所節制（攝取頻率每週不得超過兩到三次），它們在你飲食中的比例絕對不可以超過百分之五到百分之十。另外，食用澱粉類蔬菜時，請確認它們是新鮮的作物，而非庫存品（舉例來說，剛採收的紅皮馬鈴薯，其營養價值就會遠比白皮馬鈴薯高），同時留意你搭配這些蔬菜的食材種類。

水果

　　蘋果、杏桃、藍莓、覆盆莓、香蕉、草莓、巴西莓、甜瓜、紅肉哈密瓜、水蜜桃、黑莓、柳橙、蔓越莓、芭樂、綠肉哈密瓜、奇異果、金桔、荔枝、芒果、油桃、柿子、木瓜、百香果、梨子、李子、葡萄、葡萄和橘子。

　　一片酸性水果的營養價值絕對好過一包洋芋片，因為絕大多數含水量高的水果，都富含礦物質、維生素和纖維素。不過這些水果之所以會被歸類為酸性食物，都是因為它們裡頭同時也含有不低的糖分。如果你是身體健康者，把水果攝取量限制在每日一次，且永遠要選購有機種植的水果，當然如果是當季水果更佳。食用這些水果時，也別忘了一定要試著搭配一些健康的油脂，因為此舉會降低你身體對糖分的代謝速度，可有效預防你出現胰島素飆升的情況（舉例來說，試著用天然原始的杏仁醬搭配青蘋果，或用可可醬搭配香蕉食用）。假如你有任何健康方面的問題，這些水果都應該百分之百從你的飲食中剔除。

第 **8** 章　擺脫酸性物質的七大攻略

　　既然你知道了酸是什麼和為何它對你如此有害，我們也詳細介紹了所謂的酸性和鹼性食物，並告訴你該如何透過飲食平衡身體的 pH 值以及啟動燃脂模式，現在也該是時候好好與你分享「擺脫酸性物質」的七大生活攻略了。把這些生活習慣融入到你的日常生活中，將讓你更有活力、擊退病痛，並且「鹼」回健康。

　　好了，那麼話不多說，各位先生、女士，我們就馬上來來看看這七大成效顯著的生活攻略到底要如何執行的相關細節吧！以下先列出這七大生活攻略的主題：

1. 用正確的呼吸方式和輔具為身體補氧
2. 用鹼性水為身體補水
3. 大量攝取葉綠素打造好氣色
4. 利用礦物鹽和補充劑促進體內環保
5. 保持淋巴系統暢通提升身體解毒力
6. 每日執行排毒活動對抗疾病和老化
7. 以鹼性運動增進身體 pH 值的平衡

用正確的呼吸方式和輔具為身體補氧

氧氣是最重要的營養素。你可以四十天不吃東西，四天不喝水，但你卻不能沒有氧氣超過四分鐘。由此可知，呼吸是我們擁有生命最根本的要素，不過現代人的肺活量卻越變越小。為什麼？你想想，在你備感壓力的時候，你的呼吸是緩而深，還是快而淺？我想答案應該顯而易見。還記得稍早我說過，壓力對身體的影響力遠大於飲食裡的酸嗎？這是因為高漲的心理和情緒壓力會對你身體的含氧量造成「龐大」的衝擊。

在你處於高壓、力竭和疲憊的狀態下，你體內的含氧量就極可能不足。然而，這一切是怎麼發生的呢？造成人體缺氧的頭號主因，就是體內有助轉運氧氣的二氧化碳含量不足！二氧化碳含量不足的意思是「你呼氣的次數太多了」，這正是你在高壓狀態下會出現的生理反應。接下來，我將跟你談一些比較深一點的生理機制，但別擔心，你一定能夠理解這部分的內容。

氧氣是賦予萬物生命的物質。

——奧托・瓦爾堡醫師

當你的呼吸因為壓力變得又快又淺，造成血液中的二氧化碳含量下降時，會牽扯到一個叫做波爾效應（Bohr effect）的理論，導致氧氣和紅血球之間的鍵結變得更強（也就是說，身體會盡可能抓住它所能得到的任何氧氣）。在氧氣和紅血球之間的鍵結變強的情況下，氧氣自然無法輕易地轉運到細胞中，然後血液的 pH 值就會因此變得更鹼！看到這裡，你或許會馬上說：「等等，這樣不是很好嗎？因為你不是一直跟我說鹼對身體好？」普遍來說，的確是如此，但這種情況並不適用這個原則。

　　由於身體最理想的 pH 值應該保持在 7.4，所以任何會讓血液變得太酸或太鹼的東西，都有害健康。剛剛在上一段提到的，就屬讓血液變得太鹼的狀況。人體為了要調整這個過高的 pH 值，就必須讓腎臟透過尿液排出體內的鎂、鈣、鉀和磷。最終，此舉會大量消耗你體內的核心礦物質存量，並對你的身體造成更大的壓力。再者，身體在缺氧的情況下，會讓血球很迅速地塞滿毒素和酸。換句話說，假如你的血液變得太鹼，你的身體就會變得太酸。

　　在缺氧的環境下為了求生存，細胞會開始靠發酵葡萄糖產生能量。發酵的副產物就是乳酸。隨著毒素在細胞裡累積的量越多，細胞缺氧的狀況就越嚴重，再加上發酵作用和乳酸的不斷堆積，就會導致細胞處於一個更為缺氧的狀態。這個惡性循環會不斷在每一顆細胞裡上演，拉低人體的整體 pH 值，使身體進入慢性輕度酸中毒的狀態。

　　還記得我稍早說的概念嗎？「癌症會在細胞缺氧時找上門」。當堆積在細胞裡的毒素奪走了細胞百分之六十的需氧量，細胞就會呈現極度飢餓的狀態。在這個時間點，細胞只有兩條路可以走：要嘛等死，要嘛突變求生。

正確的呼吸方式可以為身體排毒

　　你知道你體內有百分之七十的毒素都是透過肺臟排除嗎？呼吸也是人體的主要酸鹼緩衝系統之一，但在酸和毒素沒有先和氧氣結合的情況下，它們是無法透過這個方式排除體外，故：為你的身體「補氧」是最有力的排毒策略。

　　那麼我們該如何提升身體的含氧量？答案是，時時留意自己的呼吸方式！你想知道正確的呼吸方式應該是怎樣的感受嗎？請你照著以下指示做做看：閉上嘴巴，捏住鼻子三秒鐘（需閉氣），然後鬆開捏住鼻子的手，看看下一瞬間你的身體會做何反應。你發現這個小小的舉動，對你的呼吸方式帶來了什麼樣的改變嗎？雖然或許只有短短幾秒鐘，但閉氣過後，你的身體會自然而然地用你原本該有的呼吸方式呼吸：以輕、深、緩、鬆的吸氣方式帶動你的橫膈膜吸

入空氣,而非用你的胸腔呼吸。

用正確的方式呼吸,你將能夠及時調整和重設你呼吸中樞的運作方式,讓身體適應血液中二氧化碳含量較高的狀態,進而讓紅血球(血紅素)有辦法將氧氣釋放到身體各處。如此一來,血液的 pH 值就會回歸平衡,增加的含氧量也將有助身體清除組織裡的酸!以下是我最喜歡的幾種呼吸方式,它能幫助你找回正確的呼吸模式:

氣音呼吸法

這種呼吸法要仰躺的在地上進行(呈瑜珈體位法的「攤屍式」〔shavasana〕),讓你的四肢徹底放鬆。徹底呼氣,然後再慢慢用鼻子吸氣。吸氣時,仔細感受氣體填滿你肺部和腹部的狀態;吐氣時,則收縮喉頭的肌肉,一邊吐氣,一邊發出輕微的「嘶嘶」聲,直至吐盡肺中氣體為止。盡可能讓你的呼吸狀態變得既長且緩。

777 坐式呼吸法

「777 坐式呼吸法」顧名思義,坐著就可進行,所以你隨時隨地都可用它來為你的身體補氧。首先,為了重啟你橫膈膜的運作,請先大大嘆一口氣。接著再慢慢用鼻子吸氣,同時在心中默數到七;數到七後,屏住呼吸,再重新默數到七;之後,同樣在默數到七的期間,將氣從鼻子緩緩吐出。反覆進行三組「777 坐式呼吸法」,將有助你撫平心神和放鬆神經。每天早上(或晚上)花20 到 25 分鐘做這類呼吸運動,對人體有以下好處:

* 增加肺活量和提升呼吸效率
* 改善循環、血壓和心血管效率
* 強化免疫系統和增強免疫力
* 提升能量狀態,為精神帶來大量正向能量

- 強化和調整神經系統
- 對抗躁鬱症和憂鬱症，改善睡眠品質
- 促進消化和排泄功能
- 按摩內臟，刺激腺體，強化內分泌功能
- 使體重回歸正常值，為減肥提供絕佳的基本條件

高海拔訓練氧氣面罩

　　一九六八年，奧運在墨西哥城（海拔 7,380 英尺）舉辦，由於地處高海拔，許多運動員在耐力競賽上的表現皆大不如預期。基於這個緣由，高海拔訓練氧

「3. 6. 5 能量呼吸法」

這是我最愛的呼吸法，它是最具鹼力的呼吸運動，我每天早上起床都會做這個呼吸運動，用它啟動我一天的活力。

- -

執行方式：

1. 花 3 秒的時間用鼻子吸氣。
2. 屏息，持續 6 秒。
3. 花 5 秒的時間用嘴巴呼氣。

每次十組，至少每天做一次，理想上則是每日三次。如果你一天只做一次，我建議你在早上做這套深呼吸運動，讓它來活絡你的淋巴系統、開啟你一天的活力。

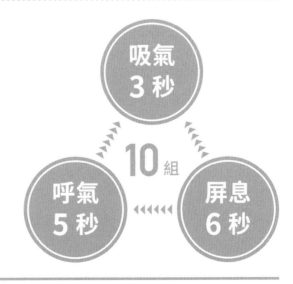

氣面罩誕生了。這種面罩可以模擬在高海拔生活的低氧環境。

戴上面罩後，腎臟細胞會因發現血液中的含氧量下降，做出增加紅血球生成素（EPO）生成量的反應。紅血球生成素是一種醣蛋白，除了刺激血紅素的數量，亦會使人體生成更多的紅血球，血紅素就是讓紅血球可將氧氣運往全身的主要分子。只需要帶著這種氧氣面罩呼吸 10 到 20 分鐘，就可改善血液的攜氧效率。

二〇一一年，一篇刊登在《流行病學和公共衛生期刊》（Journal of Epidemiology and Community Health）上的研究發現，居住在高海拔的地方，或許可以保護你不受缺血性心臟病（ischemic heart disease）的威脅。研究人員注意到，科羅拉多州是全美心臟病死亡率最低的一州，且該州的肥胖、肺癌和大腸癌的發生率也較低。科羅拉多州到底是擁有了什麼得天獨厚的條件，讓該州人民在這方面的表現特別出色？那就是它的地理位置，它是全美國最高的州，全州的平均海拔達 6,800 英尺！

高壓氧治療

高壓氧治療（HBOT）是一門利用以氧氣為主的高壓氣體，恢復人體健康的技術。治療過程中，受治者會被置入高壓氧艙中，經由面罩吸入氧氣。在正常的大氣壓下，氧氣若要在體內轉運，大多必須仰賴紅血球裡的血紅素與氧氣結合的能力，很少有氧氣可以直將經由血漿運送到身體各處。不過，在高壓氧治療的情況下，紅血球和血漿轉運氧氣的能力都會大幅提升，進而增加了體內細胞的修復能力。氧氣是鹼化你血液和身體的最佳利器，這正是為什麼高壓氧治療也會被列為成效驚人的解毒方式之一，而且它特別適用於正在對抗癌症等慢性疾病的患者。

用鹼性水為身體補水

飲用經礦物質和氫分子強化過的鹼性水。或許會有反對者說，鹼性水對健康根本沒幫助，認為這樣的說法只不過是商人行銷的一種噱頭。他們之所以會主張這樣的論點，是基於以下理由：當鹼性水進入我們的胃後，它的鹼性就會被胃酸給中和掉，所以喝它完全是做白工。然而，這種說法徹底悖離事實。

接下來我說的，才是你喝入富含礦物質的鹼性水後，體內會發生的反應。首先要澄清的是，你的胃裡不會時時刻刻都裝著大量胃酸等著消化食物，它會依據你吃進的食物種類和需求，來決定要製造多少的胃酸。舉例來說，如果你吃了含水量高又富含礦物質、維生素和酵素的蔬菜，你的胃就只需要分泌非常少量的胃酸來分解它們。反之，如果你吃了一塊含大量蛋白質的牛排，你的胃就需要分泌很多的胃酸來消化它。所以，你必須謹記在心的首要原則是：永遠不要在吃東西的時候喝水，因為水分會沖掉消化道裡任何可能有助消化的酵素。餐前或是餐後飲水才是比較恰當的做法。

空腹飲用鹼性水

空腹飲水，水進入人體後的行徑就不會受其他待消化的食物阻礙。進入暢通無阻的消化道後，水或許會跟胃裡少量的胃酸擦肩而過，便迅速地流入你的小腸和大腸，絕大多數的液體都會在這兩個部位被吸收。

任何接觸到胃酸的水，都會鹼化胃的 pH 值。以具體的數值來說，胃的理想 pH 值是 1 到 3，屬於強酸環境。你的胃之所以需要擁有如此強酸的環境，有兩大原因：其一，這樣強酸的胃酸有助殺死食物中可能潛藏的細菌，讓食物以更安全的狀態進入小腸，因為小腸會吸收所有食物裡的養分；其二，你需要胃酸來幫助你消化飲食中較難消化的蛋白質。

以下大概是喝鹼性水對人體最重要的影響。在鹼性水抵達胃部的強酸環境時，胃部的 pH 值會變得比較鹼。但是別忘了，基於我剛剛所說的那兩項原因，

你的胃「一定要」保持在酸性的環境下。因此，pH 值變得比較不酸的胃就必須製造更多的胃酸來提升胃部的酸度，讓胃裡的 pH 值重新回到 1 到 3 的理想狀態。

再來要談的這個部分很特別。眾所皆知，胃酸的主成分就是鹽酸（HCL），而胃在製造更多胃酸的過程中則會衍生一種極鹼的礦物鹽——碳酸氫鈉，又稱小蘇打。因為胃要達成製造胃酸的任務，還必須借助鹽、水和二氧化碳的幫忙，以下是它製造胃酸的化學方程式：

$NaCl$（氯化鈉，礦物鹽）+ CO_2（二氧化碳）+ H_2O（水）=HCL（鹽酸）+$NaHCO_3$（小蘇打副產物）

過程中，你的胃，特別是它的幽門括約肌（為胃和小腸間的瓣膜），就會迅速地把衍生的小蘇打副產物推入小腸，讓它直接融入血液，此舉會讓小蘇打對身體產生三個重要的正面影響，分別為：

1. 有效中和血液中的酸，幫助你將血液的 pH 值維持在 7.4
2. 保護消化酵素
3. 增加紅血球的攜氧能力，就如我們剛剛所知曉的，氧是你身體「最」重要的營養素！

水對人體的重要性實在是再怎麼強調都不為過。請務必確認你每天都有喝足符合下列公式的水量：每日水量（盎司）＝體重（磅）/2（即，如果你體重為一百五十磅，你一天就需要喝七十五盎司的水分）。

最強大的抗氧化劑

除了鹼性礦物質，水裡還必需有另一項成分，讓它擁有強大的抗氧化力，那就是：氫分子，或說氫氣（H_2）。另外，其他抗氧化劑，如維生素 C、穀胱甘肽和 α-硫辛酸，對你的健康也很重要，因為它們會追蹤自由基，並阻止自由基在體內作亂。

　　什麼是自由基，它們又為何如此有害人體健康？自由基是體內具攻擊性的含氧化合物，它們不僅會攻擊周邊的組織，還跟諸多慢性疾病的形成關係密切，例如心臟疾病、癌症和自體免疫疾病。自由基會由內而外的鏽蝕你的身體，並加速老化的過程。因此，任何可以抓住這些自由基，中止它們對人體造成傷害的抗氧化劑，都能讓你更優雅的老去。

　　這正是抗氧化劑對人體十足重要的原因，同時我認為人體最主要的抗氧化劑就是氫分子。有超過七百項的科學研究和刊物，以一百七十種不同的人類疾病模式探討氫分子的療效，其中更包含四十多項的人體研究。以下就是氫分子界的一流權威保羅‧巴拉第爾羅足科矯形師（Paul Barattiero，C.Ped.）對氫分子前三大重要益處的說明。

■ 降低活性氧化物質

　　自由基是「氧化者」，而氫則是所謂的「還原者」。譬如，你切開蘋果，蘋果切開開始變褐，就是因為氧氣在氧化它。在你身體處於酸性狀態時，因為「自由基」橫行，你的體內也會上演跟我剛剛舉例極為相似的情況。部分自由基確實對人體有益，但許多自由基卻會加速老化的速度，而這些就是所謂的活性氧化物質（ROS）。活性氧化物質具有細胞毒性（cytotoxic），這表示它們會損害或毒害我們的細胞。因此，當體內有過多活性氧化物質自由基時，你的生理年齡就會比你的實際年齡老得快，因為它們會由內而外的鏽蝕你的身體。

　　最具危險性的自由基為羥基自由基，化學式為 OH，它會嚴重破壞你細胞產生能量的發電機——粒線體的運作。氫分子會被視為強大的抗氧化劑，就是因為一個氫氣（H_2）分子可以將你細胞裡兩個具攻擊性的羥基自由基，轉換為兩個對身體無害的水分子。氫分子將羥基自由基轉換為水分子的化學方程式如下：

$$OH（羥基自由基）+ OH（羥基自由基）+ H_2（氫分子）= H_2O + H_2O$$

■ 減少發炎反應

每個人體內都有發炎反應。短期的發炎反應有助人體修護，但若發炎反應變成長期的慢性發炎，就會對健康產生危害。發炎反應有許多明顯的徵兆，但有兩個常被忽略的徵兆其實也是身體發炎的警訊，即口臭和齒斑大量堆積。

人體本來就會自己製造氫氣，而這個工廠就在腸道。事實上，你的身體每一天都能夠在腸道裡產生十公升的氫氣，這些氫氣都是正常消化過程中衍生的副產物。不過，酸性飲食會破壞腸道的微生物菌相和消化道機能，假如你的消化系統因此無法正常運作、產生足量的氫氣，你體內的氧化壓力就會增加，進而導致發炎反應。這就是要喝含氫分子水的重要原因，因為它可以直接化解體內因消化不良產生的發炎反應，減少人體的氧化壓力。

萬一你因為某些健康問題，不得不服用抗生素進行治療，氫分子也能幫助你修復腸道健康，讓抗生素對腸道所造成的損傷降到最低。話雖如此，現在卻有很多人被誤開抗生素來治療病毒感染或發炎方面的問題，這樣的處置方式不僅對病情完全沒有幫助，還會對腸道健康造成巨大的傷害。因為抗生素會消滅你腸道裡所有的好菌，此後若你要再次重建健康的腸道菌相，最長恐怕得花上兩年的時間。

幸好氫分子具有刺激厭氧細菌生長的特性，有助快速重建腸道好菌和健康；它的這項特性，也對改善發炎性腸道疾病（IBD）的病情有所幫助，包括腸躁症、克隆氏症、乳糜瀉和憩室炎等。換句話說，氫分子修復你腸道菌相的速度，甚至快過抗生素殺死你體內好菌的速度。這一點非常非常重要，因為你的腸道健康，會直接影響你免疫系統的強弱，從而決定你生病的機會。

■ 提升認知功能

氫原子在元素週期表裡名列第一位，這表示它的原子量非常小。身為一個如此微小的元素，氫在體內可以隨心所欲的到人體各個需要它的角落，且整個過程花不到三十分鐘的時間。除此之外，氫體積小巧的特性，甚至賦予它可以穿透腦部血腦障壁的能力，其對我們的大腦和認知功能有相當大的影響。

我們飲用溶有氫分子的水時，體內飢餓素和瘦體素的分泌量就會受到刺

如何為身體補水？

◆ **經過濾。**自來水的品質通常不太可靠，因為它很可能含有微量的細菌、重金屬和其他毒素。事實上，已有研究指出，自來水裡光是已知的汙染物就高達 327 種；近期更有研究發現，自來水裡含有微量的白憂解（Prozac），而且研究人員推測它們是來自服用者排出的尿液！

◆ **pH 值為鹼性。**理想的飲用水 pH 值應落在 8.0 到 9.5 之間。

◆ **常溫水。**冰冷的水不容易被身體利用，且會消耗掉身體的重要能量。

◆ **非瓶裝水。**瓶裝水通常是酸性的，且含有大量雙酚 A（目前已知它是一種致癌物）。盛裝飲用水的容器則請你盡可能選用玻璃製，或是不含雙酚 A 的水瓶。德國的一項研究發現，單單一罐瓶裝水，就讓他們分析出裡頭潛藏了近 24,500 種化學物質。該研究的研究人員還驚訝的發現，絕大多數的瓶裝水竟然都會干擾體內的雌性或雄性荷爾蒙運作；只要 0.1 盎司這樣少少的瓶裝水，就足以抑制雌性荷爾蒙百分之六十的活性，以及雄性荷爾蒙百分之九十的活性。

◆ **有添加檸檬或萊姆、鹼性補充滴劑、微量礦物質。**這些補充劑能提升飲用水中和酸性物質的鹼力。

◆ **含有氫分子。**含有氫分子的水可以成為你生活中最有力的抗氧化劑。

激。飢餓素是胃分泌的一種激素，它會讓人感到飢餓，引發進食行為；瘦體素則是一種會告訴你已經吃飽了的激素。這兩種激素總是綁在一起工作，而當它們受到刺激時，便會影響海馬迴、下視丘和腦幹的運作，增加大腦的認知能力。因此，任何一個患有巴金森氏症、阿茲海默症或其他神經性問題（腦部疾病）

的人，都可以在飲用溶有氫分子的水後，立即感受到其症狀有所改善。

二〇一五年，一篇登載在《同儕J》（PeerJ）的研究做出這樣的結論：高濃度的氫水可以抑制大腸癌的發展（尤其是搭配癌症常用藥物「服樂癌注射劑」〔5-fluorouracil〕時，抗癌效果更明顯）。該研究證實，「氧化壓力和癌症的發展確實有關。同時，氫氣（H_2）是強大的抗氧化劑，具備抗發炎和抗癌的潛力。」另外，該研究還進一步透露，用氫水治療被誘發大腸癌的小鼠，能提高這些小鼠的存活率，並促進癌細胞自我凋亡。

大量攝取葉綠素，打造好氣色

一份美國官方所做的調查發現，受訪的兩萬一千人中，竟然沒有一個人（0%）的每日營養素攝取量有滿足每日建議攝取量的標準。你沒看錯，真的沒有任何人符合標準！這還不是最糟糕的，因為我們農作物的養分也下降了。在一九四八年你攝取一份菠菜獲得的鐵含量，到了二〇一七年你要吃六十份菠菜才有辦法得到！另外，青花菜的營養素含量，在過去短短二十一年間，也減少了一半以上。看完這些數據，你有沒有覺得這些事實很驚人！

這就是為什麼現代人一定要適度服用補充劑，並在每天早上喝一杯蘊含豐富葉綠素鹼性蔬菜汁的原因。

雖然我很愛自己在家現打果汁，也很推薦大家這麼做，但是並非每一個人都有這份心思或時間製作現打果汁。加上蔬果一被榨成汁後，它們的細胞壁就會破裂，讓細胞裡的養分全部溢流在果汁中，所以現打果汁最好立刻喝掉，才不會讓營養度快速衰退，並滋生細菌。

腎結石大解密

◆ 每天喝 3 到 4 公升水。每個人每天平均會流失 2.5 公升的水分，所以飲水量一旦低於這個數值，人體就會處於脫水的狀態。

◆ 啜飲，不要豪飲，並全天候的持續補水。

◆ 永遠在手邊放一罐裝滿水的玻璃或不鏽鋼水瓶，確保自己隨時補充水分。

◆ 循序漸進，不要想一蹴即成。比方說，如果你原本每天只喝一杯水，一下子把飲水量增加到三公升，就太躁進了。你應該慢慢地增加你的飲水量，並讓飲水與你的日常習慣產生連結，幫助你持之以恆的保持這個飲水習慣。例如，你可以規定自己，在每天刷牙前，先喝一杯水，如此一來你就可以增加原本的飲水量。

◆ 咖啡不算是水！因為咖啡有利尿作用，所以你的總飲水量必須扣除咖啡。另外，含咖啡因的茶飲和氣泡水（它的 pH 值為 6，酸度是自來水的十倍）也不可算入總飲水量。至於草本茶、鹼性蔬果汁、奶昔和天然的湯品則都可計入每天 3 到 4 公升的飲水量中。

蔬果汁與蔬果奶昔哪個對身體比較好？

　　這是我最常被問到的一個問題。答案是，它們倆都是鹼化身體的重要食物，所以你每天都應該盡可能攝取它們。只不過，它們終究是不一樣的食物，而且它們的差異性對你很重要，所以在這裡我還是必須好好為你釐清它們之間的不同之處。

■ 蔬果汁

　　蔬果汁會移除液體中的不可溶性纖維，也就是果肉。這個動作可以讓營養

素更快速、輕易地進入血流，減輕消化系統的負擔。蔬果汁最多大概可以萃取出原蔬果百分之七十的養分（視果汁機類型而訂，部分機型可萃取出更多的營養素），而在沒有不可溶性纖維的情況下，人體幾乎會百分之百吸收這些養分，快速地從這些蔬果汁中獲取能量。

看到這裡，千萬別曲解了我的意思，纖維素仍然是我們飲食中不可或缺的一員。纖維素不僅對消化系統的健康至關重要，還能延緩人體代謝糖類的速度、預防胰島素飆升。不過，另一方面，纖維素也會延緩人體吸收某些營養素的速度，甚至是吸收掉飲食中的部分營養素。

知道這件事為什麼對你很重要？因為如果你的腸胃對纖維素比較敏感，蔬果汁就是幫助你快速吸收大量鹼性營養素的好選擇。要注意的是，你必須慎選製作蔬果汁的食材。請避免選用含糖量為中或高度的水果，例如鳳梨，因為它們會讓你的血糖大幅飆升。我建議你選用低糖的水果來製作蔬果汁，例如檸檬、萊姆、葡萄柚，甚至是蕃茄都是不錯的選擇。以下是我最愛用來製作蔬果汁的十種蔬菜：

- 黃瓜
- 芹菜
- 胡蘿蔔
- 甜菜
- 薑
- 各種香草植物（如巴西里、薄荷、香菜）
- 捲葉羽衣甘藍或菠菜
- 牛皮菜
- 散葉萵苣（如蘿蔓生菜）
- 高麗菜

對正在轉換到鹼性飲食的人來說，一下子要你喝純蔬菜汁可能有點困難。所以為了鼓勵和幫助你慢慢適應蔬果汁的滋味，我建議你一開始可以在蔬果汁裡加一顆青蘋果或梨子，它們可以讓整份蔬果汁的美味度更上一層樓。

■ 蔬果奶昔

另一方面，蔬果奶昔則保有蔬菜和水果裡的所有養分和纖維素。蔬果奶昔中的不可溶纖維（果肉）和可溶性纖維，皆可延緩人體消化吸收的速度，讓你能慢慢吸收它們釋放的養分，長時間感到飽足。

蔬果奶昔是很棒的早餐選項，因為它可以讓你喜愛的各種蔬果和健康油脂（如奇亞籽、亞麻籽、大麻籽、椰子油和天然杏仁醬等）都融合在一塊兒，一早就為你補給滿滿的能量。雖然我個人偏愛使用 Vitamix 和 NutriBullet 這兩個廠牌的食物調理機，但有患者問我哪款調理機最好用時，我都會跟他們強調：「你用得順手的調理機，就是最好的調理機！」

儘管蔬果汁和蔬果奶昔的組成不完全相同，但它們都可以簡單又有效的增加你每日的蔬菜和低糖水果攝取量。光是一杯蔬果汁或蔬果奶昔，就能夠讓你輕輕鬆鬆攝取到約五到九份的有機蔬菜！你可以想想看，如果用其他的方式攝取這麼大量的蔬菜，你得花上多少時間。

請注意，打完蔬果汁或蔬果奶昔後，最好要立即喝掉它們。因為它們被放置的時間越久，裡頭的營養素活性就越可能因光、熱和氧氣（氧化）等外力衰退。不過，如果你真的無法當下飲畢，在裝於密封罐冷藏的情況下，蔬果汁最多可保存二十四小時，蔬果奶昔則為四十八小時。

利用礦物鹽和補充劑促進體內環保

從細胞層次來看，你的身體並不是靠熱量、蛋白質、油脂或碳水化合物運作，對你帶電的身體來說，鹽類才是支持它運作的重要基礎。實際上，你的身體有百分之七十都是由鹽水（含血）組成。礦物鹽是能最迅速中和體內有害酸性物質的重要物質，但遺憾的是，它們在我們體內的存量往往都處於缺乏的狀態。

- **鎂**。它是我們最重要，卻缺乏的礦物質；人體有多達六百多種化學反應受它調控。
- **鉀**。運動後，身體需要補充電解質、恢復體力時，你可以補充鉀。缺鉀時，你的肌肉會出現抽搐、痙攣和收縮的狀況。當然，這些狀況也可能發生在我們身上最重要的肌肉——心肌身上。
- **鈣**。酸會搶奪你骨頭裡的鈣，但鈣是維持健康骨密度和強健神經系統的關鍵要素。
- **鈉**。碳酸氫鈉雖只含百分之二十八的鈉（它有助降低血壓，跟精鹽不同），卻是擁有最強大中和酸性物質和減緩老化過程能力的礦物質。

簡單了解了這些我們缺乏的重要礦物質後，接下來，就讓我們來看看你要怎麼透過多種天然管道，從日常生活中獲取它們（尤其是鎂）。

■ 補充蔬菜

首先，有機蔬菜永遠應該是你的首選。如果可以的話，請到小農市集採買蔬菜，因為研究顯示，它們所販售的作物，其礦物質含量比一般超市販售的包裝蔬果高了百分之五十。多攝取鎂含量豐富的高鹼性食物，例如菠菜、捲葉羽衣甘藍、牛皮菜、水田芥、酪梨、闊葉羽衣甘藍和蕪菁葉。

■ 善用鎂的外用產品

我喜歡把鎂油塗抹在皮膚上，它可以淡化皮膚的皺紋；運動完肌肉因乳酸堆積感到痠痛時，在痠痛處抹上鎂油，也能快速又有效的改善痠痛的狀況。

■ 泡個瀉鹽浴

睡前泡一個瀉鹽浴，能避免你身體礦物質缺乏的情況越演越烈，因人體在缺乏礦物質存量的情況下，會進一步去奪取其他部位的礦物質，對健康衍生更重大的危害。詳細的「排毒浴」配方請見第 231 頁。

睡前服用礦物質補充劑

　　我知道，有些人始終堅信他們不需要任何補充劑，也有些人什麼補充劑都吃，就是不好好攝取真正的食物；對我來說，這兩者都太過極端，我主張的概念很中立，就是「食物為主，補充劑為輔」。因為坦白說，現在我們土壤的養分如此貧脊，就算我們吃得再健康，都還是不太可能從這些作物中獲取所有身體所需的營養素，所以我才會建議大家在均衡飲食之餘，也要服用補充劑，補足飲食中欠缺的營養素。

　　每個人的生理狀況都不太一樣，所以服用補充劑前，最好還是先跟你的醫師談談，尤其是有在服用藥物者，更請務必這麼做。譬如，若你已經有在服用抗凝血的藥物，醫師就不會建議你再補充魚油，因為魚油也有抗凝血的效果。總之，如果你有在用藥，服用任何補充劑前，請一定要先跟你的醫師詳談。

　　以下的內容，我會針對多數人容易缺乏的營養物質，向各位介紹三類適合天天服用的補充劑。記住一點，不論是哪一種的補充劑，都請盡可能以液狀的形式服用（或是粉末溶解在液體的形式），不要服用錠劑。研究顯示，人體對錠劑的吸收率大概只有百分之十到三十左右，膠囊則差不多是百分之五十。不過，人體對液狀補充劑的吸收率卻可高達百分之九十八，而且因為液狀補充劑可以直接進入血液中，不必經過消化系統吸收，所以人體只需一到四分鐘左右就可以迅速吸收這些補充劑，不用耗上好幾小時的時間。所以別再以為你吃了有益健康的東西就能擁有健康，其實你「吸收」了多少，才是決定你健康與否的關鍵！

■ 魚油補充劑

　　魚油補充劑非常重要，因為它可以確保你獲取身體必需的 omega-3 脂肪酸，有助降低你飲食中 omega-6 和 omega-3 的比例（理想狀態是 1：1，且不得超過 4：1）。

　　魚油是唯一同時富含 EPA 和 DHA 的可靠 omega-3 脂肪酸來源。研究顯

示，成年人每天應服用 3,000 毫克的魚油，才能讓魚油預防心血管疾病和抗發炎的能力發揮到最大值。

與磷蝦油相比，我還是比較推薦魚油，即便磷蝦油含有蝦紅素（astaxanthin，一種類似 β - 胡蘿蔔素的類胡蘿蔔素），但它的 EPA 和 DHA 含量卻很低。市面上，販售磷蝦油的廠商常常會以磷蝦油含有較好吸收的磷脂型 omega-3 脂肪酸當作賣點。他們說的話是真的，只不過它的含量實在是太少了，少到你必須每天吃掉一整罐磷蝦油，才有辦法產生足量的 EPA 和 DHA。

■ 益生菌補充劑

在調控腸道消化功能正常運作方面，益生菌扮演了極為重要的角色。益生菌的英文 probiotic 源自希臘語，字面上即為「益生」之意。請以每天攝取三百億個菌落數為目標，這大概是兩顆益生菌膠囊的量。選擇需要冷藏的益生菌產品為佳，因為這類產品裡的益生菌是活菌，而且冷藏可以降低補充劑裡的含水量，減少益生菌活性衰退的比例。

我還建議你，每三十天就換一種益生菌。服用不同廠牌的益生菌，可以讓你獲取不同的益生菌菌種。以我個人為例，我的冰箱裡都會備有兩款不同廠牌的益生菌，然後我會以一個月為單位，交替服用它們。

維生素 D3 補充劑

我想，維生素 D 是大家在飲食中最缺乏的營養素。事實上，也已經有研究指出美國有百分之九十的人都處於缺乏維生素 D 的狀態。維生素 D 對我們至關重要，因為人體吸收鈣質需要它的協助，而缺鈣則會導致骨質疏鬆和酸性物質堆積。另有研究表示，缺乏維生素 D 是染上流感的潛在因素。一篇來自《公共科學圖書館》（PLOS ONE）的研究成果，甚至提供了維生素 D 有助預防癌症的證據。該研究顯示，血清中維生素 D 含量至少有 40 奈克（ng）

揮之不去的魚油味？

　　我聽過無數的病人跟我說，他們很擔心服用魚油後，打嗝會帶有濃濃的魚油味。說真的，這種狀況真的會很令人困擾。所以在這裡，我想跟你分享三點避免這種狀況的小技巧。

1. 選擇優質的魚油。服用魚油後會打嗝，通常是因為吃到了已經氧化、酸敗的劣質魚油。

2. 在用餐前服用魚油，否則等餐後才服用魚油，它就會位於腹中未消化食物的最上端（油和水無法充分混合！）

3. 冷凍保存，確保它保持在最新鮮的狀態。

／毫升（mL）者，其罹癌風險與含量 20 ng/mL 以下者相比，降低了百分之六十七。

　　就血液檢測的標準而言，只要維生素 D 的含量落在 30 到 100 ng/mL 之間，多數醫生都會視為存量正常，而含量低於 20 ng/mL 則為缺乏，至於正常和缺乏之間的 20 到 29 之間的數值則被視為不足。照這樣來看，如果我的維生素 D 含量為 29，就表示存量不足，但只要我的數值再往上一點，變成 30 就是算是達到正常值嗎？我的想法是，我希望你不要以最下限為目標，而要以最上限為目標。其實當維生素 D 的血液含量只剩 30 ng/mL 時，就表示體內的維生素 D 存量岌岌可危，可是很多醫生卻不會對患者提起隻字片語，因為這個數值終究還是落在「正常」的範圍內。如果你想要確保自己保持在最佳的健康狀態，請盡可能讓你的維生素 D 含量高於 50 ng/mL，理想值是接近 70 ng/mL 左右。

　　你的皮膚在曬太陽的時候，其實會自行製造維生素 D，但是大部分人的日

曬時間都不夠長，不足以產生充足的維生素 D，尤其是住在高緯度地區的人，更是難以享受到大量的陽光。基於這層考量，我建議大家每天都補充 5,000 IU 的液態維生素 D。雖然美國的建議攝取量（RDA）是建議國人每天攝取 600 IU 的維生素 D，但依我之見，這樣的攝取量充其量只能預防你出現重度維生素 D 缺乏所衍生出的疾病，如佝僂症。我常開玩笑說，所謂的國家建議攝取量，就是「每日建議不足量」（recommended daily insufficiency），只要你照著它的建議吃，就一定會處於營養素缺乏的狀態。

維生素 D 是脂溶性維生素，這表示你必須搭配油脂服用它，才能讓人體順利吸收它。所以在選購維生素 D 補充劑時，請選擇以油脂為基底的補充劑，例如橄欖油、椰子油或中鏈三酸甘油酯。很多人對陽光避之惟恐不及，甚至為了防曬在身上塗抹了大量充滿毒性的防曬產品。然而，曬太陽對我們的健康來說，其實非常重要，不過凡事都一樣，適量即可。請每年定期做血液檢測，以便掌握自己的維生素 D 狀態，如果你已經超過一年沒檢測維生素 D 的含量，就請你今天趕快去預約一下檢測時間吧！

保持淋巴系統暢通提升身體解毒力

淋巴系統就像是內建在人體的吸塵器，可以吸除體內所有的壞東西；它是你體內最重要的一套系統，因為其主要功能就是排毒。為了讓你血液的 pH 值保持在 7.4，身體會先把無法立即處理的酸性物質和毒素傾倒至組織中，待日後處理。然後，等到身體有餘裕和足夠的能量處理這些廢物時，淋巴系統就會把組織中的酸性物質和毒素吸出，重新排入血液中，讓身體將它們徹底排出除體外。

血液能夠循環，是靠心臟的搏動。不過淋巴系統並沒有像心臟這樣的幫浦，幫助其液體流通，所以我們肢體的活動就是保持它流通的主要動力。換句話說，想要淋巴系統為我們發揮正常的功能，我們就必須靠自己的力量確保淋

巴系統的液體流通順暢。我在判讀病患的活血細胞檢驗報告時，常常會發現他們的淋巴系統處於阻塞、無法發揮正常功能的狀態。活血細胞檢驗是很棒的判讀指標，它可以讓你快速找出受檢者為何會有體重變重、皮膚變差、活力低落和免疫力不佳的原因。一旦淋巴系統堵塞，全身的狀態都不可能好到哪裡。

　　由於淋巴系統的主要功能就是排除體內的酸性物質和毒素，所以當你長期久坐不動，讓淋巴系統裡的液體無法順利流通，就等於是自廢了這項身體內建的排毒系統，坐視酸性物質在你體內堆積，造成全身 pH 值的失衡。簡單來說，你越是不活動，你淋巴系統的排毒能力就越差，進而讓你身體在排除體內酸性物質的負擔變得越來越沉重。這種情況不只會削減你的整體能量，還會讓許多因酸性體質衍生的常見病痛找上你，例如胃食道逆流、各種皮膚問題（痘痘、牛皮癬和皮膚炎等）以及消化問題等等。

如何活絡淋巴系統的運作？

　　我建議你用彈跳床（迷你蹦床）來活絡淋巴系統的循環。在利用彈跳床運動來促進淋巴循環時，你必須身心合一的在彈跳床上完成所有的動作，而非只是制式的在上頭原地跑跑跳跳。稍後的內容，我會再針對這個部分進一步說明。不過大致上來說，你只要讓你的雙腳輕柔地在彈跳床的表面彈跳約十到十二分鐘，就可以達到疏通淋巴系統的效果。只要你有試著這麼做，一定會不敢相信它的功效竟然如此驚人，因為它不只能疏通淋巴系統，還兼具促進減重的好處！

　　除了彈跳床，還有一種設備也可以幫助你達到疏通淋巴系統的效果，就是全身垂直律動機（whole body vibration）。只需要站在機器上頭，它就會自行震動，帶動全身的循環狀態，活絡淋巴系統，促進毒素排除。也有一些精巧的律動機是可以讓你仰躺在上面接受微幅的震動，輕柔地刺激淋巴循環。

「乾刷皮膚排毒法」

「乾刷皮膚排毒法」（Dry Skin Brushing）是刺激淋巴系統，以及促進血液和其他重要器官排毒的最佳方法。它能助你提振活力、擊退橘皮組織、去除老廢皮膚、刺激血液循環和強化免疫系統。

進行這項排毒法時，需使用到天然的鬃毛刷，它在大部分的天然食品店或藥局裡都買得到。用鬃毛刷在你的皮膚上做大範圍的乾刷，以你的雙足為起始點，朝著心臟的方向乾刷全身（臉和胸部不用）。不要覺得這會花上你很長的時間，你只需要在洗澡前花個兩到三分鐘，就可以完成整個流程。

每日執行排毒活動，對抗疾病和老化

毒素是導致疾病和老化的一項重大因素，換而言之，你身體的狀態是維持現狀或是衰退，有很大一部分取決於你體內毒素的多寡。除了飲食吃得更「鹼」單外，我們每天還可以執行一些排毒活動，幫助身體「鹼」回健康。以下我就要跟你分享一些我平日最喜歡做的排毒活動。這些排毒活動的排毒力都很強大，你一定會對它們的成效大為驚豔，覺得自己的整體活力大大提升，尤其是在你把它們變成例行公事的時候。我建議你先把這些排毒活動都做過一遍，然

不要使用止汗劑

止汗劑是非常毒的東西，研究已顯示它是女性罹患乳癌的主要肇因之一，因為它會阻礙毒素從你身體排出的管道。除此之外，這些產品還含有鋁；鋁是非常毒的重金屬，毒性是汞的七倍。

後再依它們對你的成效，決定要將哪些活動納為你日常生活中的一部分。基本上，你每天至少應該執行一項下列的排毒活動（理想上是兩項）：

定期淨化身體

淨化身體是幫助身體啟動健康、能量和代謝的好手段，但它同樣也要變成你生活中的一種習慣才能真正發揮功效。但在最理想的狀態下，我們最好每天都做些有益排毒的作為，因為我們所處的世界處處都是毒素，你根本不可能全身而退，所以請務必讓這些有益排毒的活動成為你生活中的一部分，別只是興致一來才偶一為之。

檸檬水

我建議你整天都要時時飲用檸檬水。這是一種和緩，但有效的排毒方式，不僅可以支持肝臟、腎臟和大腸的運作，還能淨化它們，幫助身體「鹼」回健康。檸檬汁還有助瓦解沾附在消化道上的有害黏液，並能透過自身的酵素、維生素 C、鉀和微量礦物質，為身體補給能量。請飲用新鮮現榨的檸檬汁，而不是現成的檸檬汁。

一份檸檬就可以讓你滿足一天所需維生素 C 的一半，還富含其他維生素和礦物質。檸檬的好處多到數不清，除了有助對抗中風、癌症和氣喘外，它還能讓你擁有好氣色、增加鐵吸收率，以及強化免疫系統。儘管檸檬裡含有檸檬酸，但它們對人體還是非常鹼性的食物，因為它們的含糖量很低，又蘊含大量的礦物質。

盡可能都選購有機的檸檬或萊姆，這樣你就可以隨意地將整片的檸檬丟入水杯中浸漬。不過，如果你不是買有機檸檬，就別這樣做，因為你不會想要讓殺蟲劑、除草劑和除黴劑出現在你的水杯裡；請直接榨取其汁液，即可將其餘部分丟棄。餐廳裡的檸檬很可能都不是有機的，所以我想你應該知道該怎麼做。

■ 「檸檬」一口排毒飲

這杯強大的晨間特調有助你淨化肝臟和膽囊。它的作法很簡單，只需要在半顆現榨檸檬汁裡，拌入一湯匙的有機特級初榨橄欖油即可。如果你能養成習慣，規律飲用這款排毒飲，一定會發現它讓你早上的活力大增。這款飲品需空腹飲用，並記住，它還有「以油燃油」的功效！。

> 本書真的可以徹底顛覆你對食物的看法和選擇食物的方式。我過去從未做過這類淨化身體的排毒活動，會想要嘗試都是因為我當時整個人過胖、提不起勁，又被診斷出有高膽固醇。我先生，丹，也有過重的問題，同時他還是心血管疾病的高風險群，在我執行「低酸飲食法」時，他也跟著我吃一樣的東西。執行完畢後，我的體重少了七磅，還不再需要咖啡因；我先生的體重則少了九公斤，而且我們的精神度都變得比以前更好了！老實說，當時我倆都被這巨大成效驚呆了！感謝達瑞爾博士，讓我們有機會改變自己的健康和飲習慣！
>
> ——盧·P

抗酸排毒茶

這是一款最具鹼力的飲品。我也稱它為「消炎茶」，因為它能大幅降低因過度的酸性生活型態所導致的發炎反應。這款茶飲是取代晨間咖啡的好選擇，而且製做時千萬別忘了加黑胡椒，因為它可以將薑黃的療癒功效增強二十倍。不過，為了確保這款茶飲的功效，請你選購有機的薑黃（我知道它不太容易找到，所以像我自己就是直接在亞馬遜網站上買了一磅，凍存起來慢慢使用）。這道茶的製作方式很簡單，很適合天天飲用，量做比較多的話，也可以將多做的部分冰起來，當作養生的冰茶飲用。

將水煮滾，並在等待水滾的空檔，除去薑黃和薑根的外皮，將其切成小丁（越小越好）。水滾後，即可離火，將薑黃、薑和黑胡椒加入鍋中。重新將整鍋茶飲放回爐子上，小火煨煮整鍋茶飲至少 10 分鐘（煨煮的時間越長，茶的效力和濃度就越高），再將茶湯倒入杯中，擠上一片檸檬汁，即可享用！

- 16 到 20 盎司過濾水
- 一段 1 吋長的新鮮有機薑黃根
- 一段 1 吋長的新鮮有機薑根
- 少許黑胡椒
- 一片檸檬

排毒浴

皮膚是身體最大的器官，也是你體內排毒系統的主要部分。泡個瀉鹽浴可以幫助你由皮膚吸收更多鹼性礦物質，同時還能讓你透過汗水排出體內毒素，浴後你會覺得非常舒服。

泡澡方式：每天晚上，在浴缸裡放入兩杯瀉鹽和一杯小蘇打，並注滿你所能忍受最熱的水，滴八滴你最愛的精油（薰衣草、尤加利或檸檬精油都很適合）。泡個二十分鐘，讓你自己出點汗。泡完澡後，裹條浴巾，再稍微在浴室裡待一下，讓自己流出更多的汗水。結束之後，你應該會覺得非常放鬆，一夜好眠。

奇亞籽順暢飲

在我們淨化身體時，為身體補充額外的纖維素有助大腸排出毒素。除了攝取大量的蔬果，亞麻籽粉和奇亞籽粉也是補充纖維素的好選擇。排毒期間，你應該每天至少上排便兩次。在你的每一杯蔬果汁、蔬果奶昔和椰子水中，都放入一湯匙的奇亞籽（需用奶泡機攪拌三十秒，避免奇亞籽浮在飲品表面），此舉能幫助你排便，並改善你便祕的症狀。奇亞籽順暢飲的配方則為：兩湯匙的奇亞

籽或亞麻籽粉，搭配六盎司的水，拌勻後，靜置十分鐘再飲用；飲用的時間點為每天吃完晚餐後。

蓖麻油熱敷法

在你排毒期間，蓖麻油熱敷法能以最經濟實惠的方式為你滋養肝臟。因為據說蓖麻油可以滲入皮膚達四吋深，讓養分直達體內！用蓖麻油熱敷可以刺激肝臟和膽囊運作，並促進它們排毒。只不過有一點要先提醒的是，它在後續的清理上可能會比較麻煩一些。

熱敷方式：你需要百分之百的冷壓純蓖麻油、羊毛法蘭絨（非棉製）和一個熱水袋（或加熱墊）。

1. 將羊毛法蘭絨折成三到四層厚，浸泡到蓖麻油裡。
2. 把浸泡完的法蘭絨放到烤盤上，入烤箱小火烘烤，烤至它帶有熱度，但不致燙手或傷害你的肌膚的溫度。
3. 在胃部塗上蓖麻油，躺下，將熱熱的法蘭絨敷在你的胃上。
4. 以保鮮膜覆蓋法蘭絨，讓它密封在你的肚腹之上。
5. 最後放上熱水袋或熱水墊，熱敷一小時，並隨時注意法蘭絨的熱度是否保持在安全舒適的狀態。

完成熱敷後，將肚腹上的蓖麻油洗去。浸過蓖麻油的法蘭絨則可保存在玻璃密封罐中，供下次使用，因為蓖麻油並不像其他油品容易酸敗。我建議你每天熱敷一次，連敷三天，然後休息三天後，再每天熱敷一次，連敷三天。這是一種安全、適合持之以恆的養生方式，尤其適用於有下列症狀的人，這些症狀都跟肝臟有關，如：眼睛問題、經前症候群、更年期煩躁、情緒起伏大、脹氣、乳房腫脹、熱潮紅、焦慮、偏頭痛、皮疹和痘痘、暴躁易怒或肩頸緊繃等。

許多人表示，蓖麻油熱敷法能讓他們的內心感到非常幸福和平靜。這是因為憤怒的情緒和肝臟的狀態有密切的關連性，所以在肝臟狀態不佳的情況下，你還是有可能再次被不知名的憤怒感綁架。唯有學會控制自己的情緒，你才不

會被情緒左右。出現憤怒感時，你可以試著將這股情緒轉化為寬恕，不過要先學會寬恕自己，然後再去寬恕別人。

紅外線蒸汽浴

　　就淨化血液和為身體排毒這方面來說，紅外線蒸汽浴大概是效率最強大的方法。在紅外線蒸氣浴裡流汗，可以幫助身體釋放如汞和鉛這類重金屬，以及其他環境中的化學物質。當然，它的好處還不僅如此。紅外線蒸汽浴還可以幫助你減重、放鬆、舒緩疼痛、促進循環和淨化肌膚。

　　我建議你先稍微跑個步，或是做完一套彈跳床運動後，再去做紅外線蒸氣浴。做蒸汽浴的時候，別忘了帶一罐加有礦物質補充劑的水，隨時補充水分和電解質，因為在蒸氣浴的過程中，除了水分，你也會流失不少電解質。如果做完蒸氣浴後，你想要沖個冷水澡，請先沖個熱水，然後再沖冷水；這樣的沖澡方式能讓你的核心溫度不會一下子降那麼快，有助延長蒸氣浴對你的幫助。至

蒸汽浴的種類

◆ **基本款**：單純蒸汽浴。促進流汗，有助人體排毒。
◆ **進階款**：遠紅外線蒸汽浴。大約能穿透表皮 1.5 吋，具療癒表面傷口和促進排毒的功效。
◆ **頂級款**：近紅外線蒸氣浴。最多能穿透組織，達體內三、四十公分深的地方，有助從細胞層次深層療癒身體。美國國家航空暨太空總署（National Aeronautics and Space Administration，NASA）已經證實，近紅外線蒸氣浴最多能穿透組織，達體內九吋深的地方！

於蒸汽浴的時間和溫度則取決於你個人的狀態，必要時請諮詢醫師的意見，審慎評估。

大腸水療法

你知道美國人的大腸裡平均都堆積著 10 到 15 磅的宿便嗎？當腸道因為無法消化的肉類、糖類、白麵粉、咖啡因、酒精、乳品和麩質等物質變得過酸時，腸壁就會自行分泌一種醣蛋白來保護自己，使整個腸壁內襯都覆上一層黏液。這層黏液醫學稱之為「類黏液斑塊」（mucoid plaque），它會讓腸道很難吸收維生素、礦物質和營養素，造成體內毒素累積和營養素缺乏，進而導致個體呈現營養不良的狀態。

另外，類黏液斑塊的堆積也會產生毒素，且這些毒素會進入血液循環，進一步毒害身體。大腸水療法就是用來移除這些類黏液斑塊，還給大腸一個乾淨、健康環境的手段；做完這套療法後，你消化吸收食物和排泄廢物的能力都會變好。大腸水療法的療程時間大約為 30 到 45 分鐘，是透過非常安全、自然的方式幫助你排除體內的毒素。

你也可以用小麥草汁（我比較推薦的選項）或有機咖啡灌腸，為腸道做額外的排毒。雖然從嘴巴喝進的咖啡會增加肝臟的負擔，但若用它來灌腸的話，卻反而能促進肝臟的排毒。如果你想要試試這些方法，請你自備小麥草汁去找專業的水療師幫忙；咖啡的話，則先詢問水療師的意見，看看哪種咖啡比較適合拿來灌腸（不論是哪種咖啡，都最好是有機的），並務必遵照他的專業建議採取行動。接受大腸水療法的前後，也請你千萬不要馬上攝取任何蛋白質，還要記得服用益生菌補充劑，因為你腸道中的好菌在沖洗過程中也會有所流失。事實上，水療前一天、當天和後一天，你都應該補充雙倍量的益生菌。

水療時，你要仰躺在一個平台上，水療師會用一根連結了低壓幫浦或重力水箱的小管子，從你的肛門注入數加侖的清水。等到水進入大腸後，水療師或許會先輕柔按摩你的腹部，再讓你依照一般排便方式排出這些灌入你體內的

水，這個過程會同時排出液體和你體內的廢物。之前，我花了很長一段時間才有勇氣做我生平第一次的大腸水療法，現在回頭看，這個療程的過程既溫和又無害，我簡直不敢相信自己當時居然會如此懼怕這個療程！

要多久做一次大腸水療？這部分水療師會給你專業的建議，因為每一個人的生理狀況都不太一樣。以我自己來說，我第一次做大腸水療時，總共連續做了三次的療程（分成三天進行）。現在，我則只需要每季做一次，保持腸道的清潔即可。

禁忌症：患有潰瘍性結腸炎、大腸癌或動過結腸手術者，都不適合接受大腸水療法。

氧化鎂清腸法

氧化鎂清腸法是一種從體內為小腸洗澡的排毒方法。氧化鎂的 pH 值為 10，服用它可以讓你的身體獲取極大的鹼力，有助你的身體重新將腸道的 pH 值調整為 8.4。再加上氧化鎂的鹼度偏高，小腸為了稀釋其鹼度，會讓水分從腸壁流入腸道，此舉同時也可沖去腸道內的各種毒素和阻塞物。因此，服用氧化鎂，你不僅可以為小腸補氧，還可以替它排毒，達到改善小腸健康，提升消化道整體功能的成效。假如你有親身體驗氧化鎂清腸法和大腸水療法，用它們徹底清理小腸和大腸腸壁，結束後，你一定會感受到前所未有的輕盈感，並覺得全身充滿能量。

我建議你在空腹時執行氧化鎂清腸法。以一湯匙氧化鎂（天然食品店就買得到），搭配八盎司的水和一顆檸檬的汁液。喝下這杯混合物後，請充分補水。這個過程雖然對健康無害，但卻會讓你一直跑廁所排便，所以如果你想嘗試這種淨化小腸的方式，最好是在家裡進行。如果你想要用比較溫和的方式淨化小腸，也可以將原本加在八盎司水中的配方改為，一茶匙的氧化鎂搭配一片檸檬的汁液，拌勻後，在睡前（空腹）飲用。

在你準備做氧化鎂清腸法時，請記得在執行前一天、當天和後一天都要服

用益生菌，好適時補充腸道中流失的好菌。

椰子油油漱法

你聽過油漱法嗎？它是一種傳統的阿育吠陀（Ayurvedic）療法，它利用椰子油來清潔牙齒和牙齦，並達到為口腔殺菌和排毒的效果。椰子油油漱法能有效改善蛀牙、牙齦炎和口臭等口腔問題，預防蛀牙的效果更是顯著。現在不少牙科研究都證實，你的整體健康狀況和口腔健康有所相關，但早在好久之前，古老的印度文化就已經明白這個道理。過去的印度人能用椰子油漱口養生，現在的你當然也可以這麼做。

油漱方式：準備兩茶匙有機初榨椰子油。執行油漱法的最好時機點是在早上，你還沒刷牙之前；但如果情況不允許，在其他時間點執行也無妨。把椰子油放入口中，以閉口吸吮、漱口的方式讓椰子油來回在牙齒和牙齦間流動，持續約15 到 20 分鐘。油漱完後，要把椰子油吐進垃圾桶裡（吐到臉盆或馬桶裡會造成水管堵塞），不要把油吞下去，因油漱完的椰子油充滿細菌，然後再用清水好好漱漱口、徹底清除口腔殘留的椰子油。

不過，如果你有嚴重的牙齦疾病、蛀牙或任何健康問題，還是請你先接受傳統醫學的診斷治療。至於一般人，則一天至少要做一次油漱法，理想上則是每天三次。

以鹼性運動增進身體 pH 值的平衡

你或許會以為，所有運動都有助你對抗酸性物質，讓你的身體維持在較鹼性的狀態。坦白說，這是個相當普遍的誤解，所以如果你真有這樣的想法我也不會苛責你。畢竟，就大方向來看，只要有運動，對「擺脫酸性物質」都是件好事。然而，並非所有的運動都會對身體產生同等的效益，某些運動反而會在

你體內產生更多的酸性物質！

　　當我們運動的訴求是在平衡體內 pH 值時，最好選擇緩慢、穩定的低強度運動，例如彈跳床運動、瑜珈、太極或快走，然後再去蒸氣房裡發發汗。我很喜歡超馬選手史都‧米特門（Stu Mittleman）撰寫的著作《慢燃》（直譯：Slow Burn），他對我來說亦師亦友。在書中他指出，長年做高強度的運動很可能會讓身體處於毒性狀態。你或許會問，要怎麼辨別自己是不是在做高強度的運動？基本上，只要你在運動時還能正常與旁人對話，就不是在做高強度的運動。在這個狀態下，你的身體是處於有氧的狀態，而非無氧；產生的乳酸量極少，屬於鹼性運動。

　　運動的方式如果不對，它在你體內產生的酸，可能就跟擺滿佐料的冰淇淋聖代一樣多；所有的酸都會對你的能量、免疫力、壽命和長期的健康狀態產生負面的影響。當然，這不是說你就永遠不該去碰那些比較容易讓身體產酸的運動，而是你必須清楚了解該用怎樣的方式去做這類運動，並且勤於為身體補足適當的營養素，好幫助身體對抗這類運動衍生的酸性物質。有鑑於此，在我們討論最有益健康的運動前，就先來談談三項最有害健康的運動吧！如果你真的很喜歡做這類運動，我也會告訴你該採取哪些行動，預防或降低它們對你身體的危害。

三項有害健康的運動：它們會快速增加體內酸度

■ 飛輪

　　喜歡飛輪嗎？我也很喜歡！但是，高強度的飛輪課程會耗盡你身體的氧氣，導致大量乳酸堆積。一旦你的活動量達到你有氧能力（aerobic capacity）的 75% 到 85%，或者是在騎飛輪時，你覺得自己將體力發揮到了極致，你的身體就會開始產生和堆積越來越多的乳酸。面對這種情況，你能做些什麼？

　　你可以在運動期間，或運動後立刻喝下一大杯溶有礦物質補充劑的水。我

自己去騎腳踏車的時候，都會隨身攜帶單包裝的礦物質補充劑（請記住，在你運動後，這些鹼性礦物質重新回到你細胞的時間，大概要10到15分鐘左右）。

■ 短跑

短跑是一種需要短暫爆發力的運動，而提供身體這種具爆發力的主要能量來源，就會造成乳酸的堆積。如果你喜歡跑步，不妨用慢跑這種低強度的運動取代短跑，它不會讓人體產生如此大量的乳酸。判斷自己是否正在堆積乳酸的方式，就是在跑步時說說話，如果你可以邊跑邊與人交談，就表示你是在做有氧運動，此刻你不僅正在燃燒你的脂肪（而非葡萄糖），還在鹼化你的身體！

另外，在你短跑時，你的身體會「以為」你處於險境，因為它只知道快速衝刺表示你可能正準備逃離年邁劍齒虎的追捕。在你進入「戰鬥或逃跑」的模式時，壓力荷爾蒙皮質醇的含量會上升，徹底關閉你體內消化系統、免疫系統的運作，並中止胃部分泌胃酸的一切動作。消化能力是維持人體酸鹼度最關鍵的一環，它一停止運作，無疑會讓身體落入一連串的惡性循環。

想要避免這樣的情況發生，在短跑前請永遠記得先走路暖身十分鐘，這個動作可以告訴你身體，你並非處於危急的狀態，只是隨心所欲的到處走動。結束十分鐘的暖身之後，再慢慢跨大你的步伐，舒適、自在的奔跑。

■ 重量訓練

舉重是一種需要耗費大量能量的短時活動，需要身體用比消耗肌肉中氧氣更快的方式產生能量。於是，你的身體就會透過發酵葡萄糖，獲取額外的能量，只不過在這個過程中也會產生乳酸。假如你沒有盡快處理產生的乳酸，它們就很容易巴著肌肉不放，造成你肌肉痠痛。值得一提的是，這種發酵葡萄糖獲取ATP的產能方式，就跟癌細胞求生的方式完全一樣。

同樣的，要預防肌肉進入無氧模式，你可以做低強度的舉重。如果真的要做高強度的重量訓量，只要你有記得服用礦物質補充劑，盡可能降低酸對你的影響，讓你盡情享受重訓的樂趣。

好了，現在既然我們討論完了三項最有害健康的運動，接下來我們就來看看最有益健康的前三項運動有哪些。

三項有益健康的運動：它們能助你擺脫酸性物質

■ 彈跳床運動

前面在討論活絡淋巴系統的方法時，就已經提過彈跳床運動，它是一種緩慢、溫和的運動。事實上，以我如此愛跑步的個性，若要我的餘生只能做一種運動，我一定會毫不猶豫地選擇彈跳床運動。

為什麼彈跳床運動這麼好？因為在你從彈跳床跳起，你的身體會有幾分之一秒的時間因為不受重力牽制，變得輕盈；你從空中降落在彈跳床，準備重新由彈跳床的底部要向上彈起時，此刻你身體承受的重力又會突然變成你站在地表上的兩倍，此舉會讓內臟受到壓力向下擠壓，進而刺激內臟細胞裡頭的毒素排出。正是這個得天獨厚的特性，讓彈跳床運動成為排毒力最強大的鹼性運動。以下是彈跳床運動對健康的各種好處：

- 是真正能直接刺激到細胞結構的運動，並能在刺激的過程中強化細胞物理性結構的強度。細胞的物理性結構變強，將有助於防範罹患退化性疾病的風險。
- 可以改善體態、增加血管的血流量、提升肌肉的張力，藉以讓你擁有更快的反應力、更銳利的視力、更好的協調力、更棒的平衡感、更強的律動感，並且擁有更多的能量。
- 能夠提升心肌的張力和狀態。
- 能夠刺激、活絡淋巴系統的流通；這有助你排除身體的毒素、癌細胞、有害的蛋白質、細菌病毒和其他細胞不會要的廢物。
- 能夠供給細胞充足的氧氣，此舉可以提升你將葡萄糖轉換為肝醣的能力。持續透過這項運動活絡你的淋巴系統，更有機會訓練你的身體不會隨意動

用儲存的肝醣，只會在你需要瞬間爆發力時，才將它們釋放出來產生能量。

[彈跳床運動的基本動作變化]

在彈跳床上，你可以做的動作絕對不會只有原地跑步。下列就是幾種在彈跳床上可以做的基本動作。

暖身：在彈跳床上做微幅的彈跳動作，但不要讓你的雙足真的離開彈跳床表面。這個動作需要用到你核心肌群的力量，才可以讓你的腳趾頭和小腿順勢將彈跳床表面略往下壓。

彈跳：抬頭挺胸，雙手至於身側，運用核心肌群的力量做比較大幅度的彈跳。

開合跳：現在你可以加入手部動作。跳起時，雙手高舉過頭；降落在彈跳床表面時，則將雙手收起、置於身側。

原地慢跑：它的動作就跟它字面上的意思一樣，即輕柔地在彈跳床上原地慢跑。

踢屁股跑：為原地慢跑的變化型，可以讓你更大幅度的伸展四肢。同樣是在原地慢跑，但在你的腿從彈跳床表面躍起時，請盡可能讓腳踝碰到你的臀部。

剪刀跳：彈跳到空中時，試著運用你大腿內側的力量，讓你的腳踝相互交叉；降落到彈跳床表面時，再將交叉的腳踝分開。

現在很多地方都有彈跳床或蹦床的運動課程，所以你可以留意看看你家附近有沒有提供這類課程的健身房。彈跳床運動是最能有效保持細胞健康的運動，它不僅能促進全身循環、代謝和燃脂的效率，還比一般的慢跑有趣多了。最棒的是，這項可以輕易溶掉你身上體脂肪的運動，其實不一定要到健身房去做，在家你也能輕鬆執行！你只需要去買一款平價的彈跳床，就可以隨時在家裡執行這項運動，讓它自然而然成為你生活的一部分。

[選購彈跳床的注意事項]

* 直徑至少要達 40 吋，但如果可以，53 吋的彈跳床會是比較合適的大小。
* 最好附有ㄇ字型扶手，但沒有也無妨。
* 彈簧設計的彈跳床雖然價格較為便宜，但彈跳時噪音會比較大，彈力也會

比較僵硬。彈性繩設計的彈跳床則是價位較高，但彈跳的緩衝力較好，彈跳時也不會發出什麼聲音，所以就算我在使用彈跳床的時後，孩子在一旁睡覺，也不用擔心會吵醒他。

• 彈跳床的腳架是否可以折疊，可以折疊者會比較貴一些。

　　以上就是我認為選購彈跳床需要考量到的事項。每次有人問我哪一款彈跳床最好用，我都會說只要你每天能在上頭跳至少十分鐘，它就是一個適合你的彈跳床。別去斤斤計較各款彈跳床附加的一些小功能，基本上它們能發揮的功能幾乎都大同小異。

■ 瑜珈

　　做瑜珈可以舒緩壓力（它會造成酸在體內堆積），並增加你深呼吸的機會，深呼吸是人體最自然的排毒、鹼化機制。規律的做瑜珈能夠改善肌肉和關節的柔軟度，並促進全身的血液循環。同時，瑜珈雖然會增加肌肉的強度，但卻不會迫使肌肉轉換到無氧運動的代謝模式，這一點很多運動都無法做到。當然，運動過程中你產生的乳酸量越少，運動後你需要對付的酸也就越少。

■ 游泳

　　游泳是另一項很棒的有氧運動，不但對身體的衝擊性很低，在保持身形方面也有驚人的功效。除此之外，游泳還有助訓練肺活量，讓你的身體以更有效率的方式運用氧氣；你會吸進更多新鮮的氧氣，並吐出更多的二氧化碳。誠如我多次提到的，深呼吸就是人體對抗體內酸性物質的最好方法之一。同時，許多游泳的人都發現游泳能大大舒解他們的壓力，由此可知，游泳幫助你對抗酸性體質的方式其實相當多元。

　　我由衷希望你能從這些運動裡找到一套你享受的運動方式，你的身體一定會為你的這份用心表達感謝。即便你只是在強度比較高、比較容易產酸的運動裡帶入了一些比較和緩的運動方式，都還是有助防範運動後酸在體內堆積的狀況，並且讓你保有較好的身型。

運動時該怎麼為身體補給能量

■ 運動前

運動前、中、後都必須充分補給水分。因為運動的過程中，你的身體會流失近一公升的水分，所以必須及時補給流失的水分。一般人平均每天會流失約 2.5 公升的水分，這表示如果你有運動的話，你一天流失的水量就會變成 3.5 公升。要注意的是，如果你打算運動，你不只運動當天要喝進 3 到 4 公升的水，就連運動前幾天也該如此，這樣才能確保身體擁有充足的水分。這個道理也適用在營養補給上。不管你是否相信，但你在運動前一刻吃的東西，對你身體的影響力都不及你在前一晚，甚至是前兩天吃的東西。事實上，你在運動前兩天吃的東西，對你在運動當天的表現影響最大，所以為了確保你能時時保持在最佳的運動狀態，你應該每天都積極主動的為身體補給營養，而不是等到要運動時才特意補充。

運動前三十分鐘你可以吃一些好消化的食物補給能量，例如蔬果汁，它是對消化系統負擔最小的食物。蔬果汁可以立即為身體補充礦物質和維生素，確保你在運動前有一個好的開始。如果你想要吃點蔬果汁以外的食物，可以吃一些比較清爽的食物，例如天然的蔬菜湯、蔬菜泥或堅果醬。越是從事低強度的運動，你越應該多吃一些富含油脂的食物。

切記，如果你吃的是油脂，你的身體就會以油脂為燃料，之後它也會習慣用油脂產能，而這正是你所樂見的過程。反之，如果你吃的是糖，你的身體就比較可能會以糖為燃料，之後它也會習慣用糖產能。因此，若要說在運動前，或是大賽前一晚做什麼事最糟糕，那肯定就是吃了大量的碳水化合物。不過令人大感驚奇的是，我參加過很多場馬拉松比賽，卻常看到不少選手在前一晚盡情享用義大利麵大餐。其次，在馬拉松賽事中，主辦單位最常供給選手的食物是什麼？香蕉、柳橙、糖果和運動飲料。這些食物都不好。在此我要再次強調，運動期間請一定要避免攝取糖分。

　　運動前也一定要避免攝取大量的蛋白質，它可能導致你在運動時出現肌肉痙攣的狀況。由於蛋白質是酸性食物，身體在代謝它時需要耗費的液體量會比碳水化合物和油脂多，而在身體含水量變低的情況下，肌肉就容易發生痙攣。另外，運動前大量食用蛋白質，也會消耗體內的礦物質存量；因為任何酸性物質或是毒素進入人體後，身體都必須動用體內的礦物質存量來中和它們的毒性。總之，蛋白質在人體扮演的角色應該是建造肌肉的原料，而非提供肌肉能量的燃料。

■ 運動期間

　　你或許會問：「達瑞爾博士運動期間要吃什麼東西？」這是個好問題。首先，我要告訴你，我都是用喝的方式補給運動期間所流失的養分。說到這裡，我猜你大概已經知道我都喝些什麼了。沒錯，就是水！大量的水！

　　運動期間，我都會盡可能喝進一公升的水。這個量聽起來或許很多，但這正是你身體在運動時因流汗所流失的水量。隨時補充水分是預防脫水的必要手段。我自己在去健身房運動前，都會帶一罐加有幾片檸檬或萊姆的水；檸檬不僅可以讓無味的水變得好喝，還能為身體提供額外的鹼力，可謂一舉數得。

　　如果我的運動時間會超過九十分鐘，我會再補充一小份富含油脂的點心。舉例來說，在發芽穀物製的捲餅皮上抹一層天然杏仁醬，再灑上一些麥蘆卡蜂蜜、奇亞籽和肉桂，以免它們被吃進肚裡後，其中的蜂蜜讓胰島素一下子大幅飆升。將餅皮捲起後，把它切成薄片，再用保鮮膜將薄片個別包好，即可放到你口袋裡，當作你運動期間的小點心。或者你也可以吃一湯匙自製的能量膠，以一杯水搭配 2 到 4 湯匙的奇亞籽，製好的膠體請分裝保存在小夾鏈袋中。這些小點心都富含健康的油脂，在必要之時，都可做為你在運動期間最強而有力的能量補給後盾。

■ 運動後

　　運動後，鹼性食物是身體修復過程中不可或缺的一部分。在這個階段，如

果你沒有及時替身體補給鹼性養分，乳酸很容易就會堆積在你的身體和關節之中。運動後 10 到 15 分鐘內是補充養分的黃金期，所以在你一運動完後，甚至是還沒離開健身房前，要做的第一件事，就是服用一包單包裝的「鹼力日用礦物粉」（請將它溶在 16 盎司中的水裡飲用）。如此一來，你就可以迅速補給你在運動過程中流失的礦物質：鈣、鎂、鉀和碳酸氫鈉。

接著，運動後你可以飲用一杯含有植物性蛋白質的蔬果奶昔，為身體進一步補充養分（至少要與運動相隔三十分鐘），其食材有：適量蔬菜、富含 omega-3 脂肪酸的健康種子（如奇亞籽、亞麻籽、大麻籽）、一杓椰子油和一杓植物性的「鹼力有機日用蛋白奶昔粉」。喝下這杯奶昔，不但有助你繼續將身體保持在燃脂狀態，還能提供身體打造肌肉的原料。

植物性的 omega-3 脂肪酸非常有助於修復身體組織。我也很喜歡天然杏仁醬這類的堅果醬，還有像菠菜和捲葉羽衣甘藍這類的深綠色蔬菜，它們都富含大量的蛋白質。結束運動超過四十五分鐘後，你就可以吃一些固體的蛋白質，以鮭魚、酪梨、天然杏仁條、大麻籽和芽菜等食材組成的沙拉就是不錯的選項。結束運動後的幾個小時內，請避免攝取任何穀類和糖類（就算是水果也不行）。這是因為運動後如果攝取糖類，會打亂體內原本的血糖平衡狀態，讓身體誤以為你處於受飢狀態，因而將代謝狀態轉為飢餓模式—此模式會讓身體竭盡所能的囤積所有吃進體內的糖分、碳水化合物和油脂。

■ 關於運動的五項必知要點

- 找到你所愛的運動。
- 持之以恆。
- 平緩、穩定的運動方式才是養生之道，不要拚死拚活的運動。過度的運動會讓身體產生壓力和乳酸；如果你可以在運動期間，保有「與人交談」的餘裕，就表示你的運動強度適中，處於有氧燃脂，而非無氧燃糖的狀態，是在做真正有助鹼化身體的運動。
- 享受彈跳床運動，它很好入門、省時又有助排毒的運動。如果你這輩子只

能做一種運動，請務必選擇彈跳床運動。每天只要在家中的彈跳床上跳個 10 到 15 分鐘，即可達到強身健體的效果。每個人每天一定都會有 10 分鐘的空檔，所以立刻將它列為你日常生活中的優先待辦事項吧。

- 運動會為你生活中的其他面向帶來連鎖效應。以我個人為例，通常我有在運動的時候，會吃得比較好、睡得比較好，整個人的狀態也會看起來比較好。相反的，如果我沒有運動，我的活力和生活動力都會變得比較差，在飲食上也會做出比較不健康的選擇。因此，如果你想要擁有健康的人生，就先從運動下手吧！一旦你動起來，你在其他面向的狀態也會隨之改變！

第9章 「壓力」是累積酸性物質的頭號公敵

　　大家在談論鹼性生活時，往往只會著重在飲食和運動方面。在這裡我要告訴你，其實壓力對身體的影響力遠大於飲食和運動百萬倍。每當你面臨壓力時，你的腎上腺就會分泌腎上腺素（epinephrine）、正腎上腺素（norepinephrine）和皮質醇等荷爾蒙，這些荷爾蒙會使你身體的代謝狀態轉為「戰鬥或逃跑」模式，讓你的身體變得更酸。

　　壓力會讓副交感神經系統停止運作，這套系統負責調控「休息和消化」方面的工作。理想狀態下，它們兩者應該要相輔相成，保持在一個平衡的狀態，這一點對你的健康非常重要，因為假如你跟許多人一樣，長期處於壓力狀態下，你的消化系統（和免疫系統）的運作開關就會被關閉。

　　為什麼身體要這麼做？因為你的身體會假設你現在正面臨危險，急需能量逃離現場，而這麼做就可以確保你有足夠的能量逃離危險！因此，在這種危急的情況下，身體根本不想要多花一點心力在消化上。再者，在你面臨壓力時，你的身體不會曉得你的壓力是來自人際關係、工作還是家庭，它只會知道「我處於危險之中，必須『馬上』逃離這個險境」。

　　對你的身體而言，壓力就是壓力，不管這股壓力是因何而生，它對身體的影響都是一樣的。所以長期處於壓力狀態下，你的消化系統會停止運作，你的身體也會變得更酸。同時，消化能力下降也意味著腸道溢漏的機率增加，這會

讓腸道內未充分消化的食物微粒、細菌、酵母菌和毒素有機會偷跑到它們不該出現的血液中，引發全身酸鹼系統火力全開的對付這些不速之客。這種狀況持續一段時間後，你就會因為體內的礦物質存量被徹底耗盡，而開始感到疲憊又筋疲力盡。

處於壓力狀態下，身體還會產生一種叫做醛固酮（aldosterone）的荷爾蒙，它會刺激腎臟分泌酸（H+ 離子）。這裡又再次突顯檢測尿液 pH 值的另一項重要性：因為不只是酸性飲食，慢性壓力也會讓你尿液的 pH 值變得更酸。假如你還記得我在稍早所說的，就曉得尿液的 pH 值能直接反映出腎上腺、腎臟、體內水分的狀態，以及身體排除酸和毒性物質的能力。

每個人當然都希望壓力越少越好，只不過，多數時候我們都難以如願以償，因為生活中我們或多或少都必須面對各種不同形式和程度的壓力。人生永遠充滿變數，想要在挑戰來臨時自信迎戰，你必須事先做好準備。老實說，要擁有健康的身心，關鍵並不在於「你有多少壓力」，而是在於「你怎樣處理壓力」。時時將身體保持在顛峰的狀態，並用大量的鹼性礦物質維持 pH 值的平衡，這樣一來，如果壓力來襲，你就會以萬全的準備面對它，不會讓你的身心輕易被它牽著鼻子走。

冥想是我最愛的日常舒壓活動。你不需要為了冥想特地爬到喜馬拉雅山山頂打坐，它不受任何空間限制，只要你願意，無論身在何處每天你都可以冥想片刻。不過我必須說，冥想的好處絕對不僅僅是放鬆身心，它還能全面提升你人生的面貌；也就是說，你的心理狀態、壓力狀態、人際關係，還有，沒錯，就連你的工作狀態都會因冥想改善。對冥想的好處心動嗎？心動不如馬上行動，現在就開始養成每日冥想的習慣吧！

我知道有很多人排拒冥想這個活動，或者是說，他們曾經試著冥想，卻發現很難讓自己靜下心來打坐，所以他們會跟我說他們「不擅長冥想」。然而，我想說，世界上根本沒有什麼「不擅長冥想」的事情！冥想就跟許多事情一樣，它需要時間練習，明白這一點很重要。耐心和堅持是讓自己進入冥想狀態

的關鍵。雖然我可以理解他們對冥想有所抗拒的原因，但我還是希望他們可以敞開心胸、花點時間去練習冥想，因為冥想實在是能為我們帶來太多太多的好處了！

- 可以減輕壓力感。
- 可以減少焦躁和憂鬱的感受。
- 可以降血壓。
- 能放鬆身體，讓你睡得更好。
- 可以預防肌肉緊繃。
- 有助身體排毒。
- 可以增加一氧化氮的含量。
- 可以強化免疫系統。
- 能改變大腦對壓力的反應。
- 長期的冥想能改變大腦的生理結構，提升記憶力和專注力。
- 壓力產酸的威力比任何食物都大，所以持之以恆的冥想必定能讓你的身體「鹼」回健康！

另外，冥想期間，你的氣息會變得比較平穩，而緩慢、深層的呼吸正是鹼化你身體最強大的幫手。只要你開始試著冥想，很快就能體會到它的好處。如果你信不過我說的話，就請聽聽世界最大對沖基金公司──橋水投資（Bridgewater Associates）的創辦人雷・達利奧（Ray Dalio）對冥想的評價吧！他曾信誓旦旦的對外表示，冥想是他事業如此成功的祕訣。

就從這個禮拜起，給自己一週的時間，試著讓自己做一些簡單的冥想活動。即便你不喜歡它，也請你每天撥出一些時間嘗試它。一開始你可以將冥想的時間設為五到十分鐘，較短的冥想時間能有效降低你對它的抗拒感。畢竟，要你持續做一件事五分鐘絕對不是什麼難事，對吧？

調整你的呼吸速率

　　BreathPacer 是一款很酷的 iPhone 應用程式，它不只會根據你的身高計算出你理想的呼吸速率，還會為你量身打造出一套有助改善你呼吸狀態的方法。這款應用程式指出，每個人都有各自最合適的呼吸速率，而身高正是預測理想呼吸速率的良好指標，因為心血管系統中流動的血液量會因身高而異。一般情況下，你的理想呼吸速率應該落在每分鐘呼吸五到六次之間。

　　這款應用程式還有一個很棒的特色，就是它可以把你呼吸的狀態以雨聲呈現，以便你調整自己呼吸的頻率。吸氣時，雨聲會變大；吐氣時，雨聲則會變小；至於屏氣時，雨聲的大小會持平不變。這款應用程式是調整呼吸速率的好幫手，不但能教你如何放慢呼吸，更能刺激你副交感神經系統的運作。

靜心式冥想

　　靜心式冥想（calming meditation）隨時都能讓你將浮動的心神平靜下來，把注意力集中在你自己身上。這種冥想方式對嘴饞造成的焦躁感也很有用，絕大多數時候，只要你靜下心來緩緩呼吸十到二十次，嘴饞的念頭就會自然消失。

　　執行靜心式冥想時，請你閉上雙眼，雙手置於肚腹，緩慢呼吸；並在吸氣和吐氣時，細細體會身體對周遭的感受。慢慢加深呼吸的深度，以約每十秒到二十秒完成一次吸吐的頻率，有意識的將空氣深深吸入腹部，再深深吐出。一天可執行數次靜心式冥想，時間不拘。

感恩式冥想

感恩式冥想（gratitude meditation）執行起來非常簡單，但為你帶來的效益卻非常大。如果非要我說最喜歡哪一種冥想方式的話，我可能就會說感恩式冥想。在你充滿負面能量時，感恩式冥想對你的影響力將更為深遠。

感恩式冥想雖然隨時都可以進行，且執行時沒有任何時間限制，不過早上一起床和晚上睡覺前進行感恩式冥想或許會是比較好的時間點。執行感恩式冥想時，請你閉上雙眼靜坐，並冥想你生命中的所有好事。如果你發現自己想不到什麼好事，就請你感謝上天給你一副健康的身體，讓你能自在的呼吸。你感謝的對象可大可小，全憑你個人決定。想想今天有哪件事讓你滿懷感恩、覺得這一天沒有白活，然後在冥想前或冥想後，或許你可以試著將它們寫下，此舉可讓你擁有更強大的力量對抗內心的負能量。

冥想是為身體排毒很重要的一個環節，因為它有助你脫離「戰鬥或逃跑」的生理狀態。我建議你將冥想列為替你身體排酸和排毒的例行公事，只要你願意這麼做，你一定會發現自己因冥想而變得更有精神和更年輕！

脊骨神經醫學照護

脊骨神經醫學照護（chiropractic care）是我主要在做的事情。我將健康視為一個輪子，而上頭的輪輻就好比你日常生活中應該要做到的健康生活習慣，包括：攝取鹼性營養素、運動、管理壓力、養成良好的睡眠習慣和保持正面的心態等。至於位於這個輪子中心，最重要的部分，即為正常運作的神經系統。

為了讓你保持在健康的狀態，你的大腦必須透過脊髓和神經把訊號傳遞到你身上的每一個系統、器官、肌肉、組織和細胞。當這些神經系統的傳導路經暢行無阻時，你就能如實呈現出你與生俱來的健康狀態；然而，一旦這些神經

系統受到干擾，讓訊號無法順利傳遞，你的生活品質便會同步受到影響。酸性飲食、久坐不動和毒素（來自化學、代謝和情緒壓力）等，皆是會對你神經系統造成干擾的因素。

　　脊骨神經醫學照護能夠減輕神經系統的整體壓力，調整神經傳導路徑的暢通度，藉以改善你的消化和其他身體機能，讓你擁有更好的健康狀態。你在接受脊骨神經方面的調整時，身體的循環和含氧量會增加，呼吸的方式也會變好；這些都有助刺激副交感神經系統抑制皮質醇的生成量，讓皮質醇不會中止你的消化、免疫功能，致使你的身體變得更酸。

　　若用具體的事物來類比，我們的神經傳導路徑就好比為花園灑水的軟管，而大腦要傳遞到身體各個部位的訊號就好比水管裡的水流，所以一旦軟管絞纏在一塊兒，水流自然也無法順暢流通。在你的身體裡，你需要一切訊號都能順暢流通、互通有無。調整脊骨神經時，你的脊骨神經醫師會先確認你神經的壓力狀態（就跟蛀牙一樣，當神經正承受著不正常的壓力時，前面有八成的時間，你可能都不會察覺到），然後才會開始調整你全身傳導力受阻的神經，整個過程既安全又有效。

　　脊骨神經醫學照護改變了我的人生，同時也改變了我家人和無數患者的人生。雖然絕大多數人都認為脊骨神經師是專門治療腰酸背痛的醫師，事實也證實它的確是最能有效治療背痛的療法，但其實，這只不過是它對你健康的諸多幫助中，最表淺的一項。無論你是有頭痛、背痛、鼻竇疾病、壓力、焦慮、氣喘或消化問題，這些病症都跟神經系統脫不了關係，能夠透過脊骨神經醫學照護改善。我自己就每週都會去跟我的脊骨神經師報到（沒錯，我也有一位脊骨神經師，因為你沒辦法自己替調整自己），以幫助我保持在最佳狀態。

　　我非常建議你，不論你是否有背痛的問題，都去給脊骨神經師檢查一下你的神經狀態。請注意，我是說「檢查」，不是說「調整」。因為你必須先對自己的神經狀態有所了解，才知道接下來該採取怎麼樣的行動。千萬別等到背痛了，才考慮去做檢查。

還有別忘了，不管是哪種病痛，當你感受到疼痛時，大多都已經不是在病程的初期。好比牙痛，在你感到疼痛之前，這個問題可能已經發展了很長一段時間，而你感受到的疼痛，只不過是牙齒發出的一個警訊。如果你選擇無視警訊，不採取任何行動，接下來你或許就會失去這顆牙齒。也許你會覺得沒有了這顆牙齒，你還是可以植入其他牙齒，但你的脊椎和神經系統都只有一個，一旦它們壞損了也沒有其他東西可以代勞它們的工作。這就是為什麼你需要如此積極照護脊骨神經的原因。如果你對你的脊骨神經照護有加，它也會同等的回報你。

久坐對健康的危害就跟抽菸一樣

美國成年人清醒的時間中，有超過五分之三都坐著，且每五人中就有四人的每週運動量沒有達到建議量。這個狀況同樣發生在美國的孩童身上。在學校他們整天都坐著，重達四十磅的書包更是讓他們的健康狀況雪上加霜。研究顯示，有百分之十的十歲孩童，其第五腰椎（L5）有退化和關節炎的狀況，這真的是太嚇人了！任何年紀的人出現關節炎都不好，更遑論是只有十歲的孩子了！

大部分人都坐著工作整天，回家後又繼續坐著。目前研究指出，久坐已經成了現代人生活中的一種「新菸害」，因為我們每坐著看一小時電視，壽命就會減少二十二分鐘，對健康造成的危害相當於是抽兩根菸。

基於這個原因，我們都需要動起來！你越常活動，擁有的能量就越多，整體狀態也會越好。我們的代謝率平均每十年就會下降百分之五，而且缺乏活動，還會連帶影響我們淋巴系統的活絡度。換句話說，你三十五歲時，每天燃燒的熱量會比二十五歲的時候少了一百大卡；四十五歲時則會少了兩百大卡。這些少消耗掉的熱量，每年可以讓你身上額外增加八到十二磅的重量。不過，只要我們的活動量越大，我們淋巴系統的運作就會越順暢，酸和毒素堆積在你

體內的比例自然也會越少。

每半小時就起身活動活動你的筋骨，如果你會忘記的話，可以用手機設個鬧鐘提醒自己。站式的書桌當然有助你脫離久坐對健康的危害，可是久站整天或許又會對健康造成另一種問題。常保健康的關鍵就是要「多活動」，所以可以的話，花點錢投資在辦公桌上，選購升降式辦公桌，如此一來你就可以或坐或站的辦公，不會一直長時間維持在同一個姿勢。

桌椅不是改善你工作久坐的唯一方法，如果空間允許，你也可以在辦公室裡放一張彈跳床，在短暫休息的空檔上去跳跳，不但能活絡循環，還可以釋放壓力，可謂一箭雙鵰。總之，你一定要記得：要活就要動！

第10章 擺脫酸性物質的七日挑戰

知識不是力量，它只是潛在的力量；行動才是力量。

——美國作家暨演說家 東尼・羅賓斯（Tony Robbins）

　　既然我已經告訴你執行鹼性飲食和排毒活動的攻略，接下來就是你挑戰80/20 低酸飲食的時刻了，請你謹守「金字塔低酸飲食原則」，並試著在一整週裡好好貫徹第八章介紹的七大生活習慣。這一章的內容會告訴你一些有助你完成「七日挑戰」的小祕訣，並讓這些習慣能在短短的一週內，盡可能融入你的生活，而非讓你覺得自己是遷就這些習慣過日子。結束一週的挑戰後，請你再回過頭去做第一章的小測驗，比較看看你的分數有沒有提升。我想，你在比較了自己執行「七日挑戰」前後所做的測驗成績後，應該會發現一些振奮人心的成果。

　　我只會要求你徹底執行這些生活習慣七天，因為我相信，七天過後你還會想要把這些習慣貫徹在你往後的生活中。其他飲食或多或少都會讓你有種飲食權利受到剝奪的感覺，但是這套飲食不會，所以我想即便七天過去，你還是會

想要繼續延續這份飲食帶給你的美好感受。如果你發現自己的生活有時候脫離了這套計畫的原則，千萬別就此大受打擊、一蹶不振，只要再即時重返這套計畫的軌道即可。「持之以恆」才是你在執行這套計畫時，必須面對的最大挑戰。生活中難免會有一些難以貫徹「鹼」單生活的時刻，比方說在慶生派對上，不免俗的總得吃些蛋糕或喝些香檳。我覺得你不必因為這些偶一為之的舉動感到壓迫，甚至是完全不讓自己碰這些食物；我建議你還是可以跟大家一起同樂，啜飲一小杯香檳或是嚐個幾口蛋糕。面對這些場合，只要你能夠發揮一些小小的自制力，就會發現，要在社交之餘兼顧飲食並非什麼難事。

　　這套「鹼單生活」的計畫，基本上就是由幾個簡單的大概念組成，比方說：多攝取蔬菜和礦物質、多吃有益健康的油脂、多喝水為身體補水、提醒自己放慢呼吸的速度、做低強度的運動、補充一些你現在可能沒服用的補充劑、練習一些減壓技巧，並且至少每天執行一項排毒活動等。這些事情都很容易執行，而且成效都顯而易見。能夠把對健康有害的事物徹底排除你的生活很棒，可是你不用永遠都當個一百分的人。以鹼性和酸性食物比值為 80/20 做為生活目標，是最理想的狀態，它可以讓你在保有健康之際，還享有生活的樂趣。切記，你該追尋的目標應該是「進步」，而非「完美」。

　　想像一下，如果你做了這些事，你的人生會變成什麼模樣；同時想像一下，如果你沒做這些改變，你的人生又會變成什麼模樣。譬如，你的體重會是多重？你的活力會是如何？你看起來是顯老還是凍齡？另一方面，假如你擁有充分的動機想要改變，就沒有任何事情能阻擋你展開行動。這個動機可能是多陪陪你的兒孫、穿進你以前的牛仔褲、剷除肌膚問題，或是對抗更為嚴重的病痛。不過，不管你是基於什麼原因決定執行這套計畫，「讓自己每天以更好的狀態過日子」都應該是每一個人執行這套計畫的主要因素。

　　每次我問大家為什麼想要執行「七日挑戰」，最常聽到的答案就是：想讓自己看起來更好，還有想要減肥。這對我來說是很好的動機，因為它們都可以賦予你強大的動力。最棒的是，這套計畫不但能助你達成這些目標，還能同時

助你「鹼」回最重要的健康，讓你由內而外的全面升級—你不但會看起來更有精神、全身更有活力，還會活得更好！

設定聰明目標的五大重點

- **要具體。**「我想要減肥」不是個具體的目標。「我想要以一週減五磅的速度，減掉十五磅體重」就是個具體的目標。
- **可衡量。**你要如何衡量目標？數據化的紀錄是了解自己狀況的重要依據。
- **可達成。**目標可以激勵你向前，但你也需要選擇一個合乎自己能力、可達成的目標。
- **合乎現實。**你的目標和執行時間是否合乎現實？比方說，對某些人來說，一週減五磅就不太合乎現實。
- **具時效。**給你自己設定一個達成目標的時間點。如果你沒有這麼做，那這個目標就只是一個空想。

我一定會繼續保持「七日挑戰」期間採取的飲食原則。一開始是我的太太跟我提出執行「七日挑戰」的想法，當下我馬上就想：「不可能！我無法照它的飲食原則吃東西，我根本不可能一下子就不碰糖、咖啡因和加工食品……。」不過，後來我不只做到了，還因此瘦了十五磅。現在我順利擺脫了兩款胃食道逆流的藥物，覺得自己煥然一新、充滿活力。這一切的成果都必須歸功於這套計畫的支持，因為它好入門、成本效益高，能讓你用簡單的方式獲得不簡單的成效。

——路易斯・G

自從做了一年的化療，根治了我的第三期乳癌後，過去四年我都在努力減肥。那四年間我總是想：「這到底是怎麼一回事呢？我既然可以兩度戰勝癌症，為什麼卻始終無法戰勝自己長期對糖和食物的癮頭呢？我對它們的成癮很可能就是我罹癌的主因呀！」

後來我遇到了達瑞爾博士，並接觸了《低酸飲食法》的「七日挑戰」計畫。我的天，這個計畫真的是大大改變了我的人生。「七日挑戰」的飲食原則非常好執行和遵循，裡頭的食譜不只美味，還沒有讓我餓過一次肚子。在那七天裡，我每天都可以看到自己的不同，所以在結束了「七日挑戰」後，我還是決定繼續奉行這樣的生活方式！現在我已經執行這個計畫第四週了，除了覺得渾身充滿活力，我也不再有渴望吃東西的衝動了。最棒的是，我的體重終於減下來了，還減了二十二磅！整個人變得比以前健康多了！我非常樂意把這套飲食計畫推薦給身邊的每一個人！再次感謝，達瑞爾博士，讓我有機會體驗不同的人生！

——卡琳・V

隨堂測驗：你體內的酸性物質是如何累積？

• 若你想在線上進行這項測驗，請至 http://getoffyouracid.com/five-acid-sources-quiz

在你「擺脫酸性物質」之際，為了幫助你鎖定你特別需要注意的步驟，請做一下這份測驗，找出五大類致酸因素中，哪幾類是你最需要留意的部分。作答時，請在符合你狀態的句子前做個記號，然後於測驗結束後，依照類別統計出你在各類致酸因素中做的記號數。

1. 飲食

_____ A. 你常吃麵包、義大利麵、甜點或加工零食等富含簡單碳水化合物的食物嗎？

_____ B. 你喝果汁、汽水、氣泡水或咖啡的頻率，有超過每週一次嗎？

_____ C. 你經常攝取乳製品嗎（如：牛奶、優格、冰淇淋、乳清蛋白等）？

_____ D. 你吃或喝任何含有人工甜味劑的食物嗎（如：健怡汽水、無糖甜點、優格、無糖口香糖等）？

_____ E. 你常會便祕、脹氣、腹瀉或胃食道逆流嗎？

2. 代謝

_____ A. 你喜歡做飛輪、CrossFit、高強度間歇式訓練（HIIT），或其他將你肌肉狀態操到極致的運動嗎？

_____ B. 你食用動物性蛋白質和／或果糖（高果糖玉米糖漿、含糖量中到高的水果）的頻率，有達每週三次以上嗎？

_____ C. 你常做會讓你運動後氣喘吁吁、筋疲力竭的高強度運動嗎？

_____ D. 你呼吸的方式是採胸式呼吸且／或偶爾會打打哈欠嗎？

_____ E. 你常常覺得自己疲倦到無法運動，即便是一大早剛起床的時候？

3. 情緒

_____ A. 你常因為心緒浮動或憂慮而失眠嗎？

_____ B. 你常感到工作或生活的壓力很大嗎？

_____ C. 你缺乏自信或安全感的頻率，有達每週兩次以上嗎？

_____ D. 你目前正處於焦慮或憂鬱狀態嗎？

_____ E. 你有發現自己會以負面或憤怒的情緒回應他人嗎（你脾氣暴躁嗎）？

4. 環境

_____ A. 你在家會使用一般（非有機）的清潔用品或沐浴美體產品嗎？

_____ B. 你喝瓶裝水或使用其他含雙酚 A 產品的頻率，有達每週一次以上嗎？

_____ C. 你會用微波爐加熱食物嗎？

_____ D. 你的購物車裡裝著許多可能含有基因改造作物或殺蟲劑的非有機食品嗎（如果你大多選購非有機的食品，請你確認一下它們有沒有這些成分）？

_____ E. 你整天都把手機放在口袋，不用耳機接聽電話，或直接把筆電放在大腿上工作嗎？

5. 化學製品（經口食入或皮膚滲入）

_____ A. 你去年有服用抗生素、避孕藥或處方用藥嗎？

_____ B. 你吃的海產都是養殖的，而非來自野生或來自大西洋的漁獲嗎（如果你不曉得，請假設你是）？

_____ C. 你喝葡萄酒、啤酒或烈酒的頻率，有超過每週一次嗎？

_____ D. 你有抽菸或嗑藥嗎？

_____ E. 你有用含汞填料補牙，或使用一般的體香劑（成分表中含有鋁者）嗎？

測驗結果

分別統計出你在各類致酸因素中做的記號數。記號數最多的類別，就是主要造成你體內累積酸性物質的因素，還有讓你體內累積毒性的最主要來源；記號數最少（或無）的類別，或許就不是造成你累積酸性物質的因素；其他記號數介於最高和最低之間的類別，其影響力則落於兩者之間。

飲食

你吃的食物和喝的飲品是造成酸在你體內堆積的主因;而糖、麩質、人工甜味劑、乳品、肉類、咖啡因、碳酸和加工食品則是產生這類酸的主因。

遵循我的 80/20 低酸飲食原則,用富含營養素的鹼性食物取代酸性食物。盡快減少(甚至是剔除)上述酸性食物在飲食中的比重,不過你也要記住,因為這些食物很容易讓人成癮,所以要戒除它們你恐怕需要花上一段時間。同時,請你多攝取深綠色蔬菜和有益健康的油脂。這些富含礦物質的鹼性食物會為你的身體帶來能量,療癒你的消化系統,並有助你在轉換成鹼性生活時,將渴望吃東西的衝動降到最低。欲了解更多資訊,請見第八章。

代謝

如果你是在這個類別得到高分,乳酸、碳酸或尿酸這類代謝性酸,就是造成你體內累積酸性物質的主因。

乳酸。你可能做了太多高強度的運動,卻沒有適當補充礦物質。另外,當你的身體因為過多酸性物質和毒素缺氧,細胞的呼吸模式(細胞呼吸和產生 ATP 的方式──ATP 是身體的能量貨幣〔energy currency〕)也會從有氧變成無氧,而無氧代謝就會產生乳酸這個副產物。

碳酸。你可能都不太運動,或者是都用胸式呼吸法呼吸。

尿酸。你的飲食可能含有太多蛋白質和果糖(含糖量中到高的水果和／或高果糖玉米糖漿)。欲了解更多資訊,請見第四章。

情緒

壓力是造成酸在你體內堆積的主因,而且它或許會破壞你在飲食、心理和運動上苦心建立的成果。學習一些減壓的技巧,讓你在情緒緊繃和被壓力壓得

喘不過氣時，能隨時藉由它們舒緩情緒。

　　每天早上起床都先做個「3‧6‧5 能量呼吸法」，提升你血液的含氧量和你體內的內啡肽含量。即便是每天做短短五分鐘的運動（例如彈跳床運動）或冥想，日積月累下來，這些小小的舒壓舉動都可以讓你的壓力狀態有所改善。在你覺得壓力很大時，一定要記得補充水分。欲了解更多資訊，請見第九章。

環境

　　你體內堆積的大部分酸，都是環境中的有毒化學物質和酸所造成。這些環境中的有害物質來自何方？美國每天會進口和製造約 420 億磅的化學物質；平均每一個家庭的空間，在任何時間裡都含有 1,000 種以上的化學物質；而每個人每天光是使用個人清潔用品平均就會暴露在 167 種化學物質之中。因為這些環境毒素的毒性，你有可能會出現一些自體免疫、荷爾蒙、甲狀腺或腎上腺方面的問題。

　　檢查你家中有哪些產品是讓你暴露在有毒化學物質下的來源，將它們更換成有機的品項。美國環境工作小組建議，我們日常生活中的清潔用品、沐浴和身體產品、亞麻製品和化粧品都應該以無毒、有機的產品取代。為你的臥室、辦公室和手機設置電磁波防護裝置，並且絕對不要直接把手機放在耳邊接聽（請使用擴音器或耳機）。不論什麼時候都盡可能使用玻璃製品，少用塑膠製品，以去除接觸到雙酚 A 的機會。欲了解更多資訊，請見第一章。

化學製品（經口食入或皮膚滲入）

　　化學物質會影響我們的荷爾蒙和腸道內微妙的菌相生態。盡可能飲用過濾水。選購有機產品，尤其是農產品的部分。如果你吃禽肉或畜肉，請確認這些肉品是來自草飼的動物，魚則要是非養殖魚。假如你有用含汞填料補牙，請找一個技術精良的牙醫移除它們。用天然無鋁的體香劑取代含鋁的體香劑。避免

達瑞爾博士的 80/20 低酸日程表：我的必做養生事項

早上 6：30，起床：喝一杯用「鹼性蔬菜粉」泡的飲品。

晨間運動：做彈跳床運動 12 分鐘，活絡淋巴系統。

排毒活動，做彈跳床運動的時候：執行「3‧6‧5 能量呼吸法」。

早上 7：00，早餐：鹼性蔬果奶昔，以大量蔬菜和至少兩份的健康油脂（椰子油、奇亞籽等）製成（食譜請見第 173 頁）。

服用補充劑：omega-3 脂肪酸（魚油）2,000 毫克；益生菌一顆；維生素 D3 滴劑 5000 IU（滴數滴在舌上服用）；抗氧化劑：氫分子或穀胱甘肽。

早上 8：00，排毒活動：抗酸排毒茶（食譜請見第 230 頁）。

早上 10：00：喝一杯用「鹼性蔬菜粉」泡的飲品。

晨間點心：芹菜棒沾堅果醬（肚子餓的時候才吃，否則不要吃，以避免胰島素含量上升）。

早上 11：00：檢測尿液和 / 或唾液 pH 值。

中午 12：30，午餐：彩虹沙拉佐酪梨和天然湯品。

下午 3：00：喝一杯用「鹼性蔬菜粉」泡的飲品。

午後點心：蔬菜棒搭配蒜味鷹嘴豆泥（食譜請見第 293 頁，肚子餓的時候才吃，否則不要吃，以避免胰島素含量上升）。

晚上 6：45，下班運動：走路 10 分鐘，或活絡淋巴系統的彈跳床運動 10 分鐘；跑步 30 分鐘，或做 30 分鐘的有氧彈跳床運動。在運動期間或運動後喝一杯用「鹼性蔬菜粉」泡的飲品；運動後泡一杯加了「鹼性蛋白粉」（香草椰子風味）的蔬果奶昔，其食材有：菠菜、1 湯匙大麻籽或奇亞籽、1 湯匙椰子油和 8 盎司椰奶。

晚上 7：30，晚餐：彩虹沙拉（捲葉羽衣甘藍／水田芥／蘿蔓生菜／菠菜）佐特級初榨橄欖油和檸檬；花椰菜排佐薑味薑黃醬；酪梨佐 1 湯匙的夏威夷堅果油、黑胡椒、孜然和海鹽；動物或植物性蛋白質：一小塊烤野生鮭魚或沙拉裡加些堅果碎和種子。

服用補充劑：omega-3 脂肪酸（魚油）1,000 毫克；益生菌一顆；消化酵素；抗氧化劑：氫分子或穀胱甘肽；每週注射 2 次 B12 針劑（我太太雀而喜則選擇每日服用 B12 補充液或舌下錠）。

甜點時間（依個人喜好）：極簡香椰奇亞籽布丁（食譜請見第 330 頁）。

晚上 9：00，晚間排毒活動：排毒浴（配方請見第 231 頁）。

晚上 10：00，就寢前（睡覺前 30 分鐘）：喝一杯用「鹼性蔬菜粉」泡的飲品。

嗑藥、抽菸和飲酒的行為，且除非必要，否則請不要任意服用處方用藥。欲了解更多資訊，請見第一章。

採買食材是擺脫酸性物質的致勝關鍵

改變飲食最令人卻步的部分，莫過於你第一次帶著新的飲食理念，推著推車走在超市的走道上，卻發現推車裡始終空空如也；這會讓人覺得難過，因為這就像超市的食物你一件都不能吃一般。

所幸，鹼性飲食並不表示你必須剔除所有的酸性食物。你還是可以吃你喜愛的食物，只是要適量。別忘了，你每日的飲食只有百分之八十必須由鹼性食物組成，這背後意味著，你仍有百分之二十的空間可以嚐一些酸性食物。不要一開始就想要達到完美狀態，讓自己每天都有所進步才是最重要的。不過，即便有了這層認知，在你首次採買鹼性飲食的食材時，大概還是會有些不知所措，所以現在我要提供你克服這個問題的方法。以下五點就是我自己身體力行，且有助你快速掌握鹼性飲食採買方向的小祕訣。

絕對不要餓著肚子去採買

我要分享給你的採買原則中，最重要的一點就是「絕對不要餓著肚子去超市」！誰曾經犯過這個錯誤？我先自首，我自己就曾經這樣。

超市周邊的貨架才是你採買的重點

在超市裡，其周邊貨架陳列的生鮮產品才是你該花最長時間選購食材的地方；不要到超市中心的貨架打轉，因為那裡是陳列加工食品的大本營。

善用「鹼單採買清單」

只要讓你的食物櫃和冰箱裡裝著對的食材，其實「鹼食」很簡單。一旦你適應了這樣的飲食方式，採買食材對你來說就不是什麼難事，但在你剛開始執行鹼性飲食的時候，這份「鹼單採買清單」將有助你迅速補給家中的鹼性食材。

▪ 蔬菜類

擁抱鹼性飲食就表示擁抱蔬菜。芝麻葉不錯，但用菠菜做沙拉的基底更好。蘆筍和球芽甘藍是很棒的配菜，櫛瓜則適合以蔬菜義大利麵的形式做為主菜，最後再放上酪梨，就是一道營養幾乎滿分的鹼餐！不要忘了水田芥，它是蔬菜之王，名列四十一種能提供人體強大能量的蔬果名單第一位！

▪ 香草植物、香料和油脂類

大蒜是高鹼性食物，況且有誰會不愛它的滋味？雖然你或許曾聽過飽和脂肪有害健康的說法，但椰子油是有益健康的油脂，它裡頭有高達九成的脂肪酸都有益大腦和身體健康。永遠記住，要甩油，你必須吃油，所以不要對油脂避之惟恐不及。我最愛的燃脂食物是奇亞籽、天然杏仁、夏威夷堅果和酪梨。把它們添加在你喜愛的蔬果奶昔、沙拉或甜點中，增加你的燃脂力！

▪ 水果類

很多人對水果都有所誤解，他們以為所有的水果都有益身體健康，這真的是最大的謬誤之一。我們可以從三個面向去評判一樣水果是屬於酸性還是鹼性，分別是：礦物質含量、纖維素含量和糖含量。如你所料，鹼性水果（檸檬、萊姆、葡萄柚、番茄、石榴、椰子和西瓜）都具有富含礦物質和纖維素，還有含糖量低的特性，因為糖就等同是酸！

▪ 澱粉類

不吃義大利麵是一件令人難熬的事。如果你很想吃澱粉類食物，或需要多

「十二大農藥殘留作物」

- ◆ 蘋果
- ◆ 藍莓
- ◆ 葡萄
- ◆ 進口油桃
- ◆ 桃子

- ◆ 草莓
- ◆ 甜椒
- ◆ 芹菜
- ◆ 黃瓜
- ◆ 萵苣

- ◆ 馬鈴薯
- ◆ 菠菜

一點飽足感,可以用藜麥取代它。另外,地瓜和當季採收的馬鈴薯也是鹼性食物,地瓜還同時富含維生素 A 和纖維素。在適量的前提下,攝取澱粉類食物並無傷大雅。

■ 蛋白質類

「鹼食」基本上就是以植物性食物為主的飲食型態,但如果你是個肉食主義者,可以選擇海鮮,例如野生的鮭魚、沙丁魚或鯷魚等。假如你買不到來自紐西蘭或西班牙的漁獲,請選擇來自太平洋的海產。除此之外,鷹嘴豆泥、紅豆、扁豆和鷹嘴豆則是你更好的蛋白質來源(這些產品你都可以在超市中心的貨架上找到)。

■ (非)乳品類

乳品是很容易在體內形成酸性物質的食物,所以請盡可能跟它保持距離!選擇無糖、無香料的杏仁奶和椰奶,它們有助降膽固醇、減重和增添蔬果奶昔的風味。如果可以,在家自製植物奶當然是更好的選項。

宿醉感的真凶或許不是酒精

　　你曾經只喝了一杯葡萄酒，隔天一早卻莫名其妙被沉重的宿醉感糾纏嗎？或者是，喝葡萄酒會讓你頭痛嗎？在上述情況下，造成你不適的原因往往都不是酒精（雖然酒精含有酵母菌和糖，屬酸性食物），而是製造葡萄酒的原料——葡萄裡殘留的農藥和硫酸鹽在作怪。因此，假如你想要時不時喝點葡萄酒，讓它成為你飲食中百分之二十的酸性食物的一部分，請你務必選用不含硫酸鹽、除草劑、殺蟲劑和除黴劑的優質、有機葡萄酒。

選購有機、不含農藥的產品

　　雖然很多人都跟我說他們會買大量的新鮮蔬菜和水果，但他們卻不是總是，甚至是不常選購有機的農產品。好吧，為了讓你明白選購有機蔬菜這件事有多麼重要，我想要給你看一個統計數據：美國環境工作小組為了了解農作物農藥殘留的狀況，抽檢了眾多農作物樣本；檢測結果卻發現，有高達百分之六十八的樣本都有農藥殘留的狀況，而且這些殘留農藥甚至就連經過清洗和去皮也無法去除！這份統計數據也表示，你吃進肚裡的非有機作物中，有高達三分之二殘留農藥，而這些農藥更很可能會對你的身體和健康造成重大的危害。

　　許多人或許聽過「十二大農藥殘留作物」（Dirty Dozen）這個深具參考價值的排行榜，只要在這份清單中榜上有名的作物，請你務必選購有機者。從蔬果果皮的厚薄度也能簡易判別作物受物染的狀況；果皮越薄者，其汙染物的含量通常也會越高。舉例來說，蘋果的農藥殘留量很可能就比香蕉來得高。

保存和處理食材的小技巧

　　了解保存食物的方式，可以讓農作物的產值發揮到最大化。延長農作物的壽命是省錢和減少糧食浪費的最好方法，這個世界上還有很多人吃不飽。以酪梨為例，我會買摸起來最硬、最不成熟的，然後放在冰箱保存，最久放個三週都不成問題。想要吃它們的時候，我就會把它們從冰箱中取出，放在室溫下催熟，不到三天的時間它們就會由生轉熟。這個方式可以讓你永遠都不用擔心手邊沒有酪梨，也不用擔心一不小心把它們放到過熟，因為你可以依照自己的使用需求催熟它們。

* 在冰箱裡放小蘇打減少濕氣。

* 預先分裝好蔬果奶昔的食材。我會一次把切好的蔬果用密封袋分裝成好幾份，凍存在冰箱裡，節省一早打蔬果奶昔的時間。我每袋分裝好的蔬果奶昔食材大都會包含下列食物：菠菜、捲葉羽衣甘藍和奇亞籽等；一早醒來我就只需要把整袋食材丟入食物調理機，再放入液體和／或堅果醬，按下開關攪打均勻，即可喝到一杯清涼營養的蔬果奶昔。萬一當天早上我真的非常趕時間，我就會在前一天晚上就把所有蔬果奶昔的食材通通放到調理機裡，然後整個凍存在冰箱裡，隔日就只需要取出直接放在機台上攪打即可。

* 如果香草植物看起來有點枯萎、沒生氣，你可以先修剪一下它們的莖幹，然後裝杯水將它們插入水中，它們就會重新恢復生氣。

* 在小農市集裡大量購買天然有機的番茄和薑，然後再將它們分裝在不含雙酚 A 的密封袋裡凍存。

* 任何農作物都請食用前才清洗，不要一買回家就清洗，因為碰過水的作物很容易發霉。

* 把莓果、柑橘、甜瓜和豌豆放在冰箱的前側，因為那裡的溫度比較低。

* 存放葉菜類蔬菜時，請先將它們鋪在餐巾紙上，然後捲起，用橡皮筋綁好，再放到透氣的塑膠袋中保存。這樣做可以讓葉菜類蔬菜保持乾燥，同時讓蔬菜在保存期間產生的乙烯氣體逸散掉。乙烯是保持蔬果新鮮度的最大敵

人。如果讓乙烯的濃度不斷累積在儲存蔬果的袋子裡，它就會加速蔬果腐壞的速度，所以務必要讓其袋口留點小洞透氣。

- 在我們家，星期天就是備菜日。我喜歡一次蒸煮一大批的藜麥，如此一來，接下來的一整週我就可以隨時利用它來做沙拉、早餐或是捲餅等各式料理。

- 星期天我也做一大份沙拉。我會洗切各種食材，如紅甜椒、青花菜等等，同時做幾罐沙拉醬和蔬菜沾醬，將它們跟葉菜類蔬菜分門別類的保存在冰箱中。之後幾天，我就只需要打開冰箱，隨意搭配這些食材，便可迅速做出一道沙拉。

- 製作大批湯品時，請分裝成一次食用的份量冷凍保存。因為每次解凍都可能造成裡頭的食材氧化，降低食物的營養價值。

- 金屬刀具容易氧化食材，所以我比較喜歡用陶瓷刀具（用金屬刀切的蘋果，其切面褐化的速度會比陶瓷刀快）。

- 不能忘了甜點！在星期天花十分鐘的時間先用調理機將「極簡香椰奇亞籽布丁」的食材攪打均勻，然後放在冰箱裡靜置至少五小時；或者你也可以趁星期天先做一批「酪梨巧克力慕斯」放在冰箱。有了它們，接下來一整週，你就能隨時享用美味又富含健康油脂的甜點了。

外食請「鹼」著吃

要確保自己到餐廳裡用餐仍秉持「鹼食」原則可能會有點挑戰性，不過只要你有善用以下這些小技巧，這件事還是能順利克服：

- 盡可能不要吃餐前的麵包和餐後的甜點。

- 吃任何東西都細嚼慢嚥，即便是吃奶昔也一樣！此舉可以避免你吃進過量的食物，也能讓你更充分的消化肚裡的食物。

- 喝擠有新鮮檸檬汁液的檸檬水，但不要喝將檸檬片丟入水中浸泡的檸檬水，因為餐廳的檸檬通常都不是有機的。

- 謹守「少量多樣」的原則，點多道配菜、開胃菜和沙拉取代主餐。
- 要求餐廳把沙拉醬和醬汁另外裝在一個小碟子裡，不要直接淋在菜上。
- 選擇以蒸、煮、烤、炒等方式烹調的料理，不要吃炸物。
- 自備凱爾特海鹽、喜馬拉雅山岩鹽或 Redmond 粗鹽。

用更好的食物代換酸性食物

「用更好的食物代換酸性食物」是我飲食計畫的中心思想。因為絕大多數的酸性食物，都有更好的代換選項，透過這樣的代換方式，更能讓你以最沒有負擔的方式貫徹鹼性飲食。雖然你的飲食很難做到百分之百只有鹼性食物，但你卻可以透過這個代換方式，盡可能減少酸性食物的攝取量，讓自己變得更加健康。

心態決定一切

我的朋友，看到這裡你已經知道了所有「擺脫酸性物質」的資訊；舉凡如何由酸性生活轉換到鹼性生活，到怎麼在這段過程中提升你的生活品質和壽命，我們都做了詳細的討論和介紹。有了這些強而有力的知識，現在就只差你以正確的心態將它們實踐在你的生活中了。千萬記住，唯有你「有心」擺脫酸性物質，才能成功「鹼」回健康。再者，只要你想要改善自己人生的動機夠大，執行這套計畫對你來說就不是什麼難事。

最後，想要順利適應鹼性生活，以下幾點請你謹記在心：

壓力是大忌。 在所有致酸因素中，壓力是威力最強大的一項，所以你必須竭盡所能的排解生活中的壓力。讓自己的身體變得更健康，自然也是減輕你壓力的一種方法。

永遠別忘了好好呼吸。有意識的深呼吸是健康的良藥。

設立聰明、可達成的目標。依照我的80/20哲理，一步一腳印的達成這些目標。

每天在生活習慣上做出一些小改變。別小看這些小改變的影響力，日積月累之下，它們將大大翻轉我們的健康和幸福狀態。

享受轉變的過程。不要一開始就想著要戒掉不好的食物，而是要想辦法將好的食物加入飲食中。循序漸進的改變飲食習慣，能讓你以比較輕鬆且愉快的方式度過轉換的過渡期。

好了，現在你真的已經知道所有「擺脫酸性物質」的工具、策略和小技巧了。不知道你是否已經打算要透過這套計畫重拾久違的活力、清晰的思路、良好的睡眠品質、窈窕的身型或透亮的肌膚了呢？

其實，不論你是處於什麼樣的健康狀態，我都建議你試著執行這套飲食計畫，因為你值得擁有更快樂和健康的人生，而它們正是你人生中最根本的大事。愛因斯坦曾這麼說過：「我們無法用與製造問題時相同的思維來解決問題。」換句話說，除非我們的心態有所改變，否則我們難以改變現狀。每天都是改變自己的全新機會，而這正是人生最美好的部分，改寫你命運的大權就掌握在你自己手中。問題是，你要怎麼樣運用這份力量？

讓飲食一切從「鹼」：酸性食物的代換選項

酸性食物	較好者	最佳者
白米	糙米	藜麥
牛奶、豆漿	杏仁奶	椰奶或自製杏仁奶／大麻籽奶
植物油（芥花油、大豆油、葵花油）	亞麻籽油	椰子油／橄欖油
義大利麵	無麩質義大利麵	櫛瓜麵／昆布麵
巴薩米克醋	蘋果醋	現榨檸檬汁拌橄欖油
咖啡	綠茶	草本茶
牛奶巧克力	黑巧克力	天然可可
精鹽	海鹽／猶太鹽（kosher salt）	凱爾特海鹽、喜馬拉雅山岩鹽
人工奶油／奶油	印度奶油／Kerrygold草飼奶油	椰子醬／天然堅果醬
醬油	Tamari/Bragg 胺基酸醬油	椰子醬油
糖／龍舌蘭糖漿／黑糖	椰糖／花蜜、麥蘆卡蜂蜜	甜菊糖、羅漢果
花生	腰果	天然杏仁／夏威夷堅果
氣泡水／瓶裝水／自來水	過濾水	含礦物質和氫分子的鹼性水
果汁	現榨果汁	冷壓蔬菜汁
格蘭諾拉麥片	燕麥片	無麩質燕麥／藜麥
白麵包	無麩質麵包	穀芽雜糧麵包／西結麵包
動物性蛋白質／養殖魚	草飼動物性蛋白質／野生漁獲	植物性蛋白質
啤酒／蘋果酒	葡萄酒	伏特加（Chopin 和 Ciroc 這兩個廠牌）

第11章　回歸初心，以健康為本

> 如果我曉得自己會活這麼久，我會更加善待自己。
>
> ——美國著名喜劇演員　喬治・伯恩斯（George Burns）

　　不知不覺這本書已經來到了尾聲，此刻我覺得自己似乎應該要如同本書的開場一般，再次以自己的故事來為整本書畫上一個完整的句點。如果你還有點印象，這本書的一開始，我就是以我父親的故事拉開序幕。令我心痛的是，就在我完成這本書最終版文稿的前一週，二○一七年八月十五日，我們一家人徹底地失去了我的父親。儘管這件事對我造成極大的衝擊，但我還是很感謝我能在父親辭世前的最後這段時間裡，完成了這本帶有他身影的作品。

　　我之所以會用我父親這段奮力抗酸的故事做為開場和結尾，就是想要告訴你「即時善待自己健康的重要性」，千萬不要等到一切為時已晚才想要力挽狂瀾。健康是上天給我們的禮物。它是我們與生俱來的權利，和我們最珍貴的資產，但許多人卻花了太多時間才了解到這層意義。坦白說，假如你非要等到身體出現不適，或病痛纏身才打算做出改變，屆時你就已經錯失了對抗病痛的最

佳良機。儘管如此，改變永遠不嫌晚，完美並非是我們奮鬥的唯一目標，只要你願意努力讓自己一天比一天更好，都勝過你一成不變的原地踏步。雖然當時我父親的病況因為太晚被發現，已經無法再靠任何舉動徹底扭轉他的健康狀況，但我還是很感謝上天，讓我們能藉由這套方法擁有更多和他相處的時間。那時候我父親的醫療團隊告訴我，這套計畫對我父親的病況有一定程度的幫助，因為當時我父親存活的時間不僅超乎他們的預期，臨終前的生活品質也比一般重症患者好得多。

借鏡我父親的故事，我想要告訴你的是：守護健康，刻不容緩。想要擁有健康，你必須主動積極，找到自己為此奮鬥的明確目標。更別忘了，在你主宰著自己的健康之際，也要同時幫助你所愛的人跟你一起在生活中做出正向的改變。我們每一個人都可以相互扶持，一塊兒朝著更好的健康狀態邁進。倘若書中的資訊尚不足以激勵你展開行動，就讓我父親的故事帶給你更大的啟發和動力。我父親離開我們的那一刻，我握著他的手靜靜守在他身邊。那一瞬間，我心中對他只有無止盡的感謝：感謝他成為我心目中最棒的父親、最佳的榜樣，感謝他賦予我生命、給了我長大成人的機會，更感謝他對我的所有無私付出，我才能擁有更好的人生。當下我默默在心中發了誓，告訴他，我畢生一定會將推廣這些資訊當成我的人生使命，竭盡所能地避免其他人重蹈他的覆轍。

建立脊骨神經醫學這門專科的 B・J・帕爾馬（B. J. Palmer）曾說過：「你永遠想不到自己今天的所作所為會對往後的數百萬人產生多麼大的影響。」我知道他說的沒錯，而且我知道我向大家傾囊分享的這些資訊，就具備了療癒數百萬人的力量。請把這本書講授的資訊銘記在心，並盡可能為守護自己寶貴的健康展開行動，此舉必會是你對自己長遠而幸福的未來許下的最棒承諾！

第三部分

[低酸飲食餐]

讓食物成為你的良藥，讓良藥身兼你的食物。

——西方醫學之父 希波克拉底

[食譜目錄]

湯品

主餐

甜點

堅果奶 & 鹼性能量飲

[香草杏麻奶]

大麻籽是很棒的 omega-3 脂肪酸來源，omega-3 脂肪酸對發育中的孩童非常重要，其大腦和神經系統的發展少不了它。另外，大麻籽含有人體所需的九種必需胺基酸，所提供的蛋白質屬於完全蛋白質。當初我們是用這份食譜作為兒子布雷登離乳的副食品，不過這款植物奶不只是嬰兒可食，一般人也可以飲用。平常我們家的冰箱裡一定會放一罐香草杏麻奶，因為它不僅是有益健康的植物堅果奶，還很適合做為各種奶昔的基底。製作完成後，請倒入密封的玻璃容器中保存，約可冷藏保存三天（如果它有辦法待在你家冰箱那麼久的話）。

食材 (2 到 4 人份)

- 天然杏仁（最好泡過一晚）　1 杯
- 天然大麻籽（最好泡過一晚）　1/2 杯
- 過濾水　3 又 1/2 杯，分成兩份（或者你也可以用 1 又 1/2 杯的過濾水，配 2 杯的椰子水）
- 香草　1 茶匙（我個人是偏好滴 3 滴 Medicine Flower 的香草萃取液）
- 鹽　1/2 茶匙（凱爾特海鹽、喜馬拉雅山岩鹽或 Redmond 粗鹽〔Redmond Real Salt〕）
- 冷壓椰子油　1 湯匙
- 去籽椰棗（依個人喜好）　1 顆
- 冷凍香蕉（依個人喜好）　1 根

作法

1. 分別用兩只大碗浸泡杏仁和大麻籽一晚。

2. 早上起床時，再將兩者的多餘水分瀝乾，放入調理機，並加入 1 又 1/2 杯的過濾水，以高速攪打。

3. 待調理機內的食材充分攪打均勻後，將堅果奶的半成品先倒入一張粗棉布或過濾袋裡濾渣（若是使用過濾袋，建議先將過濾袋內外翻面，再倒入食材過濾，這樣過濾完的殘渣會比較好丟棄）。

4. 將過濾完畢的堅果奶再次放入調理機，並加入 2 杯的過濾水（或椰子水）、香草、海鹽、椰子油和依個人喜好添加的去籽椰棗和冷凍香蕉，以高速攪打至滑順、綿密，即可裝入密封容器冷藏保存，或是立刻享用！

[肉桂夏威夷堅果奶]

夏威夷堅果是非常有益健康的油脂來源，富含 omega-7 脂肪酸，而且它跟橄欖油的油脂組成很像，有高達八成的油脂都是由單元不飽和脂肪酸組成。夏威夷堅果也含有豐富的棕櫚油酸（palmitoleic acid），此為維持燃脂酵素運作的基本養分。

食材（2 到 4 人份）

- 夏威夷堅果　1 杯
- 過濾水　2 杯
- 椰子水　1 杯
- 肉桂　2 茶匙
- 小荳蔻　1 茶匙
- 新鮮薑末　1/2 茶匙
- 黑胡椒　1/4 茶匙
- 鹽　1/2 茶匙（凱爾特海鹽、喜馬拉雅山岩鹽或 Redmond 粗鹽）
- 香草豆　1 顆（或依個人喜好，以 4 滴 Medicine Flower 的香草萃取液取代）

作法

1. 把所有食材放入高速調理機攪打，將食材充分攪打均勻且滑順、綿密。

2. 再將堅果奶倒入一張粗棉布或過濾袋裡濾渣（若是使用過濾袋，建議先將過濾袋內外翻面，再倒入食材過濾，這樣過濾完的殘渣會比較好丟棄）。

[黃金配方椰奶]

這款擁有療癒香氣的熱飲，是取代晨間咖啡的絕佳選擇。它所運用的大量香料，不僅替飲品增添了風味，更能為你的健康加分。以這款飲品的主要健康成分「薑黃」為例，它就具有抗發炎、抗菌和抗黴的特性，而且還是鹼性食物；再與薑和黑胡椒搭配在一起，就形成了守護健康的黃金鐵三角，在我們體內發揮：補給能量、排除毒素、對抗發炎和擊退糖癮的功效。

食材 （2 到 3 人份）

- 無糖椰奶　1 杯
- 過濾水　1 杯
- 新鮮薑黃末　1 湯匙
- 新鮮薑末　1 湯匙
- 香草萃取液　1/2 茶匙 （我個人是滴 2 滴 Medicine Flower 的香草萃取液）
- 肉桂　1/2 茶匙
- 現磨黑胡椒　少許
- 肉荳蔻　少許
- 小荳蔻粉　少許
- 丁香粉　少許
- 卡宴辣椒 （依個人喜好）　少許
- 有機甜菊糖液　少許 （依個人喜好，如果想要帶點甜味的話，可以加一些）

作法

1. 小火煨煮所有食材 10 分鐘。

2. 將食材過濾後即可飲用。

[奇亞籽能量飲]

這款飲品在南美洲被稱為「agua fresca」，意思為「能量滿滿的水」。許多高耐力型的運動員，都會飲用它，因為它充滿礦物質（或說電解質）；再者，奇亞籽是慢燃的燃料，可以全天候的提供人體能量。在大量運動過後飲用它，亦可以達到補給能量、修護身體的功效。需要注意的是，一般店家販售的椰子水都經過殺菌，此舉不僅會殺滅裡頭的細菌，也會破壞內含礦物質的結構。因此，在購買椰子水時，請盡量選購天然現剖的椰子水，或是包裝上有標明「冷壓」字樣，且無添加其他成分的椰子水。

食材 (1 人份)

- 新鮮檸檬　1 片
- 椰子水
- 奇亞籽　4 湯匙

作法

1. 先將檸檬汁擠入椰子水中，再把檸檬片放入椰子水，並加入奇亞籽。
2. 以湯匙混勻後，靜置 5 到 10 分鐘；或者，你也可以用手持型電動攪拌棒，持續攪打 1 分鐘，即可飲用。

[燃脂排毒檸檬水]

這款檸檬水裡添加了大量有助你燃脂的健康油脂，且檸檬本身就具很強的排毒和鹼化能力。至於薑末和卡宴辣椒則是促進新陳代謝的最佳拍檔，能讓這份飲品的燃脂力更上一層樓。

食材 (4 人份，1 大壺)

- 檸檬，去皮去籽　3 顆

- 椰子油或特級初榨橄欖油　3 湯匙
- 青蘋果，去籽　1 顆
- 過濾水　6 杯
- 鹽（凱爾特海鹽、喜馬拉雅山岩鹽或 Redmond 粗鹽）　1 茶匙
- 有機甜菊糖液　幾滴（增加風味用）
- 薑末　1 茶匙（依個人喜好增減）
- 卡宴辣椒　少許（依個人喜好增減）

作法

把所有食材放入調理機，以高速攪打均勻後，放入冰箱冰鎮，即可享用！

蔬果奶昔

[綠拿鐵]

　　這是我最愛的一款奶昔，完全由鹼性蔬菜製成，不含任何水果。在你想要好好補給能量和清理體內毒素時，直接喝下一杯綠拿鐵就是最簡便、有效的方法。另外，這款飲品由香菜和巴西里所賦予的清新青草味，正是我特別鍾愛的部分。

食材 (1 到 2 人份)
....

- 菠菜　1 把
- 檸檬，去皮　1/2 顆
- 新鮮薑段　1 長段
- 黃瓜，去皮　1/2 顆
- 香菜　1 小把
- 巴西里　1 小把
- 椰子水（或過濾水）　1 杯
- 有機甜菊糖液或椰棗　1 顆（依個人喜好）
- 冰塊　1 把（依個人喜好）

作法
....

將所有食材放入調理機，攪打均勻，即可享用！

[香蕉可可奶昔]

　　這款可口的奶昔，使用了大量擁有強大抗氧化力的可可粉提味，所以巧克

力風味濃厚;其中的大麻籽和杏仁醬則能讓你獲取豐富的健康油脂。如果你不曉得配方使用的食材,單看飲品名稱,很容易誤以為它是一款喝完後會充滿罪惡感的「小確幸」奶昔,但其實它不僅是一款有益健康的飲品,也很合小朋友的口味。這款飲品甚至偷渡了一些捲葉羽衣甘藍在裡頭,它是地球上最有力量的超級食物之一,含有大量的超必需礦物質。

食材 (1 人份)

- 無糖椰奶 (或杏仁奶、大麻籽奶)　1 杯
- 香蕉,去皮,冷凍　1 根
- 捲葉羽衣甘藍　1/2 杯
- 天然杏仁醬　2 湯匙
- 天然可可粉　2 湯匙
- 大麻籽或奇亞籽　1 湯匙
- 薄荷葉 (依個人喜好)　5 片

作法

將所有食材放入調理機,攪打均勻,即可享用!

[Omega 晨間活力奶昔]

　　我會開發這道美味的飲品,主要是為了幫助大家提升 omega-3 脂肪酸的攝取量。美國人每日飲食中的 omega-6 和 omega-3 比例,平均是 19:1,兩者呈非常失衡的狀態。事實上,這樣不成比例的 omega-6 脂肪酸不僅會導致身體發炎,最後還會衍生出許多疾病。從現在起,就藉由增加你飲食中的 omega-3 脂肪酸攝取量,好好照顧你的健康吧!

食材 (1 人份)

- 菠菜　1 大把
- 藍莓　1/2 杯

- 天然杏仁醬　1 湯匙
- 奇亞籽　1 湯匙
- 亞麻籽粉　1 湯匙
- 大麻籽　1 湯匙
- 椰子油　1 湯匙
- 椰奶或杏仁奶　1 杯

作法

將所有食材放入調理機，攪打均勻，即可享用！

［ 血腥瑪麗奶昔 ］

　　我一定要跟你說，凱莉・蕾帕早上最愛喝這款奶昔，而且我所有的食譜她幾乎都做過。前一陣子，她和約翰・李古查摩（John Leguizamo）就曾在《跟凱莉過生活》（Live with Kelly）的節目上一起製作這款奶昔。這款奶昔不含任何酒精（所以它是鹼性，非酸性的飲品），帶有鹹味又爽口，你甚至還可以加入些許卡宴辣椒增添整體風味的層次感。

食材 (2 人份)

- 番茄（羅馬番茄很適合做這款奶昔）　4 小顆
- 芹菜　1 根
- 黃瓜　1/2 根
- 檸檬現榨成汁　1 顆
- 卡宴辣椒　1/2 茶匙
- 鹽（凱爾特海鹽、喜馬拉雅山岩鹽或 Redmond 粗鹽）　1/4 茶匙
- 黑胡椒　1/2 茶匙

作法

將所有食材放入調理機，攪打均勻，倒入裝有冰塊的玻璃杯，即可享用你的晨間無酒精雞尾酒！

[熱帶風情胡蘿蔔奶昔]

這是一款經典口味、人見人愛的奶昔。我曾經在網路上做過一份奶昔口味喜好調查，鍾情這個口味的人數大勝其他口味。你絕對無法對這款超級健康，但又具有傳統風味的甜品挑剔些什麼。胡蘿蔔對視力很好，因為它富含維生素 C 和 β-胡蘿蔔素；而且胡蘿蔔也具抗氧化力，可以避免早衰、延緩老化。

食材（1 人份）

- 無糖椰奶或杏仁奶　1 杯
- 天然杏仁醬　1 湯匙
- 香蕉，去皮，冷凍　1/2 根
- 菠菜　1 把
- 紅蘿蔔，切絲　3 根
- 肉桂　1 茶匙

作法

將所有食材放入調理機，攪打均勻，即可享用！

[螞蟻人救星肉桂奶昔]

從小到大，肉桂麵包一直是我的最愛。但肉桂麵包大概是最糟的一種食物，因為它們含有大量的麩質、糖和反式脂肪。你絕對無法想像，在我發現自己竟然可以用如此厲害的替代品滿足我的嗜甜感時，我內心有多麼激動！

食材（2 人份）

- 杏仁奶或椰奶　1 杯
- 菠菜　1 大把
- 香蕉，去皮，冷凍　1 根
- 天然杏仁醬　2 湯匙
- 椰棗，去籽　1 顆

- 肉桂　3/4 茶匙
- 大麻籽　1 湯匙
- 香草萃取液　1/2 茶匙（依個人喜好，我個人是滴 2 滴 Medicine Flower 的香草萃取液）
- 冰塊（依個人喜好）

作法

將所有食材放入調理機，攪打至細緻滑順，即可享用！

[健胃整腸薄荷排毒奶昔]

　　你不一定會想到把蘿蔓生菜加進奶昔裡，但這樣的組合可以讓這款奶昔的味道更順口，因為這款奶昔有濃郁的薑味和薄荷味。薑和薄荷對腸胃有很好的療癒效果，它們可以降低噁心感和胃的不適感，同時還具有強大的抗發炎力。食譜中使用的萊姆，也可以透過清甜的酸味，讓這款奶昔的整體風味更加平衡、爽口。

食材（1 到 2 人份）

- 黃瓜，去皮　1 根
- 蘿蔓生菜（或一大把菠菜）　6 到 8 葉
- 椰子水（或過濾水）　1 杯
- 萊姆，現榨成汁　1 顆
- 新鮮薑段　一長段
- 新鮮薄荷葉　1 把
- 有機甜菊糖液或 1 顆椰棗（依個人喜好）
- 冰塊（依個人喜好）

作法

將所有食材放入調理機，攪打均勻，即可享用！

早餐

[省時堅果奇亞籽粥]

其實，我幾乎每一樣料理都會加入奇亞籽。奇亞籽非常親水，在水裡它們的體積最多可以膨脹二十倍，這樣的特性，造就了它們特殊的口感。奇亞籽也能有效清潔小腸，因為它們在腸道裡就像細小的微珠，能帶走腸壁表面的髒污。另外，奇亞籽還能提供大量的蛋白質，並改善便祕。

這款早餐只需要你在前一晚花幾分鐘準備，便可放入冰箱，然後隔天早上一起床，你就可以馬上享用它；而且，如果你將它在冰箱靜置的時間拉得更長，它的口感和風味還會變得更為濃厚。

食材 (2 到 3 人份)

- 無糖杏仁奶或椰奶　1 杯
- 奇亞籽　4 湯匙
- 香草（或 2 滴 Medicine Flower 的香草萃取液）　1/2 茶匙
- 肉桂　1/2 茶匙
- 無糖椰絲　1 湯匙
- 堅果碎（天然杏仁、夏威夷堅果或大麻籽）　1/4 杯
- 新鮮水果（如石榴籽、草莓或藍莓），點綴用（依個人喜好）

作法

1. 早餐的前一晚，先準備一個梅森瓶，將杏仁奶、奇亞籽、香草、肉桂和堅果碎倒入罐中。

2. 待所有食材放入罐中後，蓋上密封蓋，並將罐內所有食材混勻，置入冰箱冷藏一晚（至少要五個小時）。

3. 隔天早上，從冰箱取出搖勻或拌勻裡頭的食材，並把它分成兩到三份享用；
   品嚐前，再撒上椰絲、新鮮水果或更多的碎堅果、大麻籽和奇亞籽稍做點綴。
   這份食譜的份量，絕對夠你吃上兩天（它放到第二天的風味甚至更好）。

［ 冬日暖心椰香藜麥粥 ］

　　這道料理需要用到全脂椰奶，請你選用罐頭裝（請認明罐身不含雙酚 A）
的全脂椰奶，不要買盒裝的。全脂椰奶是大自然給我們最好的禮物，它富含有
益健康的飽和脂肪，是最健康的食物之一。再加上，椰奶的質地滑順濃郁，具
有飽滿的熱帶風味，加在料理中食用，其健康的油脂不僅能讓你感到飽足，更
可增添食物的口感和風味。除此之外，椰奶中的油脂還能提升你的新陳代謝，
是另一種助你減肥一臂之力的方法。

食材（2 人份）

- 藜麥，洗淨　1/2 杯
- 全脂椰奶（我建議使用 Native Forest 這個品牌）　1 罐 15 盎司
- 肉桂　1 茶匙
- 奇亞籽　1 茶匙
- 天然杏仁片　1 湯匙
- 大麻籽　1 湯匙

作法

1. 除了杏仁和大麻籽外，將所有食材置入湯鍋中，小火煨煮 10 到 15 分鐘，或
   是至湯鍋內的汁液收乾。

2. 將鍋中煮好的食材盛裝到碗中，再撒上杏仁和大麻籽點綴，即可享用！

[肉桂香草胡桃糊]

食材 (2 到 4 人份)

- 胡桃,需浸泡 2 杯
- 椰子水　1 杯
- 肉桂　1/2 茶匙
- 鹽　1/2 茶匙 (凱爾特海鹽、喜馬拉雅山岩鹽或 Redmond 粗鹽)
- 香草豆　1/2 顆 (或 2 滴 Medicine Flower 的香草萃取液)

作法

把所有食材放入調理機,以高速攪打至滑順、綿密狀,即可盛裝至碗中,並以夏威夷堅果碎、胡桃碎或杏仁條等堅果盤飾。

點心

[蒜味鷹嘴豆泥]

食材 (可多人享用)

- 鷹嘴豆　2 杯
- 大蒜　5 瓣
- 檸檬汁，現榨　1/2 杯
- 天然芝麻油　1/4 杯
- 特級初榨橄欖油　1/4 杯
- 天然芝麻醬　1/2 杯
- 過濾水　3/4 杯
- 鹽　1 茶匙 (凱爾特海鹽、喜馬拉雅山岩鹽或 Redmond 粗鹽)
- 匈牙利紅椒粉，盤飾 (依個人喜好)

作法

1. 讓鷹嘴豆萌芽：先將鷹嘴豆以大量過濾水浸泡一晚，隔天早上將其多餘水分瀝乾，並讓它們至少靜置 10 到 12 小時後，再行料理 (此階段它們的體積可能會脹大為原本的近兩倍大)。

2. 製作鷹嘴豆泥：把所有食材放入調理機，攪打至均勻滑順，最後再依個人喜好撒上匈牙利紅椒粉盤飾，即可搭配生鮮蔬菜一起享用 (如櫻桃蘿蔔、芹菜、紅甜椒、黃甜椒、黃瓜或青花菜等)！

[咖哩捲葉羽衣甘藍脆片]

我喜歡用食物風乾機做這些脆片，因為它可以用低溫長時的方式將羽衣甘

藍的口感變得超級酥脆，同時充分保留羽衣甘藍裡的所有植化素，不會讓它們隨烹調過程流失。如果沒有食物風乾機，用烤箱以最低溫的方式烘烤，也能達到同樣的效果。反正你只要記得，做這道點心的祕訣就是「低溫、長時」，只要掌握這兩點，你就可以做出完美脆片。

食材（2人份）

- 捲葉羽衣甘藍，1 顆，撕成大塊片狀
- 特級初榨橄欖油　2 茶匙
- 咖哩粉　1 茶匙（或是你喜歡的調味粉）
- 鹽（凱爾特海鹽、喜馬拉雅山岩鹽或 Redmond 粗鹽）
- 黑胡椒（依個人喜好）

作法

1. 以拋甩的方式，讓橄欖油、咖哩粉、海鹽和黑胡椒等調味料，均勻沾附在羽衣甘藍表面。
2. 烘烤法：以 190°C 烘烤 8～10 分鐘，或至葉片酥脆（請小心不要烤到燒焦）。
3. 乾燥法：使用食物風乾機，以 46°C 風乾 8 小時，或至你個人所喜好的脆度。
4. 快速乾燥法：先用食物風乾機以 62°C 風乾 1 小時；再以 46°C 風乾 3～4 小時，直至葉片酥脆。
5. 做好的脆片請放於密封罐保存，若想延長存放時間，也可抽真空保存。

［ 乾煸獅子唐辛子 ］

　　在曼哈頓的頂級餐廳，都有供應這道開胃菜，只要你嚐過它，就絕對無法抗拒它的獨特滋味。這道兼具養生功效的好菜，料理方式其實不難。況且，如果它都已經好到足以名列這些世界頂級餐廳的菜單，整體的風味肯定不會讓你失望。只是我要先提醒你，獅子唐辛子雖然大部分都不辣，但每十根裡，還是可能會有一根非常辣，所以享用這道菜時，別忘了準備一杯檸檬水，假如你真

的剛好吃到了其中帶有辣度的辣椒，就可以用它來解解辣，然後再接再厲，繼續品嚐這道菜有如玩命運旋轉盤的趣味佳餚。

食材（2 到 4 人份）

乾焣獅子唐辛子：

- 獅子唐辛子　（取決於你要做幾人份）
- 1 湯匙椰子油　10 ～ 20 根
- 鹽　適量（凱爾特海鹽、喜馬拉雅山岩鹽或 Redmond 粗鹽）

芝麻大蒜醬：

- 麻油　2 茶匙
- 椰子油　1 湯匙
- 紅辣椒片　少許
- 大蒜，切成末　1 瓣
- tamari 日式無麩質醬油　1 又 1/2 湯匙（或 Bragg 胺基酸醬油，或椰子醬油）
- 天然芝麻籽，盤飾用　適量

作法

原味乾焣獅子唐辛子：以中火熱鍋中的油，放入獅子唐辛子焣炒，直到它們表面冒出水泡、軟化，每面約需乾焣三到四分鐘。盛盤後，撒上海鹽，即可享用！

獅子唐辛子佐芝麻大蒜醬：以中火熱鍋中的油，放入獅子唐辛子焣炒，直到它們表面冒出水泡、軟化，每面約需乾焣三到四分鐘，讓表面呈淡淡的褐色。

加入紅辣椒片和蒜末，與獅子唐辛子持續拌炒約 30 秒；再加入 tamari 日式無麩質醬油，繼續拌炒 1 分鐘，使所有調味料均勻包覆在椒體表面。盛盤後，撒上芝麻籽，即可享用！

［ 烤櫛瓜片佐蒔蘿醬 ］

很多時候你可能都會想要吃點洋芋片解解饞，但在此同時，你一定也曉得這是一個很糟糕的選擇，因為洋芋片含有大量促發炎的 omega-6 脂肪酸。這

道料理就是我用來取代洋芋片的最佳點心，它超級美味可口，而且即便是你的孩子都會愛上它的滋味，對它意猶未盡。

食材 (2 人份)

烤櫛瓜片：

- 櫛瓜，切薄片　2 根
- 特級初榨橄欖油或椰子油　2 湯匙
- 鹽　適量（凱爾特海鹽、喜馬拉雅山岩鹽或 Redmond 粗鹽）

蒔蘿醬：

- 罐裝椰奶　1/2 杯（我都用 Native Forest 家的產品，並取其頂部濃稠的漿液）
- 現榨檸檬汁　2 茶匙
- 巴西里碎　1 湯匙
- 蒔蘿碎　2 湯匙
- 大蒜，切末　1 瓣
- 鹽　適量（凱爾特海鹽、喜馬拉雅山岩鹽或 Redmond 粗鹽）
- 黑胡椒，調味用　適量

作法

櫛瓜片：預熱烤箱到 107℃，並在烤盤上鋪一層烤盤紙。將櫛瓜切成薄片（也可以用蔬果切片器來完成這項工作），先用餐巾紙吸乾其多餘水分，再將它們排列在烤盤紙上。為每片櫛瓜片刷上橄欖油，並撒上海鹽後，入烤箱烘烤 2 小時。或者，你也可以用食物風乾機，以 46℃，風乾 12 小時（即一晚）。

蒔蘿醬：將所有食材放入食物調理機，攪打至均勻滑順，若成品太過濃稠，可再加入少許水分調整稠度。

［ 脆蜜蘋果佐熱肉桂椰子醬 ］

　　雖然脆蜜蘋果本身就是一種好食物，但你在食用它時，還是必須搭配一些健康的油脂一塊兒享用，才能延緩人體對其糖分的吸收速度，避免你的胰島素

因此飆高。除此之外，搭配油脂一起食用，還可避免脆蜜蘋果中的糖分在體內發酵，酸化你體內的酸鹼值。如果是要給孩子當點心，我都會把這些蘋果切成禁止符號的形狀，因為特殊造型的食物，格外能吸引孩子的目光。

食材（2 人份）

- 脆蜜蘋果（或青蘋果），切片　2 顆
- 椰子醬　1/4 杯
- 肉桂　1/2 茶匙

作法

1. 把蘋果片分裝到兩只碗中。
2. 以電鍋回溫椰子醬 10 分鐘，待椰子醬融化成液狀，再拌勻，淋在蘋果片上。
3. 最後撒上肉桂，即可享用。

［ 香辣酪梨生菜捲 ］

　　這道菜的製做概念跟越式春捲有點相近。你只需要簡單的將食材包入生菜捲起，即可做出一道款待賓客的小點，或是方便攜帶的點心。

食材（1 人份）

- 酪梨，切片　1/2 顆
- 萵苣葉　1 片
- 番茄，切丁　1/2 顆
- 香菜碎　1 茶匙
- 紅洋蔥，切丁，增添風味用　1/4 顆
- 孜然　1/2 茶匙
- 鹽（凱爾特海鹽、喜馬拉雅山岩鹽或 Redmond 粗鹽）和黑胡椒，調味用
- 菠菜　1 小把
- 綠墨西哥辣椒，調味用（依個人喜好）

- 紫花苜蓿芽（依個人喜好，可讓整道菜的營養更加分）

作法

將酪梨鋪抹在萵苣葉上，撒上番茄丁、紅洋蔥丁、香菜碎、孜然、海鹽和黑胡椒，再鋪上菠菜，即可將萵苣葉對折包起享用！

[燃脂一口酥]

你知道除了酪梨之外，椰子油也是我最愛的健康油脂來源。這些一口大小的小點心，不但可以讓你快速得到中鏈三酸甘油酯，還能提供你身體持久性的能量，使它發揮最佳的狀態。再加上它們的份量小巧適中，不論是當作點心或甜點，你都可以輕鬆無負擔的品嚐它們。這道點心不僅有益健康，也可做為你對抗糖癮的小幫手，或是你進行間歇性禁食的良伴。

食材 （12 人份）

- 無糖椰絲　1 又 1/2 杯
- 冷壓椰子油　1/4 杯
- 草飼奶油（Kerrygold 牌）或椰子油　1/4 杯，
- 肉桂　1/4 茶匙
- 香草粉　1/4 茶匙（或 2 滴 Medicine Flower 的香草萃取液）
- 鹽（凱爾特海鹽、喜馬拉雅山岩鹽或 Redmond 粗鹽）
- 有機甜菊糖萃取液　20 滴（依個人喜好，也可選用羅漢果糖或 Medicine Flower 的椰子糖漿）

作法

1. 預熱烤箱到 176℃後，將椰絲鋪在烤盤上，烘烤 5 ～ 8 分鐘，至椰絲表面呈淡淡金黃（烘烤期間請撥動椰絲一到兩次，以免部分椰絲過度受熱燒焦），即可從烤箱取出。

2. 將椰絲小心倒入調理機，攪打成滑順液狀。

3. 將草飼奶油（需先置於室溫軟化，並切成小塊）、椰子油（需呈液狀，在室

溫或 24℃以上，即為此態）、肉桂、香草、甜菊糖（依個人喜好）和海鹽加入調理機，再次攪打均勻。

4. 一旦調理機內的食材再次呈現滑順的質地，即可將它們分裝到迷你蛋糕紙杯或製冰盤裡（每份大約是 1 又 1/2 湯匙的量）。

5. 置於冰箱中冷藏 30 分鐘，待其冷卻、成形後，即可享用。

小叮嚀： 在轉換到鹼性飲食的過渡期時，草飼奶油是很棒的油脂選項，因為它對健康有益。只不過，再怎麼說，它也還是乳製品的一員，或多或少會對人體產生酸化的作用，因此你也可以用另外 1/4 杯的椰子油取代這部分的油脂（也就是說，如果你不用草飼奶油，這份食譜總共會用到 1/2 杯的椰子油）。

［ 櫛瓜壽司 ］

這道佳餚是所有壽司控的最愛，不僅可以做為孩子的輕便點心，聚會時拿來招待賓客也大方得體。另外，此款壽司的餡料也可以當作蔬菜醬使用，它的滋味不但美味還百搭，如果有需要，你可以將這份食譜的配方加倍，製成蔬菜醬搭配其他食物享用。

食材（2 人份）

- 櫛瓜　4 根
- 巴西里　1/4 杯
- 朝鮮薊芯　1 罐
- 大蒜　2 瓣
- 檸檬，現榨成汁　1 顆
- 檸檬皮　1 茶匙
- 白豆　1 罐
- 天然腰果或夏威夷堅果　1/4 杯
- 椰子油　1 湯匙
- 鹽（凱爾特海鹽、喜馬拉雅山岩鹽或 Redmond 粗鹽）
- 黑胡椒，調味用

作法

1. 用蔬果切片器、刀子或削皮刀將櫛瓜縱向削成長條狀薄片，刷上橄欖油，靜置備用。

2. 將巴西里、朝鮮薊芯、大蒜、檸檬汁、檸檬皮、白豆和腰果放入食物調理機，攪打成糊狀。

3. 將櫛瓜片用椰子油快速煸烤一下，每面約一分鐘，或者你也可以不做任何烹調處理，直接用它們來做壽司。

4. 將打成糊狀的餡料鋪在櫛瓜片上，捲起，再撒上海鹽和黑胡椒調味。

沙拉

[達瑞爾博士最愛捲葉羽衣甘藍沙拉]

這是世界上我最愛的沙拉，要我天天吃它都沒問題。這道菜同時也搭配了簡單美味的沙拉醬，而且這份沙拉醬的配方，也相當適合做為蔬菜棒的沾醬，所以每次我在製作這款沙拉醬時，至少都會多做一倍的量放在冰箱裡備用，如此一來，我就可以隨時將它和鹼性蔬食搭配食用。你可以用調理機大量製作這款沙拉醬，如果你比較喜歡椰子醬油的風味，也可以用它取代配方裡原本使用的胺基酸醬油。

食材（2 人份）

沙拉醬：

- 特級初榨橄欖油　1/2 杯
- 萊姆汁　2 湯匙
- Bragg 胺基酸醬油　2 湯匙
- 紅洋蔥，切末　2 湯匙
- 大蒜　1 瓣
- 墨西哥乾辣椒粉　1/2 茶匙
- 去籽椰棗　1 又 1/2 顆
- 鹽　1/4 茶匙（凱爾特海鹽、喜馬拉雅山岩鹽或 Redmond 粗鹽）
- 卡宴辣椒　少量

沙拉：

- 捲葉羽衣甘藍、蘿蔓生菜或菠菜　1 把
- 黃或紅甜椒（但不要青椒，因為它是酸性食物）　1 顆
- 酪梨，切片或切丁（依個人喜好）　1 顆
- 番茄，切片（依個人喜好）　1 顆

作法

1. 將沙拉醬的所有食材置入食物調理機，以高速攪打至綿滑、細緻狀，備用。

2. 洗淨甘藍葉後，去除其粗梗，再將葉片切成一口大小，放入方便調理甘藍葉的大碗中，加入一些現榨檸檬汁（約半顆檸檬）和 1 茶匙海鹽，以拋甩的方式讓所有調味料均勻沾裹在葉片表面。

3. 將大碗密封，置於冰箱靜置 30 ～ 60 分鐘左右。

4. 將紅或黃甜椒切片，加入從冰箱取出的羽衣甘藍，再加入沙拉醬，充分混勻碗中所有食材，待甘藍葉的口感更為柔軟，即可盛盤。

5. 盛盤後鋪上酪梨片和番茄片點綴，並撒上海鹽調味，即完成。

[捲葉羽衣甘藍沙拉佐特調芝麻醬]

你是否曾經注意到，有時候捲葉羽衣甘藍的口感並不如想像中的好入口？這是因為你在料理它時，必須先斷開其葉面的葉脈纖維，才能讓它吃起來的口感較為軟嫩。要達到這個目的，我都會將羽衣甘藍放入裝有檸檬和海鹽的無雙酚 A 密封袋裡，靜置 30 分鐘，讓它們的質地因此變得較為柔軟。或者你也可以用橄欖油和海鹽揉壓羽衣甘藍，此舉同樣可以軟化它的纖維。

食材（4 人份）

特調芝麻醬：
- 特級初榨橄欖油　1/3 杯
- 芝麻醬　3 湯匙
- 蘋果醋　2 湯匙又 1/2 茶匙
- tamari 日式無麩質醬油（或 Bragg 胺基酸醬油）　2 茶匙
- 檸檬汁，新鮮現榨　2 又 1/4 茶匙
- 鹽（凱爾特海鹽、喜馬拉雅山岩鹽或 Redmond 粗鹽）　3/4 茶匙
- 大蒜，切末　1 大瓣
- 天然芝麻籽　1 又 1/2 茶匙
- 巴西里，切末　1 湯匙

- 細香蔥，切末　1 湯匙

沙拉：

- 捲葉羽衣甘藍　1 顆
- 黃或紅甜椒，切丁或切條　1 顆
- 番茄，切丁　1 顆
- 酪梨，切丁　1 顆
- 芽菜，點綴用（依個人喜好）

作法

特調芝麻醬： 除了巴西里和細香蔥外，將其它的食材全倒入一個小碗拌勻，最後才加入巴西里和細香蔥，並以湯匙將它與芝麻醬徹底混勻。

沙拉：

1. 捲葉羽衣甘藍的口感有可能偏韌。如果你想要一開始就確保它的口感偏軟，請先用 1 茶匙的海鹽和 1/2 顆檸檬的汁液搓揉葉片，並讓它靜置 30 分鐘。

2. 將經過軟化處理的羽衣甘藍放入大沙拉碗中，加入甜椒丁和特調芝麻醬，以湯匙充分攪拌均勻。

3. 接著再加入番茄丁、酪梨丁和芽菜增添沙拉整體的豐富度，並灑上海鹽和黑胡椒調味，即可享用！

［ 泰式藜麥沙拉 ］

　　這道沙拉的獨特風味就是由蘋果醋所賦予，我不僅用它來提味，還希望藉助它的鹼力，來改善胃食道逆流患者的症狀。除了蘋果醋，我還運用了檸檬、大蒜和芝麻醬等開胃的食材，為這整道沙拉營造出泰式料理的清爽滋味。

食材（2 人份）

泰式沙拉醬：

- 過濾水　1/4 杯又 2 湯匙
- 芝麻籽　1 湯匙

- 大蒜，切碎　1 茶匙
- 檸檬汁，新鮮現榨　1 茶匙
- 蘋果醋　3 茶匙
- tamari 日式無麩質醬油（或 Bragg 胺基酸醬油）　2 茶匙
- 天然芝麻醬　1/4 杯
- 椰棗，去籽　1 顆
- 鹽（凱爾特海鹽、喜馬拉雅山岩鹽或 Redmond 粗鹽）　1/2 茶匙
- 麻油　1/2 茶匙

沙拉：
- 藜麥　1 杯
- 芝麻葉　1 大把
- 番茄，切片　1 顆
- 紅洋蔥，切丁　1/4 顆

作法

1. 用電鍋蒸煮藜麥，備用。如果你是直接用爐火烹煮藜麥，請以 1 杯藜麥配 2 杯過濾水或蔬菜高湯的比例，中火烹煮 15 ～ 20 分鐘，直到鍋中的液體收乾即成。

2. 將所有泰式沙拉醬的食材放入調理機，攪打均勻。

3. 將煮熟的藜麥盛盤，拌入芝麻葉、番茄片和洋蔥丁，再淋上泰式沙拉醬以湯匙拌勻，即可享用。

［ 酸辣酪梨番茄沙拉 ］

　　這是一道簡單、快速又好上手的料理。老實說，我常常用它當早餐。我知道用這道沙拉當早餐看起來有點奇怪，但我覺得你真的應該嘗試看看這樣的早餐。別再用培根和蛋當你的早餐，開始改用健康的油脂開啟你一天的活力吧！你一定會因為這項轉變，感受到自己的狀態大為提升。另外，這道沙拉也很適合做為配菜，甚至是主菜。

食材 (2 人份)

- 酪梨，切丁　2 顆
- 鹽（凱爾特海鹽、喜馬拉雅山岩鹽或 Redmond 粗鹽）和黑胡椒，調味用
- 番茄，切丁　1 顆
- 紅洋蔥，切丁　1/2 顆
- 黃瓜，切片　1 根
- 香菜，切末（或巴西里）　1/4 杯
- 特級初榨橄欖油　2 湯匙
- 萊姆汁，新鮮現榨　1 湯匙
- 孜然　1 茶匙
- 墨西哥辣椒，調味用　1/2 顆

作法

1. 用海鹽和黑胡椒調味酪梨。

2. 取一只小碗，放入番茄、洋蔥、黃瓜、香菜和孜然，先用海鹽和黑胡椒調味，再擺放到酪梨上，淋上橄欖油和萊姆汁，輕柔攪拌均勻即成。

3. 享用時，加點墨西哥辣椒可以讓整體的風味更為強烈！

［ 田園沙拉佐薄荷墨西哥辣醬 ］

　　墨西哥辣椒是促進新陳代謝的超棒食材。不過食用時請小心，因為它的種類繁多，有些的辣度並不低。使用墨西哥辣椒的時候，請謹記「少即是多」的概念，即：以提味為原則，少量添加即可。每次我做這款薄荷墨西哥辣醬，都會多做一些，然後接下來大概有四天的時間，我就會用它搭配各種食物。這樣讓冰箱常備自製沙拉醬的做法，是維持你鹼性飲食的絕佳策略，因為如此一來你隨時都可以迅速做出一盤美味的沙拉。

食材 （4 人份）

沙拉：

- 捲葉羽衣甘藍，切成小塊　1 顆
- 黃瓜，切碎　1 根
- 甜菜，切絲　1 顆
- 葵花籽　2 湯匙
- 大麻籽　2 湯匙

沙拉醬：

- 檸檬汁，新鮮現榨　1/4 杯
- 特級初榨橄欖油　2/3 杯
- 黑胡椒　1 茶匙
- 新鮮薄荷　1 湯匙
- 墨西哥辣椒，切末（去籽可減輕辣度）　1 小根
- 鹽（凱爾特海鹽、喜馬拉雅山岩鹽或 Redmond 粗鹽）

作法

沙拉： 在大碗裡混勻所有食材。吃多少取多少，沙拉醬則在食用前才拌入。

沙拉醬： 把所有食材拌勻，並以海鹽調味。在欲食用的沙拉上淋適量的沙拉醬後，讓醬汁均勻沾附在蔬菜表面，並靜置 30 分鐘讓羽衣甘藍的口感變得較為軟嫩（或者你也可以用手稍微替羽衣甘藍按摩一下，加快醬汁軟化它的速度）。

［ 水田芥葡萄柚沙拉 ］

　　很多人都認為水田芥這款美味的蔬菜只能拿來做三明治的配菜，但是它的料理方式絕對沒有那麼狹隘。在超級食物的營養素排名中，水田芥榮獲第一名，以 100% 具備超級食物的特質，強勢摘下了蔬菜之王──捲葉羽衣甘藍的王冠，成了營養密度最高的蔬菜。至於葡萄柚的部分，雖然有些柑橘類水果為酸性，但葡萄柚裡的檸檬酸進入人體後，卻會成鹼性。也就是說，你在品嚐這

道沙拉時，既能享受到蔬菜和低糖水果的清脆、爽口滋味，還能吃進豐富的礦物質和營養素，讓你的身心同時獲得最大的滿足。

食材 （4 人份）

沙拉醬：

- 薑，切末　1/2 茶匙
- 萊姆，現榨成汁　1 顆
- 鹽（凱爾特海鹽、喜馬拉雅山岩鹽或 Redmond 粗鹽）　1/2 茶匙
- 特級初榨橄欖油　2 湯匙

沙拉：

- 水田芥葉，切碎　2 杯
- 青蔥，切蔥花　2 根
- 香菜葉，切碎　2 湯匙
- 薄荷葉，切碎　2 湯匙
- 羅勒葉，切碎　2 湯匙
- 中型葡萄柚，切塊　1 顆
- 天然杏仁片　2 湯匙
- 石榴籽　4 湯匙
- 天然芝麻籽　1 茶匙
- 墨西哥辣椒，切末　1/2 茶匙
- 酪梨，切片　1/2 顆

作法

薑味沙拉醬： 取一只小碗，放入薑、萊姆汁、海鹽和特級初榨橄欖油，拌勻。

沙拉： 取一只大碗，放入切碎的水田芥、青蔥、香菜、薄荷、羅勒以及切成一口大小的葡萄柚，淋上薑味沙拉醬，拌勻碗內所有食材，最後再以杏仁片、石榴籽、芝麻籽、墨西哥辣和酪梨盤飾沙拉，即可享用。

[彩虹沙拉佐檸檬龍蒿醬]

　　這道沙拉色彩繽紛、風味十足，我很推薦有關節炎的人食用它。因為裡頭的芹菜能刺激淋巴系統運作，移除如尿酸這類的毒素（尿酸是蛋白質和果糖代謝後的酸性副產物），進而改善關節發炎的狀況。

食材（4 人份）

沙拉：
- 捲葉羽衣甘藍，切成小塊　1 顆
- 芹菜，切丁　2 根
- 黃瓜，切丁　1 根
- 胡蘿蔔，切丁　2 根
- 茴香根，切細絲　1 顆
- 甜菜，切絲　1 顆
- 葵花籽，最好先浸泡一晚使其萌芽　1 湯匙
- 鷹嘴豆，洗淨、瀝乾　1 罐 15 盎司裝（我喜歡 Eden Organics 這個牌子）

沙拉醬：
- 萊姆汁，新鮮現榨　1/4 杯
- 蘋果醋　2 湯匙
- 特級初榨橄欖油　2/3 杯
- 龍蒿葉，切碎　1 小把
- 黑胡椒　1 茶匙
- 鹽（凱爾特海鹽、喜馬拉雅山岩鹽或 Redmond 粗鹽）

作法

把沙拉的所有食材放在大碗裡混勻，吃多少取多少，沙拉醬則在食用前才拌入。另取一只小碗，把所有沙拉醬的食材拌勻，並以海鹽調味。享用沙拉前再淋上適量沙拉醬，使醬汁均勻沾附在蔬菜表面，即完成。

[酸甜紫高麗菜沙拉]

　　高麗菜在抗癌的功效上，與青花菜、球芽甘藍和白花椰菜齊名。再加上高麗菜富含纖維素，以及鹼性礦物質鉀，所以我常會建議癌症患者多多食用高麗菜，且最好是以生食或是打成汁的形式攝取。這道沙拉的風味非常清爽，是夏天烤肉的輕食沙拉選擇，可用它取代含有大量美奶滋的捲心菜沙拉。

食材 (4 人份)

沙拉：

- 奶油萵苣　1 顆
- 青蘋果，切成螺旋麵條狀　1 顆
- 甜菜，切成螺旋麵條狀　1 小顆
- 紫高麗菜，切碎　1 杯
- 大麻籽　2 湯匙
- 葵花籽　2 湯匙

沙拉醬：

- 檸檬汁，新鮮現榨　1/4 杯
- 果醋　2 湯匙蘋
- 特級初榨橄欖油　2/3 杯
- 香菜，切碎　1/4 杯
- 黑胡椒　1 茶匙
- 鹽（凱爾特海鹽、喜馬拉雅山岩鹽或 Redmond 粗鹽）

作法

沙拉：將萵苣和高麗菜切碎，並用刀子或是削皮器將青蘋果和甜菜切成螺旋麵條狀；最後在沙拉碗裡將所有食材混勻。

沙拉醬：取一只小碗，把所有沙拉醬的食材拌勻，並以海鹽調味。沙拉醬請於享用時再淋上，未食用前，沙拉和醬汁請分開擺放。

[薑味胡蘿蔔酪梨沙拉]

我很愛這道亞洲風味的沙拉，它的沙拉醬總會讓我有種自己正置身於壽司店的錯覺。另外，芝麻、芝麻醬和 tamari 醬油的風味，也更加烘托出了這款沙拉的鮮度。

食材 (4 人份)

沙拉：

- 蘿蔓生菜，切碎　1 株
- 酪梨，切片或切丁　1 顆
- 紅甜椒，切片或切丁　1 顆
- 紅洋蔥，切碎　1/2 顆
- 番茄，切丁　1 顆或 1/2 杯對切小番茄（依個人喜好）

沙拉醬：

- 過濾水　1/4 杯
- 檸檬汁，新鮮現榨　2 湯匙
- 特級初榨橄欖油　1 湯匙
- 芝麻醬　1 茶匙
- 麻油　1/2 茶匙
- shoyu 醬油或 tamari 無麩質醬油或 Bragg 胺基酸醬油　1 湯匙
- 胡蘿蔔，切碎　1/2 杯
- 薑，切碎　2 湯匙
- 鹽（凱爾特海鹽、喜馬拉雅山岩鹽或 Redmond 粗鹽）　1/4 茶匙
- 椰棗，去籽　1 顆
- 蘋果醋（依個人喜好）　1 茶匙

作法

1. 將所有沙拉醬的食材放入調理機，以高速攪打均勻。

2. 打好的沙拉醬，淋上放於大碗的蘿蔓生菜、紅洋蔥和紅甜椒拌勻。

3. 盛裝到單人份的小碗時，再放上酪梨片和番茄丁盤飾，即可享用！

湯品

[無骨高湯]

這款鹼性的蔬菜高湯含有大量的礦物質鉀，而且冷、熱皆宜，下列鹼性蔬菜都可任意組合，熬煮出這款高湯：

綠葉蔬菜：捲葉羽衣甘藍、菠菜、牛皮菜、水田芥、甜菜葉、闊葉羽衣甘藍、蕪菁葉、芥菜。

綠色和白色蔬菜：芹菜、茴香、高麗菜、四季豆、櫛瓜、青花菜、蕪菁、歐防風、韭蔥、剛收成的馬鈴薯（移除芽眼後，切成 0.6cm 厚。剛收成馬鈴薯最營養的部分就是皮，和靠近皮的果肉，所以如果馬鈴薯的種類允許，你最好將馬鈴薯連皮帶肉和高湯一塊燉煮，以獲取最大量的營養素、維生素和礦物質）。

紅色和橙色蔬菜：胡蘿蔔、甜菜、地瓜和南瓜。

香草植物和香料：孜然、薑黃、卡宴辣椒、蒔蘿、大蒜、薑、巴西里、香菜和洋蔥。如果使用洋蔥和大蒜，或孜然和薑黃這類的香料，在燉煮前請先用少量椰子油炒香一下。

食材（2 到 4 人份）

- 中型櫛瓜　2 根
- 韭蔥，切碎　2 根
- 芹菜梗，切碎　2 根
- 巴西里，去梗，葉片切碎　2 束
- 菠菜，去梗，葉片切碎　1 束
- 四季豆，去除蒂頭　1/2 磅
- 洋蔥，切碎　1 顆
- 大蒜　5 瓣

- 過濾水　945ml
- 鹽（凱爾特海鹽、喜馬拉雅山岩鹽或 Redmond 粗鹽），調味用

作法

1. 至少從前一頁中選出四種蔬菜，徹底洗淨後，將它們切成一口大小，總體積約 2 杯。
2. 將切好的蔬菜放入裝有過濾水的燉鍋，加入海鹽、香料和香草植物調味（我每次都會加大蒜）。
3. 水煮滾後，再以小火燉煮約 45 分鐘，或直到蔬菜的質地變軟為止。
4. 冷卻並過濾高湯。濾除的蔬菜可以用調理棒打成泥，或是直接丟棄，因為這些蔬菜裡絕大多數的養分都已經被萃取進高湯中。
5. 煮好的高湯，裝入密封罐後，可冷藏保存數天，若一次煮的量比較大，則可先將部分高湯冷凍保存，待日後取用。

［ 紅扁豆蔬菜湯 ］

　　這道菜是我太太雀兒喜的最愛，因為它是一道味道溫潤、富含飽足感又容易料理的美味湯品，同時，它也是一道很適合減重者享用的湯品。扁豆的顏色有三種，分別是紅色、綠色和褐色。其中，我最喜歡用紅扁豆煮湯，因為它們煮熟後質地綿軟、口感細緻，而且紅扁豆的甜味和營養價值也是三者中最高的。每次我教導別人吃豆類的技巧時，總會建議大家選擇體積較小的豆子入菜，這些扁豆就符合這個標準，尤其是紅扁豆，它們很容易煮透（綠扁豆的質地就相對比較硬，煮透的時間大概是紅扁豆的兩倍）。

　　捲葉羽衣甘藍也很適合用來製做這道湯品，因為它本身略帶咬勁的質地，可以直接在燉煮的過程中軟化，不需像製做沙拉時，還得多花一道工先用檸檬汁軟化其纖維。我建議你一次可以做一大鍋起來，放在冰箱隨時取用，這道湯品經再次加熱後，其滋味會因食材的進一步融合，變得更為溫潤。

食材 (4 人份)

- 椰子油　1 湯匙
- 中型洋蔥，切細丁　1 顆
- 大蒜，切末　4 瓣
- 胡蘿蔔，切碎　2 大根
- 芹菜，切碎　2 根
- 捲葉羽衣甘藍，切成小塊　1 把
- 蔬菜高湯　6 杯
- 紅扁豆，洗淨　1 又 1/2 杯
- 鹽（凱爾特海鹽、喜馬拉雅山岩鹽或 Redmond 粗鹽），調味用
- 黑胡椒，調味用

作法

1. 將椰子油倒入大湯鍋中，以中火加熱，放入洋蔥，煸炒約 3 ～ 5 分鐘。

2. 炒至洋蔥呈透明狀，再放入大蒜、胡蘿蔔、芹菜和捲葉羽衣甘藍，煸炒 2 ～ 3 分鐘。

3. 最後加入高湯、扁豆、鹽和黑胡椒，以中小火燉煮約 20 分鐘，待扁豆軟爛，即可享用！

［ 咖哩胡蘿蔔濃湯 ］

　　這款咖哩包含了我最愛的四種香料，分別是：香菜、孜然、薑黃和小豆蔻，它們不僅讓這道湯品的美味更上一層樓，還非常有益健康。值得一提的是，雖然咖哩都是由多種香料混製而成，但由於薑黃的關係，一般來說它的成品都會呈現黃色，由此可知，這道咖哩風味的湯品也有助對抗發炎，因為薑黃有豐富的抗氧化力。另外，薑黃對記憶力也有所幫助。研究顯示，薑黃的主要成分薑黃素（curcumin）擁有清除大腦斑塊和蛋白質沉積的潛力，這種特性有助對抗癌症、阿茲海默症和其他危及生命的重大疾病。

食材 (4 人份)

- 椰子油　1 湯匙
- 薑塊，切片，拍碎　1 小塊
- 大蒜，切末　4 瓣
- 萊姆的汁液和皮　1 顆
- 咖哩粉　2 茶匙
- 薑黃　1 茶匙
- 胡蘿蔔塊　3 杯切成 2.5cm 大小
- 全脂椰奶　1 罐 15 盎司（我建議使用 Native Forest 這個品牌）
- 過濾水　2 杯
- 香菜，切碎　1/2 把

作法

1. 將椰子油倒入大湯鍋中，以中火加熱，放入薑、大蒜和萊姆皮，煸炒約 3～4 分鐘，直至它們略帶焦黃。

2. 放入咖哩粉，拌炒約 1 分鐘，炒出其香氣。

3. 放入胡蘿蔔、椰奶和水，水滾後，轉小火、蓋鍋蓋燉煮 15 分鐘，即可關火，靜置爐上 30 分鐘，讓鍋中食材在餘熱中充分融合。

4. 將鍋中所有食材倒入食物調理機攪打成泥，使其成濃湯狀，即可盛盤，撒上香菜碎和萊姆汁點綴、提味，盡情享用！

［ 豐盛冬季蔬食湯 ］

　　這道質樸、義大利口味的湯品風味十足，它所選用的蔬菜不僅富含礦物質和營養素，其中白豆的豐富蛋白質，以及高麗菜的滿滿纖維素更讓這道湯品極具飽足感，足以做為一道主菜。

食材 (4 人份)

- 特級初榨橄欖油　3 湯匙

- 韭蔥，去除蔥綠，切細絲　3 根
- 胡蘿蔔　2 根
- 茴香根，切細絲　1 顆
- 大蒜，切末　4 瓣
- 新鮮迷迭香，去除葉片，切碎　2 根
- 皺葉高麗菜（或綠高麗菜），切細絲　1 杯
- 蔬菜高湯（選用不含酵母菌者）　6 杯
- 白豆，洗淨、瀝乾（我喜歡 Eden Organics 這個牌子）　1 罐 15 盎司
- 巴西里葉，切碎　一把
- 鹽（凱爾特海鹽、喜馬拉雅山岩鹽或 Redmond 粗鹽）和黑胡椒，調味用

作法

1. 將橄欖油倒入大湯鍋中，以中小火加熱，放入韭蔥、胡蘿蔔和茴香，煸炒約 5～8 分鐘，直至韭蔥變軟、略帶焦黃。
2. 放入大蒜和迷迭香，煸炒 1 分鐘，加入高麗菜，煸炒 1 分鐘。
3. 倒入高湯，煮滾後加入白豆，小火燉煮 10～15 分鐘，直至鍋中蔬菜軟爛。
4. 最後撒上巴西里，並以海鹽和黑胡椒調味即成。

［夏季西班牙番茄冷湯］

　　這是我最愛的夏季湯品，它裡頭的食材都具有強大的解毒力，香氣濃厚、滋味爽口。這道湯品很適合做為正餐，或是裝在附有湯匙的調酒杯裡，當作派對上的開胃菜。另外，雖然它的名字有個「夏季」，但其實它一年四季都能享用，而且它的滋味也是屬於越陳越香的類型！

食材（2 到 4 人份）

- 牛番茄　4 大顆
- 紅甜椒　1 顆
- 黃瓜　1 根

- 紅洋蔥　1/2 顆
- 新鮮香菜　1/4 杯
- 新鮮巴西里　1/4 杯
- 大蒜　2 大瓣
- 萊姆，現榨成汁　1/2 顆
- 檸檬，現榨成汁　1 顆
- 特級初榨橄欖油　3 湯匙
- 鹽（凱爾特海鹽、喜馬拉雅山岩鹽或 Redmond 粗鹽），調味用　1 茶匙
- 黑胡椒，調味用　1 茶匙

作法

把所有的食材放入裝有「S」型刀片的食物調理機，依你個人喜好，將它們攪打至略帶顆粒或滑順的狀態（我個人是比較喜歡有點顆粒的口感），即完成。

［ 消暑排毒綠蔬濃湯 ］

　　這道湯品是炎炎夏日的消暑聖品。它囊括了多種鹼力強大的綠色蔬菜，所以飲用這道湯品你可以一次獲得大量的葉綠素，葉綠素對血液有很強的清潔力和解毒力。這道湯品也對消化系統很棒，我尤其推薦有便祕困擾的人飲用它。飲用時，稍微加點卡宴辣椒或是煙燻紅椒粉可以讓它的滋味更加開胃。

食材（2 到 4 人份）

- 過濾水　2 杯
- 中型黃瓜，切碎　2 根
- 個人喜歡的綠色蔬菜（如捲葉羽衣甘藍、菠菜、芝麻葉、牛皮菜）　1/2 把
- 芹菜梗　2 根
- 現榨檸檬汁　1/4 杯
- 特級初榨橄欖油　1/4 杯
- 大蒜　1 瓣
- 鹽（凱爾特海鹽、喜馬拉雅山岩鹽或 Redmond 粗鹽）　1 茶匙

- 羅勒、煙燻紅椒粉或卡宴辣椒，盤飾用

作法

除了盤飾用的香草植物外，將所有的食材放入調理機，以高速攪打至你所喜好的質地。最後再以羅勒、煙燻紅椒粉或卡宴辣椒盤飾，即完成。

[好氣色紅椒精力湯]

　　我喜歡這道湯品的滑順口感和鮮美滋味，當然它同時也兼具了許多健康功效。這道湯品的主體紅甜椒，雖然是很平凡的食材，但它的營養價值卻很不平凡。紅甜椒所含的維生素 C，是你每日建議攝取量的兩倍之多；至於其富含的茄紅素，研究則已顯示，具有對抗攝護腺和肺癌等癌症的功效。除此之外，紅甜椒還蘊藏大量的維生素 A 和葉酸。最棒的是，紅甜椒能透過刺激人體的產熱作用（thermogenesis），提升我們的新陳代謝，達到增加熱量消耗的效果。

食材（2 到 4 人份）

- 過濾水　3 杯
- 特級初榨橄欖油　1/4 杯
- 葛縷籽　1 茶匙
- 大蒜　2 瓣
- 中型紅甜椒，切碎　2 顆
- 中型黃瓜，切碎　2 根
- 中型紅洋蔥，切碎　1/2 顆
- 鹽（凱爾特海鹽、喜馬拉雅山岩鹽或 Redmond 粗鹽）　1 茶匙
- 匈牙利紅椒粉或卡宴辣椒，盤飾用

作法

將所有食材放入調理機，以高速攪打至喜好的質地，即可立即享用，或者也可以冰鎮後再飲用。

[南洋風味番茄薑湯]

絕大多數品嚐過西班牙番茄冷湯的人，對這道菜的滋味肯定不陌生。這道菜跟我最愛的西班牙冷湯一樣，都是以番茄當湯底，不過它加入了薑和一些亞洲香料提味，所以整體的滋味更加突出。另外，這道湯品除了能讓你獲取番茄裡豐富的茄紅素和植化素，還能讓你吃進薑的抗發炎力。

食材 (2 到 4 人份)

- 番茄　3 顆
- 日曬番茄乾　1/4 杯
- 薑末　113g
- 芝麻醬　1/2 杯
- 小豆蔻　1 茶匙
- 孜然　1 茶匙
- 葛縷籽　1/2 茶匙
- 大蒜　2 瓣
- 羅勒碎　1/4 杯
- 巴西里碎　1/4 杯
- 特級初榨橄欖油　1/4 杯
- 鹽（凱爾特海鹽、喜馬拉雅山岩鹽或 Redmond 粗鹽）　1 茶匙

作法

將所有食材放入調理機，攪打至你喜好的質地。若整體的質地過稠，你也可以加入過濾水調整至你喜好的稠度。

主餐

[香烤花椰菜排佐抗發炎醬汁]

　　小時候我很討厭吃白花椰菜，不過現在我已經對它徹底改觀。我第一次吃到這道料理時，是在曼哈頓一家名為 Morini 的美好餐廳，當時我和雀兒喜都對它的滋味深深著迷。後來經過不斷嘗試，我們終於又在家裡重現了這道菜的風味，而且還做了一款抗發炎版的牛排醬汁。切記，在煎烤花椰菜排的時候，請務必使用椰子油，因為它比較耐高溫，不會像其它油品在高溫下產生酸敗、變成反式脂肪。別擔心用椰子油做菜會讓整道菜都充滿椰子味，因為成品只會有極細微的椰子清香。希望你也會跟我們一樣熱愛這道菜的滋味！

食材（4 人份）

花椰菜排：

- 白花椰菜　1 大朵
- 椰子油　1 湯匙
- 鹽（凱爾特海鹽、喜馬拉雅山岩鹽或 Redmond 粗鹽）和黑胡椒，調味用

抗發炎醬汁：

- 特級初榨橄欖油　1 湯匙
- 現磨薑粉　1 茶匙
- 孜然粉　1 茶匙
- 薑黃粉　1/2 茶匙
- 香菜，切碎　一小把

作法

- 花椰菜排：

1. 烤箱預熱到 200℃。切除白花椰菜的莖、葉，並用大刀將花椰菜縱切成「牛排塊」（約 2cm 厚）。

2. 在花椰菜排的兩面撒上鹽和黑胡椒調味。

3. 將椰子油倒入平底鍋，以中大火加熱，放入花椰菜排煎至兩面焦黃、酥脆（每面約 2 分鐘左右，取決於花椰菜排的大小），即可將花椰菜排放至烤盤上。

抗發炎醬汁：

1. 取一只小碗，加入特級初榨橄欖油、薑、孜然和薑黃，充分拌勻後，將其以刷具均勻塗抹（或是以湯匙澆淋）在花椰菜排上。

2. 放入烤箱烘烤約 15 分鐘，直至花椰菜排變軟、熟透，即可盛盤，撒上香菜碎盤飾，上桌享用！

［ 墨西哥風味藜麥飯 ］

這道主菜的料理方式很簡單，味道也很棒。我喜歡用紅豆入菜，不單是因為它們能提供完全蛋白質，還因為它們的體積比較小，會比其他的豆子好消化。烹調紅豆前，我都會先將它們浸泡一晚，或者，直接選購不含雙酚 A 的紅豆罐頭做為食材。這道菜是我們家每週的基本菜色，因為我們一家，包括我兒子布雷登都很愛吃它。

食材 (2 人份)

- 藜麥　1 杯
- 過濾水　2 杯
- 紅豆罐頭，洗淨、瀝乾（我喜歡 Eden Organics 這個牌子）　2 罐 15 盎司
- 青蔥，切片　4 根
- 萊姆，現榨成汁　2 顆
- 大蒜，切末　4 瓣
- 孜然　1 茶匙
- 酪梨，切片　2 顆
- 香菜，切碎　一小把

作法

1. 將藜麥和過濾水置於鍋中，以大火煮滾。

2. 水滾後，蓋上鍋蓋，轉至最小火，燜煮約 15 ～ 20 分鐘，直到鍋內水分收乾，待藜麥熟成。

3. 等待藜麥熟成的時候，另取一只小湯鍋，倒入紅豆，以小火加熱，並拌入洋蔥、萊姆汁、大蒜和孜然，燉煮約 10 ～ 15 分鐘，使鍋內食材的風味完全融合。

4. 藜麥熟成後，將它平均舀入兩個飯碗，鋪上豆子、酪梨和香菜，即可享用！

［ 櫛瓜細扁麵佐特調青醬 ］

　　我在轉換成鹼性飲食的過程中，遇到最大的難題就是不曉得該用什麼食物取代義大利麵。畢竟，我是個義大利人，義大利麵對我來說，是再尋常不過的食物。然而，義大利麵卻是地球上最酸的食物之一，因為它含有大量的麩質。這個難題一直到我發現了櫛瓜麵（zoodle），才獲得解決。雖然你也可以用削皮刀自製櫛瓜麵，不過我還是比較推薦你買一台蔬菜切絲機（spiralizer），它切出的櫛瓜絲，外觀和口感幾乎跟原本的義大利麵一模一樣，會讓你有種真的在吃義大利麵的感覺。

　　櫛瓜麵可以生食，也可以快速拌炒後再食用，但拌炒的時間不宜超過 4 分鐘，因為這樣才能保留裡頭酵素的活性。倘若你比較喜歡吃熱食，搭配溫熱的醬汁食用是比較好的作法，如此一來你就可以省略拌炒櫛瓜麵這道步驟。

食材 （2 人份）

- 中型櫛瓜　4 根
- 嫩菠菜　3 杯
- 羅勒　1/4 杯
- 大蒜　3 瓣
- 腰果　1/4 杯
- 特級初榨橄欖油　1/2 杯

- 中小型檸檬，現榨成汁　1 顆
- 鹽（凱爾特海鹽、喜馬拉雅山岩鹽或 Redmond 粗鹽），調味用
- 黑胡椒，調味用
- 對切小番茄　1/2 杯

作法

1. 製作櫛瓜麵：用蔬菜切絲機將櫛瓜切成長條的細扁麵狀。最好生食，但也可快速拌炒。

2. 特調青醬：將菠菜、羅勒、大蒜和腰果放入裝有「S」型刀片的食物調理機，攪打成細末後，再於調理機仍在運作的情形下，緩緩加入橄欖油和檸檬汁，並以海鹽和黑胡椒調味。

3. 將櫛瓜麵成盤，淋上特調青醬，擺上小番茄盤飾，即可享用！

[闊葉羽衣甘藍生菜捲]

這是一道有趣的料理，而且看起來就像是餐廳裡的菜色。它以菜捲的方式俐落的包覆著酪梨和芽菜等健康食材，並搭配超美味的沾醬，不僅吃起來很優雅，也很適合當作派對上的小點心。

食材（1 人份）

沾醬：
- 特級初榨橄欖油　1/4 杯
- 薑，切末（用果皮刮刀會比較好操作）　1 茶匙
- 大蒜，切末　1 瓣
- 青蔥，切片　1 根

生菜捲：
- 黃瓜，切成火柴棒大小　1/2 根
- 胡蘿蔔，切成火柴棒大小　1 根
- 酪梨，切片　1/2 顆

- 綠豆芽或其它芽菜　一小把
- 羅勒，切碎　2 根
- 薄荷，切碎　3～4 根
- 香菜，切碎　一小把
- 移除莖幹的闊葉羽衣甘藍　1 大片
- 皺葉苦苣（依個人喜好）　1 片

作法

1. 取一只碗，將沾醬的所有食材混勻，備用。

2. 將黃瓜、胡蘿蔔、酪梨、芽菜和香草植物包入闊葉羽衣甘藍的葉片中，再像捲墨西哥捲餅那樣捲起（如果你喜歡，也可以用皺葉苦苣將生菜捲綁起），即可搭配沾醬享用。

［ 偽炒飯佐私房辣醬 ］

　　我愛炒飯，而這道料理正是可以維妙維肖取代炒飯的替代品。在這道經典亞洲料理的食譜裡，我不僅用鹼性的「白花椰菜米」取代了原本的米飯，還搭配了健康的東方風味辣醬提升整道菜的滋味。大部分的市售辣醬都含有大量的人工甜味劑和成分，但這款我自創的辣醬絕對不會有這個問題。製做這款辣醬時，你可以多做一些，它適用於各種料理，當然，如果你覺得辣度不夠的話，也可以用卡宴辣椒自行適度調整。

食材 （4 人份）

私房辣醬：
- 特級初榨橄欖油　1/4 杯
- 匈牙利紅椒粉　2 湯匙
- 煙燻紅椒粉　1 茶匙
- 白洋蔥碎　1/4 杯
- 大蒜　1 小瓣
- 少許卡宴辣椒，調味用

- 少許鹽（凱爾特海鹽、喜馬拉雅山岩鹽或 Redmond 粗鹽），調味用
- 黑胡椒，調味用

白花椰菜米：
- 白花椰菜　1 朵
- 椰子油　2 湯匙
- 大蒜，切末　2 湯匙
- 紫高麗菜，切細丁　1/2 杯
- 青花菜　1/4 杯
- 中型洋蔥，切細丁　1/2 顆
- 胡蘿蔔，切細丁　1/2 杯
- 鹽（凱爾特海鹽、喜馬拉雅山岩鹽或 Redmond 粗鹽）　適量
- 黑胡椒，調味用
- Bragg 胺基酸醬油　3 湯匙
- 切丁酪梨，盤飾用　1/4 到 1/2 顆

作法

1. 將辣醬的所有食材丟入小型調理機，攪打均勻，備用。

2. 去除白花椰菜的莖、葉，將修剪好的白花椰菜放入食物調理機，攪打約 30 秒（讓其外觀看起來像米粒，份量差不多要有 2 杯）。

3. 將椰子油倒入炒鍋中，以中大火加熱，放入蒜末、所有蔬菜、海鹽、黑胡椒和 Bragg 胺基酸醬油，拌炒約 10 ～ 15 分鐘，直到蔬菜熟透。

4. 淋上私房辣醬，並擺上酪梨片盤飾，即完成。

［ 金線瓜佐義式紅醬 ］

　　金線瓜是鹼性飲食者最棒的義大利麵替代品。你只需要剖開金線瓜，它的果肉就像是義大利麵般，可以直接用叉子取出。由於金線瓜是低澱粉食蔬菜，可以放心的食用。搭配我獨門調配的義式紅醬，甚至可以神不知鬼不覺的在裡頭偷渡一些蔬菜，讓你的孩子毫不知情的大口吃下這些健康食物。

食材 (2 人份)

義式紅醬：

- 中型番茄　3 顆
- 羅勒葉（依個人喜好）　1/2 杯
- 特級初榨橄欖油　1/4 杯
- 日曬番茄乾　1/4 杯
- 紅洋蔥，切碎　1/4 杯
- 新鮮奧勒岡，切碎　2 湯匙
- 檸檬汁，新鮮現榨　1 湯匙
- 大蒜　1 大瓣
- 鹽（凱爾特海鹽、喜馬拉雅山岩鹽或 Redmond 粗鹽）　1 茶匙
- 黑胡椒　1 茶匙
- 迷迭香、鼠尾草或龍蒿，切碎（依個人喜好）　1 湯匙
- 菠菜　2 杯

金線瓜：

- 中型金線瓜　1 顆
- 菠菜　1 大把
- 椰子油　2 茶匙
- 大蒜，切末　2 茶匙
- 鹽（凱爾特海鹽、喜馬拉雅山岩鹽或 Redmond 粗鹽）
- 黑胡椒，調味用

作法

1. 製作義式紅醬：若喜歡滑順的醬汁，請將所有食材放入調理機攪打至你所喜好的質地。若喜歡帶點顆粒感的醬汁，就先將兩顆番茄和香草植物拿起備用，待其他食材全部被調理機打成綿滑、細緻狀後，再加入兩顆番茄和香草植物，並重新啟動調理機，把它們打成略帶果肉感的醬汁。

2. 製作金線瓜：烤箱預熱到 190℃。將金線瓜縱向對剖，以湯匙挖出種子和線狀的瓜肉。分別在兩半金線瓜肉的內側各抹上 1 茶匙的椰子油、蒜末，並撒上鹽和黑胡椒，剖面朝下的放上烤盤，送入烤箱，烘烤約 35 分鐘。

3. 烘烤完畢後，小心用叉子將瓜肉散成條狀。取一只平底鍋，以中火加熱，放入金線瓜，覆上一層義式紅醬（我只會用大概三分之二的量，其餘則備用），用甩鍋的方式輕輕將醬和金線瓜混勻。待兩者充分混勻和加熱後，即可盛盤，灑上新鮮羅勒和紅辣椒片盤飾，上桌享用。

［ 甜椒鑲藜麥 ］

　　我很愛這道將所有食材整齊鑲入甜椒的料理，因為它既好做又好吃。傳統上，這道起源自東歐的料理，大多是在甜椒內部填塞牛絞肉、乳酪和米飯；看到這些食材，你肯定知道我腦袋裡在想什麼：酸性大熔爐。我的這個版本，選用的食材當然都是鹼性食物，而且美味度和飽足感保證與傳統版本勢均力敵。有了它，你就可以吃上一頓豐盛的正餐，秋、冬享用它更是格外暖心又暖胃。

食材（4 人份）

- 藜麥　1 杯
- 過濾水或蔬菜高湯（選用不含酵母菌者）　2 杯
- 椰子油　1 湯匙
- 黃洋蔥，切碎　1/2 杯
- 番茄，切碎　1/2 杯
- 紅豆（我喜歡 Eden Organics 這個牌子）　1 杯
- 孜然　1 湯匙
- 香菜，切碎　1/4 杯
- 甜椒　8 顆紅
- 蔬菜高湯（選用不含酵母菌者）　1 又 1/2 杯
- 酪梨，切片　2 顆
- 鹽（凱爾特海鹽、喜馬拉雅山岩鹽或 Redmond 粗鹽）
- 萊姆汁
- 黑胡椒，調味用

作法

1. 製作藜麥飯：取一只小湯鍋，放入藜麥和過濾水，以中火將鍋中液體煮滾。水滾後，轉小火，蓋鍋蓋，持續再燜煮約 15 ～ 20 分鐘，直到鍋內汁液收乾，藜麥軟化、熟透。開鍋蓋，撥鬆煮熟的藜麥，盛裝到大碗裡備用。

2. 洋蔥混料：取一只大煎鍋，以中火熱鍋，放入椰子油和洋蔥，煸炒約 2 分鐘。洋蔥稍微變軟後，加入番茄，稍微拌炒一分鐘；加入紅豆、孜然和香菜，再拌炒約 2 分鐘，即可離火。

3. 將藜麥和洋蔥混料充分混合。切除甜椒的蒂頭，除去內部的籽，將混勻的藜麥洋蔥混料填塞進每顆處理好的甜椒。填塞完畢後，將甜椒置於大湯鍋或鑄鐵鍋內，於鍋底倒入蔬菜高湯，蓋上鍋蓋，以最小火燜煮約 45 分鐘。

4. 燜煮過後，先開蓋靜置冷卻約 5 ～ 10 分鐘，然後再用漏勺將甜椒撈起盛盤，擺上數片酪梨盤飾，擠上些許萊姆汁，撒上鹽和黑胡椒調味，即可享用。

［ 印度香料漬青江菜 ］

食材 (1 ～ 2 人份)

- 青江菜，切絲（或用菠菜）　3 杯
- 椰子油　1 湯匙
- 紅甜椒，切丁　1/2 杯
- 新鮮羅勒，切細末　2 湯匙
- 松子　1/2 杯
- 腰果，浸泡一晚　1 杯
- 現榨檸檬汁　1 又 1/2 湯匙
- 新鮮薑塊　1 湯匙
- 印度綜合香料粉　1 湯匙
- 鹽（凱爾特海鹽、喜馬拉雅山岩鹽或 Redmond 粗鹽）　1/2 茶匙
- 蒜末　1 湯匙
- 黑胡椒　1/2 湯匙
- 墨西哥辣椒或辣椒，提味用（依個人喜好）

作法

1. 在平底鍋裡，快速將青江菜（或菠菜）、甜椒丁和椰子油拌炒在一起，大約 5 分鐘。等所有食材稍微軟化後，即可盛裝至大碗中，撒上羅勒拌勻，備用。

2. 剩餘的所有食材放入裝有「S」型刀片的食物調理機，攪打至細緻滑順狀，然後倒入裝有青江菜的大碗，混勻。

3. 混勻後，靜置約 1～2 小時，即可享用！

檸香開心果燒球芽甘藍葉

你有注意到現在有多少餐廳都以烤球芽甘藍當作招牌菜嗎？它們的滋味令人驚艷，還含有豐富的鐵、蛋白質、維生素 C、鉀和蘿蔔硫素（目前研究認為它具有抗癌的能力）。芽菜是每一個貧血者的極品，而且它們的抗氧化力也有助延緩老化的速度。千萬記住，絕對不要滾煮它們，因為這樣裡頭有益健康的礦物質都會流失掉。煸、烤、蒸和炒是比較理想的料理方式。

食材 (4 人份)

- 椰子油　2 湯匙
- 開心果，去殼　3/4 杯
- 檸檬皮和汁液　1 顆
- 大型球芽甘藍，將芯和葉分開（切除球芽甘藍的末端，即可撥下其葉片）　16 顆
- 鹽（凱爾特海鹽、喜馬拉雅山岩鹽或 Redmond 粗鹽）和黑胡椒，調味用

作法

1. 將椰子油倒入大炒鍋中，以中大火加熱。放入開心果和檸檬皮，煸炒約 1 分鐘，再加入球芽甘藍葉，拌炒約 5 分鐘，至葉片呈翠綠、清脆狀。

2. 擠上檸檬汁，撒上海鹽和黑胡椒調味，即完成。

甜點

[香椰奇亞籽布丁]

　　這是道我永遠都吃不膩的甜品。你只需要花個 10 分鐘把所有食材丟到調理機裡，攪打均勻，再放到冰箱靜置一晚，隔天一早即可享用。每次做這道甜品時，我總會開玩笑說，我們一定要多做一些，不然一下子就會被瓜分一空。

　　奇亞籽過去一直被馬雅族和阿茲特克族等古老民族視為能量和力量的來源，因為它的組成有百分之五十是 omega-3 脂肪酸，百分之二十則是蛋白質。同時，奇亞籽還含有豐富的纖維素，有助減少腸道的發炎狀況和降低膽固醇，也很適合任何有便祕問題的人食用。另外，奇亞籽所蘊含的豐富礦物質也不容小覷；差不多 2 湯匙的奇亞籽就可讓你吃進滿足每日建議攝取量 18% 的鈣、35% 的磷、24% 的鎂和 50% 的錳。基於上述的種種理由，就足以證明奇亞籽確實是一種能夠中和體內酸性物質和平衡人體 pH 值的最佳食物。

食材 （2 人份）

- 椰子水或過濾水（我偏好椰子水，因為它帶有甜味）　2 杯
- 天然腰果　1/2 杯
- 椰子油　2 湯匙
- 椰棗，去籽　3 顆
- 鹽（凱爾特海鹽、喜馬拉雅山岩鹽或 Redmond 粗鹽）　1/8 茶匙
- 無糖椰絲　1 湯匙
- 香草（我個人是偏好滴 15 滴 Medicine Flower 的香草萃取液）　2 茶匙
- 肉桂　1 茶匙
- 奇亞籽　6 湯匙
- 石榴籽、肉桂或可可碎，盤飾用

作法

1. 除了奇亞籽和石榴籽外，將所有食材放入調理機攪打約 40 ～ 60 秒。所有食材混勻後，將調理機轉最低速，再加入奇亞籽，攪打約 1 分鐘，讓它混入其他食材。如果你的調理機無法調整轉速，請你改用湯匙攪拌。

2. 把所有打勻的混料裝入密封罐，靜置冰箱至少 5 小時，食用時再撒上石榴籽、肉桂或可可碎盤飾，即可享用。

變化款：巧克力版奇亞籽布丁：只需在一開始攪打的那個步驟，多加入 1/4 杯的天然可可，其他皆同。

［ 酪梨巧克力慕斯 ］

你絕對不會相信這道健康的甜品是用酪梨做的，因為你完全吃不出來。它綿密的口感和濃郁的巧克力味，會讓你以為自己真的在吃一般的巧克力慕斯，甚至它的滋味還更勝真正的巧克力慕斯一籌。

食材（2 人份）

- 酪梨　1 又 1/2 顆
- 椰子水，最好是現剖的　2/3 杯
- 香草（我個人是偏好滴 10 滴 Medicine Flower 的香草萃取液）　1 湯匙
- 天然可可　2 湯匙
- 去籽椰棗　3 ～ 5 顆
- 鹽（凱爾特海鹽、喜馬拉雅山岩鹽或 Redmond 粗鹽）　1 又 1/2 茶匙

作法

將所有食材放入調理機，高速攪打均勻，即可享用！當下未飲畢者，請冷藏保存，冰鎮後它的口感會變得比較扎實。

[薑末肉桂水果佐甜芝麻醬]

　　這是我最早開始嘗試的生食料理。我很喜歡這道甜品，因為它把芝麻醬做成甜的。雖然在美國，甜味的芝麻醬並不常見，但在中東，卻有不少甜品都會用芝麻醬製作，halvah 這種土耳其傳統芝麻蜂蜜糖就是最好的例子。甜味芝麻醬的滋味好到無法言喻，而且對血糖的調控也有正面的幫助。另外，這道甜品使用到的所有油脂、肉桂和薑都有助中和梨子和青蘋果的酸度。

食材（2 人份）

水果：

- 新鮮薑末，調味用　2 ～ 3 湯匙
- 肉桂　1 茶匙
- 鹽（凱爾特海鹽、喜馬拉雅山岩鹽或 Redmond 粗鹽）　1 茶匙
- 梨子　1 顆
- 青蘋果　1 顆

甜芝麻醬：

- 芝麻醬　3 湯匙
- 天然杏仁醬　3 湯匙
- 椰子花蜜（我都用 Coconut Secret 這個品牌的天然椰子花蜜）　1 湯匙
- 椰子油　2 湯匙
- 無麩質 tamari 醬油　2 茶匙
- 卡宴辣椒（依個人喜好）　1/4 茶匙

作法

1. 將薑末、海鹽和肉桂放入小碗，混勻 , 再放入切成小丁的水果，與之混勻，備用。

2. 取另一只碗，將所有甜芝麻醬的食材混勻，澆淋在薑末肉桂水果上享用。

[綜合莓果佐薄荷椰子醬]

這是另一道用健康油脂來減緩血糖上升速度的甜品，如果你想要吃水果，它是讓你的身體保持在鹼性狀態的最好辦法。水果的部分，則請你永遠記得選擇有機和當季的水果。

食材 (1 人份)

- 綜合莓果 (藍莓、草莓和覆盆子)　1 杯
- 椰子醬，需先融化成液狀　2 湯匙
- 薄荷碎　1 湯匙

作法

將椰子醬淋在莓果上，再撒上薄荷碎，即完成。

[無奶熱可可]

熱可可是美國文化最懷舊的滋味，如果要因為健康飲食計畫而將它從飲食中徹底剔除，實在是一件憾事。坦白說，傳統配方的熱可可的確是極酸的甜品，因為它是由牛奶、巧克力和糖製成，每一樣都是酸度極高的食材。不過我的這份食譜就沒有這個問題，因為我用杏仁奶或椰奶取代了牛奶，又用可可取代了巧克力，加上沒有加任何糖，所以你完全可以放心享受它的美味，不用擔心喝了之後會心生罪惡感。

食材 (2 人份)

- 杏仁奶或椰奶　2 杯
- 天然可可粉　1/4 杯
- 肉桂　1 茶匙
- 少量卡宴辣椒 (依個人喜好)

作法

將所有食材放入調理機攪打均勻，再置於爐火上加熱（如果你有像 Vitamix 這類高效能的食物調理機，它本身就內建加熱模式，所以打好可可後，就不必倒出來以爐火加熱）。

［ 巧克力香蕉冰淇淋 ］

　　你大概以為冰淇淋是鹼性飲食的禁忌食物，但這款無奶、無糖的冰淇淋甜品，在盛夏的時絕對會成為你的新歡。它的質地跟冷凍的優格很像，還帶著香蕉巧克力的風味，最重要的是，它能夠讓你在不吃進任何酸性食材的前提下，滿足對甜品的渴望。

食材（2 人份）

- 香蕉，去皮、冷凍　2 根
- 天然可可粉　3 湯匙
- 天然杏仁醬　1 湯匙
- 無糖杏仁奶　1/4 杯
- 奇亞籽，盤飾用　1 湯匙
- 大麻籽，盤飾用　1 湯匙

作法

將香蕉、可可和杏仁醬放入調理機攪打，同時慢慢加入杏仁奶，直到調理機裡的食材呈冷凍優格的質地（也就是說，你不一定會用完 1/4 杯無糖杏仁奶），即可盛盤，撒上奇亞籽和大麻籽盤飾、享用。

附錄一
居家保健櫃必備品項

　　某些日常生活中的小病小痛，都可以藉由天然食物治癒。我總是會在家裡常備這些食物，以備不時之需，並稱存放這些食物的櫥櫃為「居家保健櫃」。

活性碳

　　活性碳可以吸收體內的毒素，將它們排出人體。對任何形式的食物中毒來說，它就像是個救命丹，旅行的時候我總會帶著它。有時候媽媽會給生病的孩子吃烤焦的吐司，就是想要借助活性碳的功效。我尤其喜歡椰殼活性碳，它對宿醉和酒精中毒也頗有幫助。

小蘇打

　　我都在盥洗或是被蚊子、蜜蜂叮咬時使用小蘇打。沾取少量的小蘇打粉，糊在蚊蟲叮咬處（需和一點水），可以發揮抗發炎的功效，減輕蚊蟲叮咬帶來的疼痛感。一週一次，用和水的小蘇打刷牙，則可中和口腔的酸，有助預防牙齦和牙齒疾病。小蘇打去除齒垢的功效也很棒。過去我的牙齒很糟，我曾因為嗜糖和酸性食物，做了四次根管治療，不過，自從我採取鹼性生活後，就再也沒有蛀過半顆牙。

冷壓椰子油

　　它是我保健清單中的首位，因為它的應用相當多元。每天晚上我都會將它塗抹在皮膚上，用它保持我肌膚的水潤度、彈性和光滑度。

接骨木糖漿

　　這款糖漿不僅滋味好，還具有抗病毒和抗細菌的功效。當你覺得自己好像出現流感症狀時，請一天服用它三次。研究顯示，它對抗流感的能力是克流感（Tamiflu）的三倍。孩子看起來快生病的時候，我都會先給他們吃點接骨木糖漿。這款糖漿在天然食品店就買得到。

瀉鹽

　　瀉鹽是解決頑固皮膚問題的良藥。泡個溶有瀉鹽和小蘇打的熱水浴，可以有效減少身體的發炎反應和毒性，並改善皮膚方面的各種疑難雜症。

奧勒岡精油

　　這款神奇的油品有許多非凡的特性，如抗病毒、抗真菌和抗細菌等等。每次我覺得自己不對勁，都會飲用由它調製的水（20滴奧勒岡油：170～225g的水。奧勒岡油是濃度非常高的油，直接飲用恐會燒灼消化道，所以一定要稀釋飲用；並切記，每喝一口前都必須快速攪拌杯中液體，拌勻再飲用，因為油、水無法混合，會不斷分層。老實說，奧勒岡油水的氣味非常強烈，但它對身體的好處值得你咬牙忍受。

薰衣草油

薰衣草油有助於：

1. 放鬆和釋放壓力。泡澡時加點薰衣草油，有助排毒。將8滴薰衣草油、2杯瀉鹽和1杯小蘇打倒入浴缸「非常熱」的水裡，靜置20分鐘，然後你再裹著浴巾把整個身體浸入水中。在睡前泡這個澡，泡完之後你一定會大汗淋漓，但整個人卻會覺得非常放鬆和輕鬆，擁有一夜好眠！

2. 治癒皮膚問題和傷口：直接將精油塗抹在肌膚上。

3. 改善失眠狀況：將精油塗抹在脖子上，滴 1 ～ 2 滴精油在枕頭上，或是直接裝在擴香瓶，讓它擴散在空氣中。

薄荷油

薄荷油有助於：

1. 提升注意力和能量：直接裝在擴香瓶，讓它擴散在空氣中。

2. 改善消化問題，例如噁心和胃食道逆流。口服，1 杯水滴入 1 滴薄荷油，拌勻飲用（口服時，請務必選用最優質的薄荷油）。

3. 改善呼吸不順，尤其是感冒的時候。可裝在擴香瓶，讓它擴散在空氣中；或是直接塗抹在胸口。

4. 舒緩頭痛：塗抹在額頭和太陽穴處，約 30 分鐘即可緩解頭部的緊繃感。

5. 入眠：睡前裝在擴香瓶，讓它擴散在空氣中。

乳香油

乳香油（frankincense oil）有助：

1. 降低發炎反應。直接塗抹在肌膚上，或口服（口服時，請務必選用最優質的乳香油）。

2. 抗癌。研究顯示，乳香油可以殺死癌細胞。使用它時，請與你的醫師詳細商討相關細節。晚上將它裝在擴香瓶，擴散到空氣中；或在睡前將它塗抹在雙足，都可達到這方面的功效。或者，你也可以在大拇指上滴 1 滴乳香油（搭配沒藥〔myrrh〕），將它塗抹在你口腔的上顎，此舉能有效對抗腦癌和肺癌。

3. 淨化和排除身體毒素：直接滴在洗澡水裡，泡澡。

4. 提升免疫力：塗抹在脖子和耳朵後側。

5. 對抗感染：裝在擴香瓶裡，擴散在空氣中。

6. 改善肌膚狀況，如疤痕、老化問題和痘痘等：直接塗抹於患處。

檸檬油

檸檬油有助：

1. 排除身體和淋巴系統的毒素。每天數次口服，一次一滴（口服時，請務必選用最優質的檸檬油）。

2. 支持免疫系統運作，預防疾病：裝在擴香瓶裡，擴散在空氣中。

3. 殺滅細菌：用來清潔居家環境，或雙手。

4. 提振心情和能量狀態：裝在擴香瓶裡，擴散在空氣中。

茶樹油

茶樹油有助：

1. 殺滅真菌、酵母菌和感染源：直接外用。

2. 改善痘痘：與蜂蜜混合後，用它洗臉。

3. 降低和預防頭皮屑：滴幾滴在洗髮精裡洗頭。

4. 淨化環境：滴幾滴在水裡，再裝到噴霧瓶裡噴灑在欲清潔處。

5. 改善孩童耳朵感染的狀況（執行前，一定要先諮詢兒科醫師的意見）

銀純露

　　銀擁有抗生素的特性。羅伯特·史考特·貝爾（Robert Scott Bell）醫師（他是我的好友兼同儕，同時也是《癌症真相》這系列癌症紀錄片的主要成員）就

很樂於分享他對膠體銀（colloidal silver）的最新發現。

自從青黴素問世後，醫學界就將抗生素當作醫治細菌感染的靈丹妙藥；然而在此同時，他們卻沒有考量到，他們處心積慮想要用抗生素殺滅的細菌，也正以迅雷不及掩耳的速度快速繁衍出對抗生素產生抗藥性的菌種。

所以接下來，我要跟各位介紹的，就是過去十年來，我應用在家人和患者身上的「銀純露」（silver hydrosol），它具有抗細菌、抗真菌和抗病毒的能力。

銀是如何發揮殺滅微生物的功能？首先，銀離子會使致病微生物的細胞外膜破裂，然後再長驅直入，攻擊微生物細胞裡代謝氧和能量的酵素，讓這些有害人體的微生物一命嗚呼。銀還有抑制病毒的能力，也就是說，在與病毒接觸時，它還可以終止病毒在體內複製的能力。跟抗生素不同的是，銀純露完全不會對腸道的菌叢造成傷害，即便服用多次，還是可以保有健康的腸道菌相。

每天服用可靠的生物活性銀純露補充劑，可以為每一個人的日常保健帶來好處。不過，假如你本身的健康狀況就不好，你在使用這類補充劑時，還是必須遵照醫師的建議和指示。由於許多葡萄球菌感染都是經由鼻腔和上呼吸道傳播，所以用口鼻噴霧器（nebulizer）吸入物化的銀純露，或許是個強化你防禦力的明智之舉。每隔幾小時就對你的喉嚨噴一些銀純露，能加強你免疫力系統的防護力，此舉在你搭機前、後和飛行期間尤為重要；假如你身邊有人生病或不舒服，這個小動作也能為你的上呼吸道建立一道無形的防護罩。

到了感冒和流感盛行的季節，大家更是應該用銀凝膠和銀噴霧來取代傳統的洗手乳。因為銀抗菌和抗病毒的能力遠比傳統洗手乳裡的苯甲醇（benzyl alcohol）和三氯沙（triclosan，會導致荷爾蒙失調）來得好，再者，後兩項化學物質對人體都是非常毒和酸的物質。

銀純露不僅安全、無毒、不會殘留人體，還能有效預防或是降低感染風險。請注意，「生物活性純銀露」是我唯一推薦的銀補充劑類型，且並非所有的膠體銀都有相同的功效，因為不少產品裡都含有太多有的沒的化合物（如鹽類和蛋白質），或是銀的粒子太大，無法有效發揮功效。我從來沒看過哪一種抗生

素可以在殺滅細菌的同時保有腸道的健康，但銀純露可以。

　　雖然我本來就不認同任意開立抗生素的做法，但有一類抗生素千萬不可和銀純露同時使用，那就是磺胺類抗生素（如 Bactrim 和 Septra 等），因為它所含的硫和銀有很強的親和力。

　　選擇銀純露時，銀粒子的大小很重要，其粒子是越小越好。由於 Sovereign Silver 銀純露的純度和活性都很好，濃度又不高，所以每一個人都可以安心用它來減少受到病原菌感染的機會。如果你有下列的健康問題，可以依照其相對應的方式使用銀純露改善，但是，在你採取任何實際行動前，請一定要先諮詢醫師。

　　成人劑量：1 盎司（約 28g）銀純露混入 1 盎司蘆薈，空腹服用，每日三次；同時每晚補充益生菌補充劑，持續約一到兩週，即可改善輕微腸道菌相失調和念珠菌過度生長。

　　念珠菌過度生長或輕微腸道菌相失調：奈米銀能夠殺滅具抗藥性的細菌，且有強大的抗真菌力，可以有效對抗酵母菌生物，包括念珠菌（由體外實驗證實）。1 盎司（1 到 2 湯匙）純銀露混入 1 盎司純蘆薈液，空腹服用，每日三次；同時每晚補充益生菌補充劑，持續約一到兩週，即可改善輕微腸道菌相失調和念珠菌過度生長。體重低於 120 磅（約 54 公斤）者，劑量請減半。

慢性腸道發炎疾病：有嚴重發炎性腸道疾病者（如患有克隆氏症、腸躁症、腸漏症、結腸炎、憩室炎和乳糜瀉等），在採取行動前，請先諮詢醫師。它的銀服用方式和輕微腸道菌相失調相同，不過服用的時間需較長，可能需四、六或八週的時間才能完成整個療程。

保健：每天 1 茶匙。

強化免疫力：每天 3 茶匙。

長期免疫支持：每天 5 茶匙。

腸胃道健康：1 到 2 湯匙混入蘆薈，每日三次。

短期免疫支持：每天 7 茶匙。

附錄二
食物酸鹼度大公開

　　以下表格可以幫助你快速判斷，日常生活中各種常見食物是屬於酸性還是鹼性。乍看之下，許多食物和飲品或許看起來像是鹼性或酸性，但實際上，它們的本質卻跟你以為的恰恰相反！請盡情享用這些鹼性的食物，並盡可能讓它們占據你每日飲食的百分之八十以上！

鹼性食物

蔬菜類：高鹼性

蘆筍、大麥苗、、甜菜葉、甜椒、青江菜、青花菜、牛蒡、奶油萵苣、芹菜、牛皮菜、闊葉羽衣甘藍、黃瓜、白蘿蔔、蒲公英葉、皺葉苦苣、青草、捲葉羽衣甘藍、大頭菜、散葉萵苣、萵苣、蓮藕、芥菜、蘿蔓生菜、沙拉類蔬菜、菠菜、芽菜、蕪菁葉、水田芥、小麥草

蔬菜類：中鹼性

朝鮮薊、甜菜根、球芽甘藍、大白菜、綠高麗菜、山東大白菜、紫高麗菜、皺葉高麗菜、白高麗菜、白花椰菜、菊苣、菜心、茄子、四季豆、菊芋、韭蔥、檸檬草、秋葵、紅洋蔥、黃肉蕪菁、荷蘭豆、青蔥、櫛瓜、櫛瓜麵

蔬菜類：低鹼性

胡蘿蔔、毛豆、大蒜、豆薯、磨成粉的藥用菇類、洋蔥、歐防風、豌豆、墨西哥辣椒、獅子唐辛子（shishito pepper）、剛採收的馬鈴薯

海菜類：高鹼性

綠球藻、昆布、紫菜、海藻

海菜類：中鹼性
藍綠藻、E3 Live 藍綠藻、螺旋藻

海菜類：低鹼性
荒布、紅皮藻

魚類（野生）：低鹼性
鰻魚、鯡魚、鮭魚（捕自阿拉斯加、紐西蘭或西班牙）、沙丁魚、鱒魚

天然堅果、堅果醬和種子類：高鹼性
奇亞籽、大麻籽（去殼、未經射線處理）、大麻籽醬

天然堅果、堅果醬和種子類：中鹼性
黑孜然、黑種草籽、小荳蔻籽、可可醬、椰子醬、孜然籽、茴香籽、亞麻籽、亞麻籽粉、南瓜籽、夏威夷堅果、夏威夷堅果醬

天然堅果、堅果醬和種子類：低鹼性
杏仁醬（適量）、杏仁（適量）、巴西堅果、腰果（適量）、腰果醬（自製，適量）、芹菜籽、栗子、香菜籽、蒔蘿籽、印度奶油（過渡期使用）、草飼奶油（過渡期使用）、榛果、松子、開心果、洋車前子殼、藜麥、紅花籽（適量）、芝麻籽、葵花籽（適量）、芝麻醬、核桃

穀類和麥片類：低鹼性
莧菜芽（amaranth sprout）、蕎麥芽、蕎麥芽粉、大麻籽芽粉、卡姆小麥芽

水果類：高鹼性
酪梨

水果類:中鹼性
椰肉、檸檬、萊姆、番茄

水果類:低鹼性
葡萄柚、綠橄欖、石榴、西瓜（中性）

飲品類:高鹼性
蒲公英茶、護士茶（essiac tea）、蔬菜汁（冷壓製作,不含水果）、蔬菜奶昔（不含水果）、草本茶、薑黃 / 薑 / 檸檬 / 黑胡椒茶、電解水、含氫分子電解水

飲品類:中鹼性
天然椰子水、人蔘茶、蔬果奶昔（含健康油脂和不超過一份的水果）、大麻籽奶、檸檬水（現榨）、萊姆水（現榨）、石榴汁（現榨,無糖）

飲品類:低鹼性
杏仁奶（無糖）、胡蘿蔔汁、洋甘菊茶、椰奶（無糖）、葡萄柚汁（現榨）、菊苣草本茶（teeccino tea）、番茄汁（現榨）、過濾水

油和醋類:高鹼性
酪梨油、黑孜然油（黑種草籽油）、椰子油（冷壓）、魚油（omega-3）、MCT 油

油和醋類:中鹼性
蘋果醋、Bragg 的胺基酸醬油（過渡期使用）、奇亞籽油（現榨現吃）、椰子醬油、亞麻籽油（現榨現吃）、大麻籽油（現榨現吃）、夏威夷堅果油、特級初榨橄欖油、芝麻油、UDOs 油（適量）

乳品和乳酪類（過渡期食用）：低鹼性

椰製鮮奶油（coconut cream）、椰製優格（coconut yogurt）、印度奶油（澄清奶油）、Kerrygold 草飼奶油、新鮮動物性鮮奶油（過渡期使用）

香草植物和香料類：高鹼性

芝麻葉、香菜、薑、巴西里、凱爾特海鹽、夏威夷黑鹽、喜瑪拉雅山岩鹽、薑黃

香草植物和香料類：中鹼性

羅勒、葛縷子籽、小荳蔻、辣椒粉、細香蔥、肉桂、香菜、孜然、咖哩、蒔蘿、茴香、墨角蘭、薄荷

香草植物和香料類：低鹼性

肉豆蔻、奧勒岡、匈牙利紅椒粉、黑胡椒、卡宴辣椒、鼠尾草、海鹽、龍蒿、百里香、月桂葉

豆類和豆科植物：高鹼性

發芽豆類（如鷹嘴豆芽）

豆類和豆科植物：中鹼性

新鮮鷹嘴豆泥、皇帝豆

豆類和豆科植物：低鹼性（皆需適量）

紅豆、眉豆、白鳳豆、可可豆、白腰豆（cannellini bean）、鷹嘴豆、蠶豆、菜豆、扁豆、歐亞甘草、綠豆、海軍豆、花豆、紅花苜蓿（red clover）、乾豌豆瓣、白扁豆（white haricot bean）、白腰豆（white kidney bean）

烘焙食品 / 甜點類：高鹼性
小蘇打

烘焙食品 / 甜點類：低鹼性
穀芽雜糧麵包

甜味劑類：低鹼性
蜂花粉、天然可可、羅漢果、甜菊糖

加工食品 / 調味料類：低鹼性
不含 BPA 的豆類罐頭、山葵

酸性食物

盡量避免這類食物或飲品，並盡可能讓它們在飲食中的比重不超過百分之二十。

穀類和麥片類：低酸性
玉米（新鮮 / 非基改）、單粒小麥（einkorn）、二粒小麥（emmer）、法羅小麥（farro）、Heirloom 小麥、無麩質燕麥多穀片、燕麥麩、燕麥粉、燕麥片、無麩質燕麥片（適量）、無麩質、輾製燕麥片（適量）、無麩質、鋼刀切割燕麥粒（適量）、無麩質整粒燕麥（適量）、白米和糙米、年糕、糯米粉、高粱、大豆粉、斯佩爾特小麥、格蘭諾拉燕麥片、小米、麵類、即食燕麥片、含麩質燕麥片、黑麥、小麥、全穀類麵包

穀類和麥片類：中酸性
全大麥、大麥粉、麩皮、法羅小麥粒、格蘭諾拉燕麥片、小米、麵類、即食燕麥片、含麩質燕麥片、黑麥、小麥、全穀類麵包

穀類和麥片類：高酸性
加工玉米、麥芽、小麥粉

豆類：低酸性
黑豆、味噌、大豆（非基改，經發酵）、天貝、豆腐（經發酵）

豆類：中酸性
墨西哥豆泥（refried beans）、hoyu 天然日式醬油、大豆（基改，未經發酵）、豆腐（未經發酵）

肉類：中酸性
雞肉、鴨肉、山羊肉、羔羊肉、五花肉、肝臟類、兔肉、烤牛肉、素肉、牛排、火雞、鹿肉

肉類：高酸性
培根、牛肉漢堡肉、牛肉熱狗、冷切肉、火腿、豬肉、香腸、小牛肉

發酵食物：低酸性
拉西（lassi，印度酸奶）、味噌、納豆、醃甜菜、醃黃瓜、大豆（非基改）、Tamari 日式無麩質醬油、天貝

發酵食物：中酸性
Shoyu 天然日式醬油、醬油

發酵食物：高酸性
優酪乳、康普茶

乳品和乳酪類：低酸性
山羊奶、駱駝奶、綿羊奶、大豆優格、乳清蛋白

乳品和乳酪類：中酸性

非草飼奶油、山羊乳酪、純素乳酪、優格

乳品和乳酪類：高酸性

卡門伯特乳酪（camembert cheese）、切達乳酪、乳酪、茅屋乳酪、鮮奶油、奶油乳酪、蛋白、全蛋、義大利冰淇淋（gelato）、高達乳酪（gouda）、冰淇淋、人造奶油、脫脂牛奶、全脂牛奶、莫札瑞拉乳酪、酸奶、乳酪條

蔬菜類：低酸性

烤馬鈴薯、庫存馬鈴薯、大黃、山藥

蔬菜類：高酸性

玉米、可食菇類

海菜類：低酸性

洋菜、羊栖菜（Hijiki）、昆布、裙帶菜（wakame）

魚類：低酸性

鱸魚（bass）、鰈魚、黑線鱈、鯕鰍、礁岩底棲魚（rockfish）、阿拉斯加鮭魚、鮭魚罐頭、鰩魚（skate）、鯛魚、比目魚、白肉魚、沙鮻魚（whiting）

魚類：中酸性

藍魚、鯰魚、鱈魚、鯖魚、大西洋胸棘鯛、河鱸（perch）、扇貝、馬頭魚、鮪魚

魚類：高酸性

蛤蜊、螃蟹、石斑魚、龍蝦、旗魚、淡菜、牡蠣、海鱸（sea bass）、鯊魚、蝦、劍魚、罐頭鮪魚

水果類：低酸性

青蘋果、黑莓、藍莓、覆盆莓、歐洲酸櫻桃、歐洲甜櫻桃、蔓越莓、新鮮棗子、蘋果乾、芭樂、奇異果、油桃、熟成的橄欖、木瓜、柿子、李子、草莓、橘子

水果類：中酸性

青蘋果以外的蘋果、杏桃、香蕉、新鮮無花果、葡萄、波羅蜜、柑橘類、芒果、山竹、柳橙、水蜜桃、梨子

水果類：高酸性

杏桃乾、紅肉哈密瓜、蔓越莓乾、紅醋栗、果乾、無花果乾、甜瓜、鳳梨、黑棗（Prune）、葡萄乾

飲品類：低酸性

去咖啡因飲品、蔬果汁、蔬果奶昔、抹茶、米漿（無糖）、豆漿（無糖）、綠茶、自來水

飲品類：中酸性

紅茶、碳酸飲料、義式濃縮咖啡、現榨果汁、葡萄汁、熱可可、柳橙汁、梨子汁、烈酒（純酒，不混其他飲料）、運動飲料、白茶、絕大多數瓶裝水、白葡萄酒

飲品類：高酸性

啤酒、卡布奇諾、咖啡、去咖啡因咖啡、能量飲、義式濃縮咖啡（加牛奶）、加工果汁、麥芽製烈酒、奶昔、鳳梨汁、麥根沙士、蘇格蘭威士忌、汽水、烈酒（有混酒）、龍舌蘭、伏特加、氣泡水、紅葡萄酒

油和醋類：低酸性

奇亞籽油（因為易氧化）、亞麻籽油（因為易氧化）、大麻籽油（因為易氧化）、葡萄籽油、紅花油、葵花油、核桃油、

油和醋類：中酸性
巴薩米克醋、芥花油、棉籽油、葡萄籽油、大豆油
油和醋類：高酸性
玉米油、氫化植物油、花生油、醋、小麥胚芽油

堅果、堅果醬和種子類：低酸性
乾烘堅果（如杏仁）、烘焙黃豆、油莎豆（tiger nut）
堅果、堅果醬和種子類：高酸性
腰果醬（市售）、花生、花生醬

香草植物和香料類：低酸性
猶太鹽、鹽（經漂白）
香草植物和香料類：高酸性
精鹽

加工食物 / 調味料類：低酸性
新鮮捲心菜沙拉、芥末醬、爆米花
加工食物 / 調味料類：中酸性
茄汁焗豆、北非小米（couscous）、黑麥蘇打餅、沙拉醬、醬油、甜味醃菜、番茄糊、番茄醬

加工食物／調味料類：高酸性

墨西哥捲餅、雞塊、雞肉三明治、雞湯、玉米片、玉米飼牛肉、蘇打餅乾（白麵粉製）、Tabasco 辣椒醬、墨西哥玉米餅皮（tortilla）、伍斯特郡醬、蔓越莓醬、薯條、水果派、薯餅、熱狗、果醬、番茄醬、千層麵、德國豬肝腸、通心粉、美奶滋、味精、鬆餅、燻牛肉、義式臘腸、醃漬開胃菜、披薩、豬肉香腸、洋芋片、蜜餞、布丁、義大利直麵、墨西哥玉米餅（tacos）

烘焙食品／甜點類：中酸性

營養酵母粉、口袋餅（全麥製）、粗黑麥麵包（pumpernickel bread）、黑麥麵包、樹薯粉、全麥麵包

烘焙食品／甜點類：高酸性

蘋果派、貝果、比司吉麵包、麵包棒、布朗尼、胡蘿蔔蛋糕、乳酪蛋糕、小西餅、可頌、丹麥麵包、甜甜圈、馬芬蛋糕、酥皮泡芙、口袋餅（白麵粉製）、椒鹽蝴蝶脆餅、白麵包

甜味劑類：低酸性

巧克力（純度大於 80%）、椰子花蜜、椰子糖

甜味劑類：中酸性

角豆粉（carob）、德麥拉拉蔗糖（demerara sugar）、蜂蜜（中性）、Panela 黑糖、糖精、黑糖、粗糖（turbinado sugar）

甜味劑類：高酸性

龍舌蘭糖漿、人工甜味劑、阿斯巴甜、糙米糖漿、巧克力牛奶、加工可可、加工蜂蜜、果凍、楓糖漿、糖蜜、加工糖、米糖漿、Splenda 代糖、蔗糖、白糖、Sweet'N Low 代糖

附錄三
淨碳水化合物量表

以下為了各種食物（每 100 公克）的淨碳水化合物量（公克）。

食物名	淨碳水量	食物名	淨碳水量
花苜蓿芽	0.2	天然巴西堅果	1.5
天然杏仁醬	2.8	西結麵包	10
天然杏仁粒	2.9	雜糧麵包	13
莧菜葉	4.02	穀芽雜糧麵包	16
青蘋果	15.76	無麩質吐司	19
慈菇	20.23	白吐司	10.65
葛根	12.09	全麥吐司	11.16
朝鮮薊	5.11	未成熟的蠶豆仁	7.5
芝麻葉	2.05	青花菜	4.04
蘆筍	1.78	青花筍	0.15
酪梨	3.65	球芽甘藍	3
苦瓜	3.29	熟去殼蕎麥	29
竹筍	3	牛蒡	14.04
香蕉	23.85	蜂斗菜（fuki）	3.61
熟大麥	39.91	高麗菜	3.3
白鳳豆	6.5	大白菜	2.03
鷹嘴豆	11	紫高麗菜	5.27
紅豆	10	皺葉高麗菜	3

食物名	淨碳水量	食物名	淨碳水量
帶殼蠶豆	10.13	刺苞菜薊	2.47
菜豆	35	胡蘿蔔	6.78
皇帝豆	6	小胡蘿蔔	5.34
海軍豆	13.05	樹薯	36.26
花豆	4.1	天然腰果	7.9
四季豆	3.6	白花椰菜	2.97
甜菜葉	0.63	塊根芹菜	7.4
甜菜	6.76	芹菜	1.37
藍莓	17.51	萵筍	1.95
青江菜	0.4	雞油菇	3.06
牛皮菜	2.14	捲葉羽衣甘藍	5.15
佛手瓜	2.81	奇異果	8.84
奇亞籽	1.1	大頭菜	2.6
菊苣	0.7	韭蔥	12.35
娃娃菜	0.9	檸檬	3.81
細香蔥	1.85	檸檬汁	3.86
香菜	0.87	檸檬草（香茅）	25.31
蔓越莓	5	發芽扁豆	4
天然椰絲（無糖）	0.9	奶油萵苣（含波士頓生菜和貝比生菜〔bibb lettuce〕）	1.13
闊葉羽衣甘藍	1.42	蘿蔓生菜	1.19
白色甜玉米	16.32	散葉萵苣	1.57
黃色甜玉米	16.7	美生菜	1.77

食物名	淨碳水量	食物名	淨碳水量
眉豆	13.83	紅散葉萵苣	1.36
花園水芹	4.4	未成熟的皇帝豆	15.27
帶皮黃瓜	3.13	萊姆	5.16
蒲公英葉	5.7	萊姆汁	3
蜜棗	16.39	蓮藕	12.33
茄子	2.88	天然夏威夷堅果	1.5
皺葉苦苣	0.25	芒果	31.49
金針菇	5.11	天然蜂糖漿	13.9
土荊芥（epazote）	3.64	杏仁奶（有糖）	5.53
闊葉苦苣	0.5	杏仁奶（無糖）	0.6
球莖茴香	4.2	椰奶（有糖）	8.3
蕨菜	5.54	椰奶（無糖）	1
山茼蒿	8.62	天然山羊奶	10.86
天然全亞麻籽	0.2	全脂牛奶	11.03
大蒜瓣	1	熟小米	38.71
薑	15.77	夏威夷山芋	4.27
葫蘆	2.89	發芽綠豆	2.3
葡萄葉	6.31	褐菇	13.8
紅葡萄、白葡萄	8.9	舞茸菇	4.14
天然大麻籽	3	羊肚菌	3.7
天然蜂蜜	18.4	波多貝羅菇	1.47
未成熟的鵲豆	5.89	白皮馬鈴薯（帶皮）	13.31
菊芋	15.84	南瓜	6

食物名	淨碳水量	食物名	淨碳水量
豆薯	4	南瓜葉	2.33
蘑菇	2.26	天然去殼南瓜籽	1
芥菜	1.13	馬齒莧	3.39
仙人掌葉（nopales）	4.25	熟藜麥	9
無麩質燕麥片	24	紫菊苣	3.58
即食燕麥片	29	蘿蔔嬰	3.6
秋葵	7.64	櫻桃蘿蔔	1.8
洋蔥	4.74	葡萄乾	31
青蔥（含蔥白和蔥綠）	6.65	紅覆盆莓	6.69
甜洋蔥	3.79	熟糙米	40.92
柳橙	12.39	熟白米	43.48
秀珍菇	24.11	黃肉蕪菁	6.32
棕櫚仁	13.09	婆羅門參	15.3
木瓜	12.21	昆布	8.27
歐防風	9.35	螺旋藻	2.02
百香果	2.31	裙帶菜	8.64
義大利直麵、筆管麵	40.45	天然芝麻籽	2
藜麥義大利麵	42	紅蔥頭	13.6
米狀義大利麵	41	毛豆	6.85
水蜜桃	7.85	發芽大豆	8.47
梨子	20.56	菠菜	1.43
豌豆仁	1.95	夏季彎頸和直頸南瓜	2.88
天然胡桃	0.5	夏季扁圓南瓜	2.64

食物名	淨碳水量	食物名	淨碳水量
香蕉椒	7.31	夏季櫛瓜（帶皮）	2.11
青椒	3.7	冬季橡果南瓜	8.92
紅辣椒	3	冬季奶油南瓜	9.69
墨西哥辣椒	2.94	冬季哈伯德南瓜	4.8
紅甜椒	3.93	冬季金線瓜	5.41
墨西哥 serrano 辣椒	5.42	草莓	8.67
黃甜椒	18.78	玉米皇帝豆燉菜（succotash）	15.79
樹豆	2.57	天然去殼葵花籽	2
切丁鳳梨	17.38	地瓜葉	3.52
天然松子	1.9	芋頭	22.36
天然去殼開心果	5.03	黏果酸漿（tomatillos）	3.94
石榴籽	13	西瓜	10.88
紅皮馬鈴薯（帶皮）	14.2	冬瓜	0.1
褐皮馬鈴薯（帶皮）	16.77	翼豆塊莖	28.1
地瓜	16.9	山藥	23.78
成熟紅番茄	2.69	豇豆	8.35
蕪菁葉	3.93	山葵	15.74
蕪菁	4.63	荸薺	20.94
天然核桃	1.9	水田芥	0.79

資料來源：Rami Abramov of Tasteaholics.com，
https://www.tasteaholics.com/low-carb-vegetables/，2017。

致謝

在這段旅途上，我承蒙許多人的幫助，對此我心存感激。

首先，我要大力感謝我的出版社（Hachette Group），以及我的編輯瑞妮（Renee Sedliar）。從我們相會的那一刻起，你們就對我的理念深表支持，並讓我有機會向世界分享這些重要的訊息，你們的這份信任我將永誌於心。再次感謝你們對我的無限支持和信任。

謝謝我文學經紀團隊，尤其是艾倫（Ellen Scordato），為我打理出書事宜。沒有你們的協助，這本書不可能問世。是你們引領我走過了這整個過程，你們的支持是我走完這段路程的最大後盾，非常謝謝你們對我的鼎力相助。

謝謝我的寫作夥伴傑米（Jamie Shaw），你總是能理解我的想法，並將它轉化成流暢的文字。感謝你為這本書投入了無數的時間，還跟我一樣對這本書保有熱情。你真的是一位傑出的文字工作者，能夠與你共事是我莫大的榮幸。

謝謝其他協助我出版本書的編輯，羅瑞（Lori Hobkirk）和凱媞（Katie McHugh Malm），我對你們的編輯技巧、洞見和耐心深感敬佩。感謝你們細心謹慎的讓這本內容豐富的書稿，以最好的面貌呈現在讀者面前。謝謝我的平面設計師，克里斯（Chris Cook），感謝你為我的品牌帶來鮮明的形象。

凱莉・蕾帕（Kelly Ripa），我對妳的感激之情難以言表。妳是靠這套生活方式體現良好健康狀態的最佳代言人，能助妳擁有不同的生活，讓妳成為我所幫助的人之一，我與有榮焉。我會永遠記得妳在推薦序分享的字句，感謝妳成為別人的典範，妳的話語不但激勵了我，更讓許多人決定起身踏上這條道路。我知道一定有更多人會因妳的感召，獲得更好的健康狀態。

芭比・波朗（Bobbi Brown），我非常欽佩你。妳雖然是彩妝大師，卻深知真正的美必需建立在由內而外的健康之上。感謝妳不只成為我書中的一部分，也讓我成為妳書中的一部分。

　　我還必須謝謝投身在健康領域的諸多先驅，感謝他們揭開擁有健康的真諦。多虧你們過去的付出和智慧，才能成就今天的我。在此特別感謝 D‧D‧帕爾馬（D. D. Palmer）、B‧J‧帕爾馬（B. J. Palmer）、安托萬‧貝尚（Antoine Béchamp）、克洛德‧貝爾納（Claude Bernard）、洛耶‧雷蒙‧來福（Royal Raymond Rife）、剛佛‧恩德萊恩（Günther Enderlein）和加斯東‧納森斯（Gaston Naessens），謝謝你們引領我走上這條道路。

　　我的生活中還有許多專業的良師益友對我的工作和思想有諸多啟發，其中又以東尼‧羅賓斯（Tony Robbins）對我的影響最為深遠。要不是你提倡的生活策略給了我力量，我想無論是就個人狀態或是專業素養而言，我恐怕都無法達到今日的成就。感激不盡。

　　Ty‧柏林格（Ty Bollinger）和夏琳‧柏林格（Charlene Bollinger），謝謝你們對重大癌症的研究，為我（和世人）介紹了這麼多頂尖的癌症療法，它們對我父親的抗癌之役有莫大的幫助。我無法想像，在這段旅途上如果沒有你們的幫助，該怎樣面對當時的景況。

　　謝謝與我一同在健康研究領域奮鬥的戰友，你們的條理、意見和處事方式都讓我在工作上越變越好，能跟你們共事我很自豪。丹‧墨菲（Dan Murphy）博士，你從脊骨神經醫學和營養學方面研究健康老化和大腦優化的成果，不僅對本書的內容，也對我在臨床應用上有無法衡量的重要影響。道格（Doug Caporrino）、約翰斯頓博士（Dr. Daniel Johnston）、理查（Richard Harvey）、瑪莉（Mary Harvey）、羅斯（Ross Bridgeford）、史圖（Stu Mittleman）、保羅（Paulo Fernandes）、珍（Jane Goldberg）、亞特（Art Jaffe）、卡琳（Carine Vermenot）和李奧納多（Leonardo Chiribog），你們都是我的良師益友。

　　還要感謝願意為本書接受採訪的各方專家。謝謝保羅‧巴拉第爾羅（Paul Barattiero）和羅伯特‧史考特‧貝爾（Robert Scott Bell）醫師，我很感激你們的傾囊相助，以及你們在這個新興重要領域的卓越貢獻。你們無私奉獻

的助人精神令人敬佩。希波爾恩博士（Dr. Joe Hibbeln）和詹姆士（James Lebeau），謝謝你們樂於分享你們各自在 omega-3/omega-6 和 pH 值檢測的專業，這些正是我工作的核心。

歐尼斯特（Ernest Lupinacci），我兼具才華和遠見的品牌顧問，我只能說你是個天才。謝謝你。謝謝斯圖（Stu Gelbar），能跟身處這個新興健康領域前線的專家請益是件很令人興奮的事。感謝你不吝分享你的意見、知識和對《低酸飲食法》一書永無止盡的支持。

謝謝艾米（Amy Natsoulis）和我兄弟東尼（Tony），你們的法律專業知識非常受用。十分感謝你們審慎的代我處理所有繁複的法律事宜。

除了要感謝幫助我完成本書的諸多專業人士，我也必須感謝在我低潮時，陪伴、支持我的摯友。榮恩（Ron Tumpowsky），我們的情誼從相識後就一直沒斷過—你是個真誠的朋友，很感謝你伴我度過人生中的無數難關。喬許（Josh Shaw），你是我從兒時就很要好的朋友，如果沒有你強而有力建言和支持，不論是生活或工作，我可能都無法變成現在的我；你是個傑出的企業家，我的人生中能有一位如此值得信賴的人生導師兼朋友，實在是很幸運。

約翰（John Decker）、阿維娃（Aviva Drescher）、麥克納馬拉夫婦（Garrett and Nicole McNamara）、湯姆（Tom Yates）、萊斯利（Leslie Jacovino）、丹尼詩（Denise Werleman）和莎拉（Sara Bliss）—感謝你們成為我品牌的最佳推廣大使。能有熱心的支持者為我將這些資訊傳播給更多人，並幫助他們朝真正的健康狀態邁進，實在是一件很美好的事。

瓊恩（Joan Pelzer），謝謝妳在社群媒體上的所有協助，還有謝謝妳總是為這個世界注入積極的正能量。

最後，我要謝謝我的家人。雪莉（Sheri）、約翰（George）和力克（Rick），我在匹茲堡的家人，你們是我最棒的姻親，感謝你們的愛和無盡的支持。

謝謝我的兄弟東尼和布蘭登（Brandon），還有你們的家人，你們總是在我身邊，伴我度過人生的起起落落，鼓勵並激發我找到了我的夢想所在。你們

是我最大的支持者和擁護者，有你們真是我的福分。

親愛的媽媽，妳的力量、決心，以及無條件的愛和支持引領我走過了我人生中某些最艱困和最具挑戰性的時刻。妳是我心目中最無私的人，且總是以身作則。妳總是把我們放在第一位，讓我充分了解到了家人的真諦，妳是最令人讚嘆的楷模。我對妳的愛文字根本不足以表達。

還有爸爸，是你造就了今日的我。對你的感謝我永遠都無法道盡，因為你為這個家付出的努力，以及放棄的想望實在是太多太多了。你是個名副其實的一家之主，也是個愛國的美國人，你的精神將長存我心，我會盡可能將你的精神繼續在家族裡延續下去。你對抗病魔的英勇面貌也會隨著這本書永遠深植我心。你的病況和這套計畫有密不可分的關連，我相信，你的故事可以啟發許多人展開行動。我跟你保證，我一定會永遠謹記你告誡我的信念，並堅守自己的初心。我愛你，也一直惦念著你。

雀兒喜，我人生的磐石。如果沒有妳，我不可能完成這本書。妳總是在一旁支持著我，我很感激妳為我和我們的一對可愛孩子所做的一切，妳是最棒的太太和母親。在我人生最痛苦的那段日子裡，之所以還能順利完成這本充滿挑戰性的著作，就是因為妳的陪伴和支持。謝謝妳總是伴我左右，在生活中給我滿滿的力量。妳是我此生的最愛。

還有我的寶寶，布雷登和艾莉雅，你們是我的生命之光，為我帶來了最純粹的喜樂和美好。有你們成為我的孩子，讓我想讓自己變成更好的人，這同時也是激勵我努力完成這本書的原因。你們是我們的未來，你們的健康象徵了我們下一個世代的健康狀態。我以身為你們的父親感到驕傲，我從頭到腳的每一吋靈魂都深深愛著你們。

最後的最後，謝謝你們的求知慾，你們不斷想要讓自己變得更好、更健康的決心，以及你們彼此的相互扶持，都讓我歡欣無比。請你們繼續走在這條對的路上，並將這些觀念推廣給更多的人。

參考文獻

本書所引用之參考資料如下：

https://reurl.cc/qZMrq

也可以手機掃描此 QR 碼：

HealthTree
健康樹 健康樹系列 122

低酸飲食法

經常累累的病懨懨，可能身體發炎了！恢復能量，找回平衡的 7 日攻略

Get Off Your Acid: 7 Steps in 7 Days to Lose Weight, Fight Inflammation, and Reclaim Your Health and Energy

作　　　者	達瑞爾・賈府拉（Dr. Daryl Gioffre）
譯　　　者	王念慈
總 編 輯	何玉美
主　　編	紀欣怡
封面設計	FE 設計
版面設計	陳佇如
內文排版	許貴華

出版發行	采實文化事業股份有限公司
行銷企劃	陳佩宜・黃于庭・馮羿勳
業務發行	張世明・林踏欣・林坤蓉・王貞玉
國際版權	王俐雯・林冠妤
印務採購	曾玉霞
會計行政	王雅蕙・李韶婉
法律顧問	第一國際法律事務所　余淑杏律師
電子信箱	acme@acmebook.com.tw
采實官網	www.acmebook.com.tw
采實臉書	www.facebook.com/acmebook01

I S B N	978-957-8950-74-0
定　　價	380 元
初版一刷	2019 年 3 月
劃撥帳號	50148859
劃撥戶名	采實文化事業股份有限公司
	104 臺北市中山區南京東路二段 95 號 9 樓
	電話：（02）2511-9798　傳真：（02）2571-3298

國家圖書館出版品預行編目資料

低酸飲食法 / 達瑞爾．賈府拉 (Daryl Gioffre) 著；王念慈譯 . -- 初版 . -- 臺
北市：采實文化，2019.3
　　面；　　公分 . -- (健康樹；122)
譯自：Get off your acid : 7 steps in 7 days to lose weight, fight
inflammation, and reclaim your health and energy
ISBN 978-957-8950-74-0(平裝)

1. 營養 2. 健康飲食

411.3　　　　　　　　　　　　　　　　　　107019277

采實出版集團
ACME PUBLISHING GROUP